杏林笔记之方剂新歌

姜德海 著

学苑出版社

图书在版编目（CIP）数据

杏林笔记之方剂新歌／姜德海著．－－北京：学苑出版社，2024.8．－－ISBN 978－7－5077－7003－2

Ⅰ．R289

中国国家版本馆 CIP 数据核字第 20243NM117 号

出　版　人：洪文雄

责任编辑：宋　铮

出版发行：学苑出版社

社　　　址：北京市丰台区南方庄 2 号院 1 号楼

邮政编码：100079

网　　　址：www. book001. com

电子邮箱：xueyuanpress@ 163. com

联系电话：010－67601101（营销部）、010－67603091（总编室）

印　刷　厂：北京建宏印刷有限公司

开本尺寸：880 mm×1230 mm　1/32

印　　　张：10. 875

字　　　数：274 千字

版　　　次：2024 年 8 月第 1 版

印　　　次：2024 年 8 月第 1 次印刷

定　　　价：68. 00 元

编写说明

一、当年学习中医时，对方剂学很不自信，药味组成记不全，功用、主治也常混淆。后来，自己编歌自己背，勉强过了考试关。在疫情面前，中医药又有了新的使命，便想把它们整理出来，与杏林学子分享，也算为中医药事业掬一捧泥土。由于根基不实，水平有限，不能尽如人意，如果读者能从中得到一丝收获，将是我的最大幸福。

二、本书共编辑 353 首方歌，涉及 438 个方剂。所选者，多数是《方剂学》（版本见参考文献）中的方剂，也按方剂学的分类方法，分成二十一章，以便于读者查阅。其中分正方和附方，正方单独成篇，有方有歌，有用法，有方解；附方没有独立成篇，也没有独立方歌。正方又分重点与非重点，重点方方名用**标宋**（本字体）字体，非重点方方名用**准圆**（本字体）字体。

三、所有方歌均采用七言形式，多数是四句，少数是六句，极少数是八句。方歌中既包括所有组方药物，也包括用法中的"药引子"。"药引子"不是"方外之物"，只是药店不售，在方剂中起次要作用的药物，包括，但不等于引经药，还有调和药、矫味作用药，更有增强疗效的药物，它在方剂中不单是使药，有时也是佐药，甚至某些方剂的君药、臣药，也可以看作"药引子"。这样编写，一方面，便于初学者更好地了解和使用该方，同时，也会给读者带来一些思考，例如，六君子汤由六味药组成，煎药时加姜三片、枣二枚，方歌中就有八味药。这一点，需要读者多看书，多理解，不能死记硬背。方歌中的药物按君、臣、佐、使的顺序排列，是本套方歌的最大特点，或者虽未按序，也必以文字明示，如麻杏甘石汤。其中，有些方歌为了顺口，不得不放弃佐、使药的顺序。只要字数允许，尽力涵盖方剂的功用、主治。为了压缩字数，药名多数简化成一两个字。功用、主治也不能以原文出现，一是受字数限制，无法录全；二是为了避免重复，在功用、主治证之间，选其一，而能知其二；三是为了顺口，不得不变。

需要特别指出的是：甘草、生姜、大枣、粳米、酒、醋、蜜、煎药水等，在多数方剂中都用为佐、使，很少用为君、臣。为了让方歌灵动，不死板，把它们当成"自由人"使用，即便它们出现在君、臣位置，也不代表它是方中的君药、臣药。有一些特殊方剂，应特别记忆，例如：甘草在炙甘草汤、补中益气汤、甘麦大枣汤、人参蛤蚧散中是臣药；生姜在吴茱萸汤、橘皮竹茹汤中是臣药；蜂蜜在琼玉膏里是臣药。

四、方歌下面列出方剂的组成、用法、钩沉，这些都是对方歌的注释、说明，以便于读者更好地理解方歌中的字句。

1. 组成。方中药物，按君、臣、佐、使的顺序排列。药物用量，只注明原著中的用量，现代用量请参阅《方剂学》。

2. 用法。只列原著中的用法，现代用法请参阅《方剂学》。

3. 钩沉。既分析方义，又注释方歌。

首先，简述主治、病机、治法。主治部分，尽量录用原著或古代大家的论述，以揭示其本来面貌，便于读者理解古人立方之意；病机部分，只简述，不展开，多数与主治证相似；治法基本上与该方的功用相同。为了使段落紧凑，不再单列方剂的功用、主治。

其次，简析方义，以示君、臣、佐、使。有证可查的，尽力查证，无证可考的，则综合本草、方剂尽量揭示出君、臣、佐、使的真面貌，不当之处在所难免，还望读者包涵。

为了使篇幅整洁，没有另列附方、注释，分别放在钩沉之内。方剂的主治症状、证治机理、方义分析、临床应用，以及方剂的鉴别等等精妙之处，必须到《方剂学》教材中去研读，本书无法替代，切勿舍本逐末。

五、在方歌中，连接方剂功用的连词，多数用"又"或"能"字，个别使用"和"字的，均有"和中""和胃""和营""和血"之意。

六、本书所列方歌，只适合初入杏林，尚未背诵过其他方歌的学子，若能参照《方剂学》原书，认真品味，定能成为学习的有力助手。如果有幸被哪位前辈翻阅，只当儿戏，且莫深读。读者诸君还望多多指教。

七、为了让内容臻于完善，编写过程中，既参考了各版《方剂学》教材，又翻阅了诸多古今书籍，恰似一本读书笔记，故称之为《杏林笔记》。但是，为了减少冗杂之赘，篇中未能一一注明出处，书末也仅仅列出主要参考文献。非常感谢前辈们留下的宝贵资源，有所得罪者，在此一并致歉。

姜德海

2024 年 1 月 30 日

目 录

目
录

目
录

目
录

目
录

第一章　解表剂

第一节　辛温解表

麻黄汤《伤寒论》

【方歌】

麻黄汤里桂杏甘，发汗解表宣肺喘，

伤寒表实头身痛，发热恶寒紧无汗。

【组成】麻黄三两，去节　桂枝二两，去皮　杏仁七十个，去皮尖
甘草一两，炙。

【用法】上四味，以水九升，先煮麻黄，减二升，去上
沫，内诸药，煮取二升半，去滓，温服八合，覆取微似汗，不
须啜粥，余如桂枝法将息。

【钩沉】本方是辛温解表重剂，用于伤寒表实证。《伤寒
论》第1条："太阳之为病，脉浮，头项强痛而恶寒。"第3
条："太阳病，或已发热，或未发热，必恶寒，体痛，呕逆，
脉阴阳俱紧者，名为伤寒。"第35条："太阳病，头痛，发
热，身疼，腰痛，骨节疼痛，恶风，无汗而喘者，麻黄汤主
之。"其病机是风寒束表，肺气失宣。法宜发汗解表，宣肺平
喘。方中麻黄辛温，发散风寒，宣肺平喘，为君药。桂枝辛

温，解肌发表，透达营卫，与麻黄相须为用，增强发汗解表之力，又能温经止痛，为臣药。杏仁苦温降气，止咳平喘，与麻黄为伍，宣降相成，调理肺气，为佐药。炙甘草甘温，止咳祛痰，甘缓麻、桂之峻烈，兼为佐使。

三拗汤 《太平惠民和剂局方》

【方歌】

　　三拗汤中麻杏草，生姜宣肺又解表，

　　外感风寒肺失宣，鼻塞声重咳痰消。

【组成】麻黄不去根节　杏仁不去皮尖　甘草不炙。

【用法】上等分，叹咀为粗散。每服五钱，水一盏半，姜五片，同煎至一盏，去滓，通口服，以衣被盖覆睡，取微汗为度。

【钩沉】本方由麻黄汤减去桂枝而成，《太平惠民和剂局方》："治感冒风邪，鼻塞声重，语音不出，或伤风伤冷，头痛目眩，四肢拘倦，咳嗽多痰，胸满气短。"其病机是外感风寒，肺气失宣。法宜宣肺解表。方中麻黄发汗解表，宣肺平喘，为君药。杏仁苦温，与麻黄合用，宣降肺气，止咳平喘，为臣药。甘草止咳祛痰；生姜解表散寒，止咳化痰，共为佐药。甘草调和诸药，兼为使药。

　　方中麻黄不去节，则散中有收，以减缓其发汗之力；杏仁不去皮尖，则保留更多有效成分，以增强止咳平喘之功；甘草不用炙，取其清热化痰的作用。三者用法均违古意，故名"三拗汤"。

麻黄加术汤 《金匮要略》

【方歌】

　　麻黄加术桂杏甘，湿家为病身痛烦，

寒湿在表三邪痹，散寒祛湿微微汗。

【组成】麻黄三两，去节　白术四两　桂枝二两，去皮　杏仁七十个，去皮尖　甘草一两，炙。

【用法】上五味，以水九升，先煮麻黄，减二升，去上沫，内诸药，煮取二升半，去滓，温服八合，覆取微似汗。

【钩沉】《金匮要略·痉湿暍病脉证治第二》："湿家身烦疼，可与麻黄加术汤发其汗为宜，慎不可以火攻之。"其病机是寒湿困表，风寒湿痹阻经络。法宜发汗解表，散寒祛湿。方由麻黄汤加白术而成。麻黄辛温发汗，以除在表之风寒湿邪，为君药。桂枝既助麻黄发汗解表祛风湿，又能温经散寒以止痛；白术健脾祛湿以治本，又能实表止汗，以防麻桂发汗太过，避免"汗大出者，但风气去，湿气在"之弊，共为臣药。杏仁味苦微温，功专降气，合麻黄宣通肺气，使气化则湿亦化，为佐药。甘草和中，助白术健脾，又能调和药性，缓解麻桂之峻烈，使汗出而不过，兼为佐使。诸药配伍，有"微微似欲出汗者，风湿俱去"之妙。

麻黄杏仁薏苡甘草汤 《金匮要略》

【方歌】

> 麻杏苡甘风湿表，湿郁化热日晡高，
> 发汗解表祛风湿，一身尽疼轻轻调。

【组成】麻黄半两，去节，汤泡　杏仁十个，去皮尖，炒　薏苡仁半两　甘草一两，炙。

【用法】上挫麻豆大，每服四钱匕，水盏半，煮八分，去滓，温服，有微汗，避风。

【钩沉】《金匮要略·痉湿暍病脉证治第二》："病者一身尽疼，发热，日晡所剧者，名风湿。此病伤于汗出当风，或久伤取冷所致也。可与麻黄杏仁薏苡甘草汤。"其病机是风湿困表，湿郁化热。法宜发汗解表，祛风除湿。方由麻黄汤去桂枝，加薏苡仁而成，由辛温解表剂，变成解表祛湿清热剂。方中麻黄辛温，发汗解表，以开鬼门，又开宣肺气，通调水道，以洁净府，为君药。杏仁宣利肺气，"盖肺主一身之气，气化则湿亦化"；薏苡仁甘淡性凉，最善利水，使湿热之邪从下焦而去，"筋急拘挛，屈伸不便者最效"，二者共为臣药。甘草甘缓麻黄之峻烈，使汗出而不过，用为佐使。

麻黄、杏仁用量极轻，且无桂枝相助，可知此证风寒较轻，以湿邪为主。诸药配伍，有"微微发汗"，使风湿俱去之意。故方歌中说"轻轻调"。

华盖散 《博济方》

【方歌】

华盖麻黄苏子杏，桑白陈皮草茯苓，
宣肺解表又祛痰，风寒袭肺咳喘平。

【组成】麻黄去根节　紫苏子炒　杏仁去皮尖　桑白皮　陈皮去白　赤茯苓去皮，各一两　甘草炙，半两。

【用法】上七味，同为末，每服二钱，水一盏，煎至六分，食后温服。

【钩沉】《博济方》："治肺感寒气，有痰咳嗽，久疗不瘥。"《太平惠民和剂局方》："治肺感寒邪，咳嗽上气，胸膈烦满，项背拘急，鼻塞声重，头昏目眩，痰气不利，呀呷有声。"其病机是风寒袭肺。法宜宣肺解表，止咳祛痰。方中麻黄发汗解表，宣肺平喘，为君药。苏子、杏仁降肺气，止咳平喘，苏子兼能化痰，共为臣药。桑白皮泻肺平喘，利水消肿；陈皮理气健脾，燥湿化痰；茯苓健脾渗湿，以杜生痰之源，均为佐药。甘草止咳祛痰，调和诸药，兼为佐使。

葛根汤 《伤寒论》

【方歌】

葛根汤治项背强，麻桂芍药草枣姜，

伤寒表实经不舒，无汗恶寒下利刚；

桂枝加葛亦升津，汗出恶风解肌良。

【组成】葛根四两　麻黄三两　桂枝二两　芍药二两　甘草二两，炙　大枣十二枚　生姜三两。

【用法】上七味，以水一斗，先煮麻黄、葛根，减二升，去白沫，内诸药，煮取三升，去滓，温服一升。覆取微似汗，余如桂枝法将息及禁忌，诸汤皆仿此。

【钩沉】《伤寒论》第31条："太阳病，项背强几几，无汗，恶风，葛根汤主之。"是伤寒表实兼太阳经气不舒。法当发汗解表，升津舒筋。第32条："太阳与阳明合病者，必自下利，葛根汤主之。"是伤寒表实兼阳明下利。《金匮要略·痉湿暍病脉证治第二》："太阳病，无汗而小便反少，气上冲胸，口噤不得语，欲作刚痉，葛根汤主之。"是伤寒表实欲作痉病。

方中葛根为君药，既能生津疏经，治项背强几几，又能解肌发表，升阳止泻。麻黄、桂枝发汗解表，桂枝又能解肌通经，共为臣药。芍药敛阴和营，防止君臣发汗太过，合甘草酸甘化阴，缓急止痛；生姜、大枣调脾胃，和营卫，均为佐药。甘草调和诸药，兼为使。

《素问·热论》篇："伤寒一日，巨阳受之，故头项痛腰脊强。二日阳明受之，阳明主肉，其脉侠鼻络于目，故身热目痛而鼻干，不得卧也。"《医宗金鉴》认为，葛根汤主治阳明经表病，并总结说："葛根浮长表阳明，缘缘面赤额头疼，发热恶寒而无汗，目痛鼻干卧不宁。"

《伤寒论》第 14 条："太阳病，项背强几几，反汗出恶风者，**桂枝加葛根汤**主之。"其病机是伤风表虚兼太阳经气不舒。方由桂枝汤加葛根四两而成。与第 31 条相比，两证中均有项背强几几，都是风寒客于太阳经输，致经气不利。此是风邪在经，太阳经气不利，兼有汗出恶风等伤风表虚证，治以解肌发表，升津舒筋。彼是寒邪在经，太阳经气不利，兼有无汗恶寒等伤寒表实证，治以发汗解表，升津舒筋。药只麻黄一味之差，方名、证治、机理迥异，仲景辨证、遣方、用药精当若此，不愧圣人也。

大青龙汤 《伤寒论》

【方歌】

大青龙汤倍麻膏，桂枝杏仁草姜枣，

发汗解表又除烦，外寒里热溢饮消。

【组成】麻黄六两，去节　石膏如鸡子大，碎　桂枝二两，去皮　杏仁四十枚，去皮尖　生姜三两，切　大枣十二枚，擘　甘草二两，炙。

【用法】上七味，以水九升，先煮麻黄，减二升，去上沫，内诸药，煮取三升，去滓。温服一升。取微似汗。汗出多者，温粉扑之。一服汗者，停后服。若复服，汗多亡阳，遂虚，恶风，烦躁，不得眠也。

【钩沉】《伤寒论》第 38 条："太阳中风，脉浮紧，发热恶寒，身疼痛，不汗出而烦躁者，大青龙汤主之。"主症与麻黄汤证相似，只多了烦躁，其病机是外感风寒，内有郁热。法宜发汗解表，清热除烦。方由麻黄汤倍用麻黄，加石膏、生姜、大枣而成。重用麻黄发汗解表，宣肺平喘，利水消肿，为君药。石膏辛甘大寒，清热泻火除烦；桂枝解肌和营，助麻黄发汗，又能温经止痛，温阳化饮，共为臣药。杏仁苦寒，与麻黄相伍，宣降肺气，止咳平喘，利水消肿；生姜解表散饮，合大枣、甘草和中调药，均为佐药。甘草调和药性，兼为使药。

《金匮要略·痰饮咳嗽病脉证并治第十二》："病溢饮者，当发其汗，大青龙汤主之；小青龙汤亦主之。"溢饮之为病，当汗出而不汗出，饮溢肌表，见身体疼痛、四肢沉重，故治疗大法是"当发其汗"。大、小青龙汤均为麻黄剂，都能发汗祛饮，都是表里两解之法。不同点是，大青龙汤配伍大寒之石膏，用于外有寒饮，内有郁热者，是发汗解表，清热散饮；小青龙汤配伍辛热之桂枝、干姜、细辛，用于内外皆寒者，是解表散寒，温肺化饮。

王叔和在《辨脉法》篇说："风则伤卫，寒则伤荣，荣卫俱病，骨节烦疼。"后人总结说：桂枝主伤卫，麻黄主伤荣，荣卫俱伤用大青龙。

桂枝汤 《伤寒论》

【方歌】

　　桂枝汤芍草姜枣，解肌发表营卫调，

　　中风表虚头痛热，汗出恶风脉缓消。

【组成】桂枝三两，去皮　芍药三两　生姜三两，切　大枣十二枚，擘　甘草二两，炙。

【用法】上五味，㕮咀三味，以水七升，微火煮取三升，去滓，适寒温，服一升。服已须臾，啜热稀粥一升余，以助药力。温覆令一时许，遍身漐漐微似有汗者益佳，不可令如水流漓，病必不除。若一服汗出病瘥，停后服，不必尽剂；若不汗，更服依前法；又不汗，后服小促其间，半日许令三服尽。若病重者，一日一夜服，周时观之。服一剂尽，病证犹在者，更作服，若不汗出，乃服至二三剂。禁生冷、黏滑、肉面、五辛、酒酪、臭恶等物。

【钩沉】《伤寒论》第2条："太阳病，发热，汗出，恶风，脉缓者，名为中风。"第12条："太阳中风，阳浮而阴弱，阳浮者，热自发，阴弱者，汗自出，啬啬恶寒，淅淅恶风，翕翕发热，鼻鸣干呕者，桂枝汤主之。"第13条："太阳病，头痛，发热，汗出，恶风，桂枝汤主之。"三条合在一起，既指出桂枝汤的主症：头痛，发热，汗出，恶风，鼻鸣干呕，脉浮缓；又指明其病机：中风表虚，卫强营弱。法宜解肌发表，调和营卫。方中桂枝辛温，辛能发散风寒，治疗卫强；温能通阳，解肌止痛，用为君药。芍药味酸，敛阴止汗，养血和营，治疗营弱，为臣药。君臣相伍，是调和营卫、调和阴阳的最佳药对。生姜助桂枝解表，大枣助芍药养血，二者既能和营卫，又能调脾胃，共为佐药。甘草调和诸药，合桂枝即桂枝甘草汤，能温通阳气；合芍药即芍药甘草汤，能缓急止痛，兼为佐使。药仅五味，结构严谨，被后世誉为"仲景群方之首"。桂枝与芍药用量相等，比例不能变，否则，桂枝独重，称桂枝加桂汤，芍药独重，称桂枝加芍药汤。

本方用法详尽，其发汗法，是使用一切发汗剂之圭臬，包括麻黄剂、桂枝剂、羌防剂、荆防剂、香薷剂等，甚至西药解热镇痛剂，也应遵照此法，即"遍身微似有汗者益佳，不可令如水流漓"。

桂枝加桂汤 《伤寒论》

【方歌】

　　桂枝加桂心阳虚，寒水凌心奔豚已，

　　气从少腹上冲心，温通心阳平冲逆；

腹满时痛加芍药，土虚木乘应和里；

漏汗恶风有附子，阳虚阴伤四肢急。

【组成】桂枝五两，去皮　芍药三两　生姜三两，切　大枣十二枚，擘　甘草二两，炙。

【用法】上五味，以水七升，煮取三升，去滓，温服一升。

【钩沉】《伤寒论》第117条："烧针令其汗，针处被寒，核起而赤者，必发奔豚，气从少腹上冲心者，灸其核上各一壮，与桂枝加桂汤，更加桂枝二两也。"其病机是心阳虚，水气凌心。法宜温通心阳，平冲降逆。方中重用桂枝为君，既能平冲降逆，泄奔豚之气，又能温通心阳，以镇下焦水寒之气，还能助肾阳以化气利水。芍药敛阴和营，缓急止冲，为臣药。生姜、大枣调脾胃；甘草配桂枝，辛甘化阳，均为佐药。甘草又能调和诸药，兼为使。

奔豚有寒、热之分，有肝、心、脾、肺、肾之别。奔豚汤证，病在肝，是肝气郁而化热，冲气上逆；桂枝加桂汤证，病在心，是心阳虚，寒水凌心，心下悸，已发奔豚；苓桂枣甘汤证，病在心肾，是心阳虚，火不暖水，肾水妄动，致脐下悸，欲发奔豚；苓桂术甘汤证，病在脾，是中阳不足，脾运失司，水气上冲；桂苓五味甘草汤证，病在肾，是肾阳虚，气化无权，水气从小腹上冲胸咽。

《伤寒论》第279条："本太阳病，医反下之，因而腹满时痛者，属太阴也，**桂枝加芍药汤**主之。"其病机是误下伤中，土虚木乘。用桂枝温脾助阳，倍用芍药敛阴柔肝，缓急止痛。此方加饴糖即小建中汤，治中焦虚寒，阴阳两虚之拘急腹痛。

《伤寒论》第20条："太阳病，发汗，遂漏不止，其人恶风，小便难，四肢微急，难以屈伸者，**桂枝加附子汤**主之。"
其病机是表证未解，发汗伤阳，则卫外不固，漏汗不止；汗多
伤阴，经脉失养，则四肢拘急，难以屈伸。用桂枝汤解肌发
表，调和荣卫，加炮附子温经扶阳，固表止汗，待阳回汗止，
则阴液自复。

方歌中的"已"字，当"已经"讲，"奔豚已"即已发
奔豚；也可以理解为"病愈"，《内经》说"一剂知，二剂
已"。

九味羌活汤 《此事难知》引张元素方

【方歌】

> 九味羌活苍术风，辛芷芎地芩草同；
> 发汗祛湿清里热，外感三邪分六经。

【组成】 羌活　苍术　防风　细辛　香白芷　川芎　生地
黄　黄芩　甘草。(原著本方无用量)

【用法】以上九味，㕮咀，水煎服。若急汗，热服，以羹
粥投之；若缓汗，温服之，而不用汤投之。

【钩沉】本方是羌防剂的代表，时方派常用它代替麻桂
剂，"解利伤寒"。王好古说："经云：有汗不得服麻黄，无汗
不得服桂枝。若差服，则其变不可胜数。""羌活汤不论有汗、
无汗，悉宜服之，但有缓急不同矣。"其病机是外感风寒湿
邪，兼有里热。见恶寒发热，头痛项强，肢体酸疼者。方中羌
活辛温，解表散寒，祛风除湿，"主遍身百节疼痛"，为君药。
苍术苦温燥湿，辛温发散，专去风寒湿邪；防风辛而微温，祛
风胜湿止痛，共为臣药。细辛、白芷辛温，解表散寒，祛风止
痛；川芎辛温升散，行气活血，祛风止痛；黄芩、生地清里
热，均为佐药。甘草调和诸药，为使药。诸药配伍，共奏发汗

祛湿，兼清里热之功。本方又是分经论治的代表方，其中羌活入太阳，白芷入阳明，川芎入少阳、厥阴，苍术入太阴，细辛入少阴经。

为了避免重复，方歌中用"三邪"代"风、寒、湿"。

大羌活汤 《此事知难》

【方歌】

　　　　大羌活汤独防细，苍芎己母芩连地，

　　　　白术甘草风寒湿，太少两感热在里。

【组成】羌活三钱　独活三钱　防风三钱　细辛去土，三钱　苍术三钱　川芎一两　防己三钱　知母生，一两　黄芩三钱　黄连三钱　生地一两　白术三钱　甘草炙，三钱。

【用法】上㕮咀，每服半两，水二盏，煎至一盏半，去渣，得清药一大盏，热饮之；不解，再服三四盏解之亦可，病愈则止。若有余证，并依仲景随经法治之。

【钩沉】本方用于太少两感，外寒里热证。《此事难知》："经云：两感者，死不治。一日，太阳与少阴俱病，头痛，发热，恶寒，口干，烦满而渴。"其病机是外感风寒湿邪，入里化热伤阴。法当发散风寒，祛湿清热。方中羌活、独活解表散寒，祛风除湿，羌活尤善祛太阳经之风寒湿；独活尤善除少阴经之风寒湿，共为君药。防风、细辛、苍术、川芎、防己两解表里之风寒湿邪，共为臣药。黄芩、黄连、知母、生地清里热而存阴，除烦止渴；白术健脾除湿，均为佐药。甘草健脾益气，调和药性，兼为佐使。诸药配伍，用于太少两感，体实而受邪较浅者。

伤寒两感，是指阴阳两经表里同病。《素问·热病》："两感于寒者，病一日则巨阳与少阴俱病，则头痛口干而烦满；二日则阳明与太阴俱病，则腹满身热，不欲食谵言；三日则少阳与厥阴俱病，则耳聋囊缩而厥。"王好古说："内外两感，脏腑俱病，欲表之，则有里；欲下之，则有表。"故《内经》说："其两感于寒而病者，必不免于死。"

香苏散 《太平惠民和剂局方》

【方歌】

> 香苏散用叶香附，陈草和中胸脘舒，
> 风寒气滞或加味，荆防蔓芄芎姜悟。

【组成】紫苏叶四两　香附子炒香，去毛，四两　陈皮二两，不去白　甘草炙，一两。

【用法】上为粗末，每服三钱，水一盏，煎七分，去滓，热服，不拘时候，日三服。若作细末，只服二钱，入盐点服。

【钩沉】《太平惠民和剂局方》说它"治四时瘟疫、伤寒"。症见恶寒发热，头痛无汗，胸脘痞闷，不思饮食者。其病机是外感风寒，内有气滞。法宜疏风散寒，理气和中。方中苏叶辛温，解表散寒，行气和胃，与麻、桂相比，无过汗伤阴之弊，为君药。香附子辛香解郁，行气宽中，为臣药。陈皮理气燥湿，合甘草健脾和中，共为佐药。甘草调和药性，兼为使药。

《医学心悟》有一首**加味香苏散**，由香苏散加荆芥、防风、蔓荆子、秦艽、川芎、生姜而成，有发汗解表，理气解郁之效，用于外感风寒较重，而兼气滞者。程氏说："有汗不得用麻黄，无汗不得用桂枝，今用此方以代前二方之用，药稳而效，亦医门之良法也。不论冬月正伤寒，及春、夏、秋三时感冒，皆可取效。"

小青龙汤《伤寒论》

【方歌】

小青龙汤麻黄桂，干姜辛夏芍草味，

外寒里饮稀痰多，解表散寒又温肺，

咳而上气烦而喘，肺胀石膏心下水。

【组成】麻黄三两，去节　桂枝三两，去皮　干姜三两　细辛三两　半夏半升，洗　芍药三两　五味子半升　甘草三两，炙。

【用法】上八味，以水一斗，先煮麻黄减二升，去上沫，内诸药，煮取三升，去滓，温服一升。

【钩沉】《伤寒论》第40条："伤寒表不解，心下有水气，干呕，发热而咳，或渴，或利，或噎，或小便不利，少腹满，或喘者，小青龙汤主之。"《金匮要略·痰饮咳嗽病脉证并治第十二》："咳逆倚息不得卧，小青龙汤主之。"其病机是外感风寒，内停寒饮。法宜解表散寒，温肺化饮。方中麻黄、桂枝为君药，以解在表之风寒，麻黄兼宣肺平喘，桂枝兼助阳化气以利水。干姜、细辛为臣药，既能温肺化饮，又能助麻、桂解表散寒。半夏燥湿化痰，降逆止呕；芍药敛阴和营，反制诸药燥烈之性；五味子敛肺止咳，共为佐药。甘草和中，调和诸药，兼为佐使。

《金匮要略·肺痿肺痈咳嗽上气病脉证并治第七》："肺胀，咳而上气，烦躁而喘，脉浮者，心下有水，**小青龙加石膏汤**主之。"其病机是外有风寒客表，内有寒饮郁热。治以解表蠲饮，清热除烦。方由小青龙汤加石膏二两而成。

射干麻黄汤《金匮要略》

【方歌】

射干麻黄细生姜，半菀款冬味枣尝，

宣肺祛痰治寒饮，咳而上气水鸡腔。

【组成】射干三两　麻黄四两　细辛三两　生姜四两　半夏半升，大者，洗　紫菀三两　款冬花三两　五味子半升　大枣七枚。

【用法】上九味，以水一斗二升，先煮麻黄两沸，去上沫，内诸药，煮取三升，分温三服。

【钩沉】《金匮要略·肺痿肺痈咳嗽上气病脉证并治第七》："咳而上气，喉中水鸡声，射干麻黄汤主之。"其病机是寒饮郁结，肺气上逆。法宜宣肺祛痰，下气止咳。方中射干下气消痰，以止咳平喘，《神农本草经》谓其"主咳逆上气"；麻黄辛温散寒，宣肺平喘，共为君药。细辛、生姜助麻黄解表散寒，兼温肺化饮；半夏燥湿化痰，降逆散饮，共为臣药。紫菀、款冬止咳化痰，下气平喘；五味子收敛肺气，制约麻黄、细辛耗散之性；大枣安中补虚，均为佐药。

第二节　辛凉解表

桑菊饮 《温病条辨》

【方歌】
　　桑菊饮中桔梗杏，薄荷连翘芦草轻，
　　疏风清热宣肺咳，风温初起伤肺络。

【组成】桑叶二钱五分　菊花一钱　苦桔梗二钱　杏仁二钱　薄荷八分　连翘一钱五分　苇根二钱　生甘草八分。

【用法】水二杯，煮取一杯，日二服。

【钩沉】《温病条辨》："太阴风温，但咳，身不甚热，微渴者，辛凉轻剂桑菊饮主之。"其病机是风温初起，热伤肺络。法宜疏风清热，宣肺止咳。方中桑叶与菊花相伍，疏散风热，清肺润燥，共为君药。桔梗、杏仁宣肺降气以止咳，共为臣药。薄荷清热利咽，疏散风热；连翘清热解毒，疏散风热；苇根清热生津以止渴，均为佐药。甘草调和诸药，配桔梗止咳利咽，兼为佐使。

叶天士说："温邪上受，首先犯肺，逆传心包，肺主气属卫，心主血属营。……肺主气，其合皮毛，故云在表，在表初用辛凉轻剂。"吴瑭说："凡病温者，始于上焦，在手太阴。"温病由口鼻而入，自上而下，鼻通于肺，属手太阴。所以，温病初起即见咳嗽等肺卫受邪的症状，"咳，热伤肺络也。身不甚热，病不重也。渴而微，热不甚也。恐病轻药重，故另立轻剂方。"

银翘散 《温病条辨》

【方歌】

　　银翘荷牛豆豉荆，芦根竹叶草梗平，

　　辛凉透表清热毒，温病初起上焦轻。

【组成】银花一两　连翘一两　薄荷六钱　牛蒡子六钱　淡豆豉五钱　芥穗四钱　竹叶四钱　苦桔梗六钱　生甘草五钱。

【用法】上杵为散，每服六钱，鲜苇根汤煎，香气大出，即取服，勿过煎。肺药取轻清，过煮则味厚而入中焦矣。病重者，约二时一服，日三服，夜一服；轻者，三时一服，日二服，夜一服；病不解者，作再服。

【钩沉】《温病条辨》："太阴风温、温热、温疫、冬温，初起恶风寒者，桂枝汤主之；但热不恶寒而渴者，辛凉平剂银翘散主之。"其病机是温病初起，邪犯肺卫。症见发热，微恶风寒，无汗或有汗不畅，头痛口渴，咳嗽咽痛者。法宜辛凉透表，清热解毒。方中金银花、连翘质轻性寒，外疏风热，内解热毒，又有芳香辟秽之功，共为君药。薄荷、牛蒡子疏风清热，解毒利咽；豆豉、芥穗解表祛邪，共为臣药。芦根、竹叶清热生津；桔梗、甘草解毒利咽，均为佐药。桔梗载药上行，甘草调和诸药，二者兼为使药。

吴瑭说："治上焦如羽（非轻不举），治中焦如衡（非平不安），治下焦如权（非重不沉）。"故方歌中取一个"轻"字。

麻黄杏仁甘草石膏汤 《伤寒论》

【方歌】

麻杏甘石辛凉表，清肺平喘君亦膏，

外感风邪热壅肺，汗出而喘咳逆消。

【组成】麻黄四两，去节　石膏半斤，碎，绵裹　杏仁五十个，去皮尖　甘草二两，炙。

【用法】上四味，以水七升，煮麻黄减二升，去上沫，内诸药，煮取二升，去滓，温服一升。

【钩沉】《伤寒论》第63条："发汗后，不可更行桂枝汤，汗出而喘，无大热者，可与麻黄杏仁甘草石膏汤。"其病机是外感风邪，邪热壅肺。法宜辛凉疏表，清肺平喘。方中麻黄辛温，疏风解表，宣肺平喘，又能宣发郁热，有"火郁发之"之意；石膏辛甘大寒，清热生津，二者相伍，寒温并进，相制为用，使寒凉不留邪，辛温不助热，共为君药。杏仁降气，助麻黄平喘，为臣药。甘草和中益气，调和诸药，用为佐使。

柴葛解肌汤 《伤寒六书》

【方歌】

柴葛解肌羌芷膏，芩芍桔梗草姜枣，

　　　　风寒化热无汗出，目痛鼻干阳明表。

　　【组成】柴胡　干葛　羌活　白芷　黄芩　芍药　桔梗
生姜　大枣　甘草。（原著无用量）

　　【用法】水二盅，姜三片，枣二枚，《杀车槌法》加石膏
一钱，煎之热服。

　　【钩沉】《伤寒六书》："治足阳明胃经受症，目痛鼻干，不
眠，头疼眼眶痛，脉来微洪。"病机是感冒风寒，郁而化热。其
人恶寒渐轻，身热渐重，无汗头痛，是太阳之邪，初入阳明、
少阳，属于三阳并病。法宜解肌清热。方中葛根解肌退热，除
阳明经表之邪，且能生津舒筋；柴胡透少阳半表之邪，"退热必
用"，共为君药。羌活长于发散太阳之邪；白芷走阳明经表，长
于止眼眶眉棱骨痛；石膏解肌，泄阳明里热；黄芩泻火，清少
阳半表之邪，四者共为臣药。桔梗宣肺气，配甘草则能解表利
咽；芍药、甘草酸甘化阴，既疗热邪伤津，又防疏散太过；生
姜散表邪，合大枣调营卫，均为佐药。甘草安中，调和诸药，
兼为佐使。诸药合用，三阳并治，以治疗阳明为主。

升麻葛根汤 《太平惠民和剂局方》

　　【方歌】

　　　　升麻葛根芍药草，解肌透疹初起好，
　　　　麻疹未发发不透，热咳涕泪口斑消。

　　【组成】升麻十两　葛根十五两　白芍药十两　甘草炙，十两。

　　【用法】上为粗末。每服三钱，用水一盏半，煎取一中
盏，去滓，稍热服，不计时候，日二三服，以病气去，身清凉
为度。小儿量力服之。

　　【钩沉】《太平惠民和剂局方》："治大人、小儿时气温疫，
头痛发热，肢体烦疼，及疮疹已发及未发，疑贰之间，并宜服

之。"后世多用于麻疹初起未发，或发而不透者。其病机是肺胃蕴热，又感时疫之邪，温热毒邪郁于肌表，外无透散之机，内则伤津耗液。法宜解肌透疹。方中升麻味辛质轻，性微寒，辛可达表，轻可去实，寒能清热，有发表透疹，清热解毒之功，为君药。葛根辛凉透疹，解肌退热，升津止渴，为臣药。芍药敛阴和营，合甘草酸甘化阴，制约升麻、葛根升散之性，均为佐药。甘草调和药性，兼为使药。

麻疹的典型症状包括高热，咳嗽，流鼻涕，流眼泪，口腔黏膜斑以及皮疹。其中，口腔黏膜斑是麻疹早期的特异性体征。

葱豉桔梗汤 《重订通俗伤寒论》

【方歌】

葱豉桔梗薄荷翘，山栀竹叶桔梗草，

疏风解表又清热，风温初起头疼好。

【组成】鲜葱白三枚至五枚　淡豆豉三钱至五钱　苏薄荷一钱至钱半　青连翘钱半至二钱　焦山栀二钱至三钱　鲜淡竹叶三十片　苦桔梗一钱至钱半　生甘草六至八分。

【用法】水煎服。

【钩沉】本方用于风温初起。俞根初说："冷风引发伏温者，初起必头疼身热，微恶风寒，继则灼热自汗，渴不恶寒，咳嗽心烦，尺肤热甚，剧则鼻鼾多眠，语言难出，状如惊痫，手足瘛疭，面若火熏，舌苔初则白薄，边尖红燥，继即舌赤苔黄，甚或深红无苔。……先与葱豉桔梗汤，轻清疏风以解表，继与新加白虎汤，辛凉泄热以清里。"其病机是风温初起，侵袭肺卫。法应辛凉解表，而俞氏却用辛温之葱豉汤，加入清泄上焦的桔梗散中，合成轻扬清散之方。方中葱白辛温，通阳解表；豆豉辛凉，宣发郁热，二者合用，发汗解表，共为君药。薄荷、连翘疏散风热，解毒利咽，共为臣药。佐以栀子、竹叶清心利水，导热下行。桔梗宣肺止咳，合甘草清咽利喉；桔梗兼载药上行，甘草兼调和药性，二者均为佐使。诸药配伍，共奏疏风解表，清热泻火之功。

《肘后备急方》中的葱豉汤，葱白一握，豉一升，煎服，取汗出。治伤寒初起，恶寒发热，无汗头痛者。河间桔梗散，由薄荷、连翘、黄芩、山栀、桔梗、竹叶、甘草组成，辛凉解表，清宣肺热，治身热脉洪，无汗多渴者。俞氏合二为一，虽然减去苦寒之黄芩，仍是辛凉之剂，是去性取用之法。

方歌中桔梗重复出现，以示其非君非臣，而是佐药。

第三节　扶正解表

败毒散（原名人参败毒散）《太平惠民和剂局方》

【方歌】
> 败毒羌独柴胡芎，桔梗枳壳前胡苓，
> 参草姜薄散寒湿，气虚外感三邪清；
> 荆防不用参姜薄，发汗解表消疮痛。

【组成】羌活去苗　独活去苗　柴胡去苗，洗　川芎　桔梗　枳壳去瓤，麸炒　前胡去苗，洗　茯苓去皮　人参去芦　甘草爁。

【用法】上十味，各三十两，为粗末。每服二钱，水一盏，入生姜、薄荷各少许，同煎七分，去滓，不拘时候，寒多则热服，热多则温服。

【钩沉】《太平惠民和剂局方》："治伤寒时气，头痛项强，壮热恶寒，身体烦疼，及寒壅咳嗽，鼻塞声重，风痰头痛，呕哕寒热。"其病机是气虚之人外感风寒湿邪。法应散寒祛湿，益气解表。方中羌活"专主上部之风寒湿邪"；独活"专理下焦风湿"，共为君药。柴胡疏散退热；川芎祛风止痛，共为臣药。桔梗开肺散结；枳壳降气宽胸；前胡祛痰止咳；茯苓健脾渗湿；人参、甘草益气扶正，鼓邪外出；生姜、薄荷发散风寒，均为佐药。甘草调和药性，兼为使。

荆防败毒散（《摄生众妙方》），即败毒散去人参、生姜、薄荷，加荆芥、防风而成，有发汗解表，消疮止痛的作用。其祛邪之力更强，原著"治疮肿初起"，后世多用于人参败毒散证，而体实无虚者。

参苏饮 《太平惠民和剂局方》

【方歌】

　　　参苏饮用叶葛根，前胡半梗壳木陈，

　　　参苓草枣姜益气，外感风寒内痰饮。

【组成】苏叶七钱半　葛根七钱半　前胡七钱半　半夏姜汁炒，七钱半　桔梗五钱　枳壳麸炒，五钱　木香五钱　陈皮五钱　人参七钱半　茯苓七钱半　甘草五钱。

【用法】上㕮咀，每服四钱，水一盏半，姜七片，枣一个，煎六分，去滓，微热服，不拘时候。

【钩沉】《太平惠民和剂局方》："治感冒发热头疼，或因痰饮凝结，兼以为热，并宜服之。"其病机是气虚之人外感风寒，内有痰湿。法当益气解表，理气化痰。方中苏叶辛温，解表散寒，行气宽中；葛根辛凉，解肌发表，生津舒筋，二者配伍，解在表之风寒，共为君药。前胡降气化痰；半夏燥湿化痰，二者合用，除在里之痰湿，共为臣药。桔梗、枳壳宣降肺气，木香行气和胃，取"气化则湿亦化"之义；人参、甘草、大枣健脾益气，茯苓健脾渗湿，以杜生痰之源；生姜辛散风寒，温化寒饮，均为佐药。甘草调和诸药，兼为使。

《医方考》："劳倦感冒，妊娠感冒，并宜此方主之。感冒宜解表，故用紫苏、干葛、前胡。劳倦、妊娠宜补里，故用人参、茯苓、甘草。乃木香、半夏、枳壳、桔梗、陈皮，所以和利表里之气。气和则神和，神和则无病矣。"

方歌中"叶"字指苏叶，是为了与苏子相区别；人参重复出现，因为它是佐而非君药。

再造散《伤寒六书》

【方歌】

再造桂枝羌防细，芎芍附子参草芪，

姜枣助益又解表，外感风寒阳气虚。

【组成】桂枝　羌活　防风　辛细　川芎　熟附子　人参甘草　黄芪　煨生姜。（原著本方无用量）

【用法】水二盅，枣二枚，煎至一盅。《槌法》加炒芍药一撮，煎三沸，温服。

【钩沉】《伤寒六书》："治患头痛发热，项脊强，恶寒无汗，用发汗药二三剂，汗不出者。庸医不识此证，不论时令，遂以麻黄重药，及火劫取汗，误人死者多矣。殊不知阳虚不能作汗，故有此症，名曰无阳证。"其病机是阳气虚弱，感冒风寒。法当助阳益气，解表散寒。方中桂枝发汗解表，温经助阳；羌活祛风解表，散寒止痛，是治疗太阳经风寒在表之要药，共为君。防风祛风解表，胜湿止痛；辛细既入肺经散寒解表，又入肾经温里助阳，共为臣。君臣合用，助阳解表，两擅其功。川芎养血和血，兼能祛风止痛；白芍养阴和营，兼能防止诸药辛散太过；附子辛甘大热，补火助阳；人参、黄芪、甘草益气扶正，均为佐药。生姜温胃，大枣和中，二者调脾胃，和营卫，亦为佐。甘草调和诸药，兼为使。

陶氏创制本方，是仿仲景麻黄附子细辛汤之意，用于阳虚感寒之人，恐麻黄重汗伤阳，代以桂枝，怕桂枝力轻，加羌、防助其解表；又仿桂枝汤调阴阳，和营卫；更加参、芪益气，以扶正补虚。学古而不泥古也。

麻黄附子细辛汤《伤寒论》

【方歌】

麻黄附子细辛汤，助阳解表风寒伤，

少阴反热脉沉微，寒重热轻欲寐凉。

【组成】 麻黄二两，去节　附子一枚，炮，去皮，破八片　细辛二两。

【用法】 上三味，以水一斗，先煮麻黄减二升，去上沫，内诸药，煮取三升，去滓，温服一升，日三服。

【钩沉】《伤寒论》第301条："少阴病，始得之，反发热，脉沉者，麻黄附子细辛汤主之。"其病机是素体阳虚，外感风寒，是太少两感证。是少阴病，应该有发热轻，恶寒重，四肢冷，脉微细，但欲寐等表现。法宜助阳解表。方中麻黄辛温发汗，散寒解表，为君药。附子辛甘大热，补火助阳，为臣药。细辛辛温，辛能助麻黄解表，温能助附子祛寒，用为佐药。三者配伍，表里同治，恰合太阳与少阴合病的病机。

明赵开美摹宋本，称之为"麻黄细辛附子汤"，金成无己《注解伤寒论》称之为"麻黄附子细辛汤"。后者正合君、臣之序，故选此名。方歌中的"凉"字，指少阴病的"四肢厥冷"，"手脚发凉"。

加减葳蕤汤 《重订通俗伤寒论》

【方歌】

> 加减葳蕤滋阴表，薄荷葱豉桔梗草，
> 白薇红枣感风热，咳嗽咽干无汗少。

【组成】 生葳蕤二钱至三钱　苏薄荷一钱至钱半　生葱白二枚至三枚　淡豆豉三钱至四钱　桔梗一钱至钱半　东白薇五分至一钱　红枣二枚　炙草五分。

【用法】 水煎，分温再服。

【钩沉】 何秀山说它"为阴虚体感冒风温，及冬温咳嗽，咽干痰结之良剂"。其病机是素体阴虚，外感风热。外感风热，则头痛身热，微恶风寒；阴虚液涸，化源不足，则无汗或有汗不多。法宜滋阴解表。方中葳蕤（玉竹）味甘微寒，清肺润燥，滋阴养液，用为君药。薄荷疏散风热，清利头目；葱白、淡豆豉解表散邪，豆豉兼能清热除烦，共为臣药。桔梗宣肺止咳利咽；白薇助葳蕤益阴除热；大枣、炙甘草甘润滋脾，均为佐药。甘草调和诸药，兼为使药。

葱白七味饮 《外台秘要》

【方歌】

> 葱白七味用干葛，麦地姜豉劳水佐，
> 养血解表人无汗，血虚感寒头身热。

【组成】 葱白连须切，一升　干葛切，六合　生麦门冬去心，六合　干地黄六合　生姜切，二合　新豉一合，绵裹　劳水八升，此水以勺扬之一千遍。

【用法】 上药用劳水煎之，三分减二，去滓，分温三服。相去行八九里，如觉欲汗，渐渐覆之。

【钩沉】《外台秘要》用它治疗天行瘥后劳发，"劳复状一如伤寒初有"。后世多用于血虚之人感受风寒，症见头痛身热，微寒无汗者。何秀山说它是"血虚发汗之良剂"。本已汗出乏源，解表更恐伤阴，法宜养血解表。方中葱白辛温发汗，解表散寒；葛根甘凉生津，解肌退热，共为君药。生地、麦冬滋阴养血，以资汗源，共为臣药。豆豉、生姜发表散寒，均为佐药；劳水，又称甘澜水，体轻味甘而性平，益脾胃而不助肾邪，亦为佐。

方歌中的"干葛"即葛根，为了顺口而续貂。

第二章 泻下剂

第一节 寒 下

大承气汤《伤寒论》

【方歌】

大承气汤大黄硝，厚朴枳实痞满燥，

峻下热结阳明腑，清水旁流痉狂调。

【组成】大黄四两，酒洗　芒硝三合　厚朴八两，去皮，炙　枳实五枚，炙。

【用法】上四味，以水一斗，先煮二物，取五升，去滓，内大黄，更煮取二升，去滓，内芒硝，更上微火一两沸，分温再服，得下，余勿服。

【钩沉】本方用于阳明腑实证，或热结旁流证，或热厥、痉病、发狂等属于里热实证者。《伤寒论》第220条："二阳并病，太阳证罢，但发潮热，手足漐漐汗出，大便难而谵语者，下之则愈，宜大承气汤。"第321条："少阴病，自利清水，色纯青，心下必痛，口干燥者，可下之，宜大承气汤。"《金匮要略·痉湿暍病脉证治第二》："痉为病，胸满，口噤，卧不着席，脚挛急，必齘齿，可与大承气汤。"其病机都是实热积滞，内结阳明。法宜峻下热结。方中大黄苦寒，除实热燥结，是泻下攻积之要药，用为君。芒硝咸寒，泻热通便，软坚润燥，用为臣。厚朴苦辛温，是下气消满之要药；枳实苦辛微寒，下气开痞，共为佐药。四药相伍，消痞、除满、润燥、泻实，治好与"痞""满""燥""实"四证相应，有急下存阴之意。

方歌中为了避免重复，用"清水旁流"代"热结旁流"。

小承气汤《伤寒论》

【方歌】

> 小承气汤黄厚枳，轻下热结阳明实，
> 四二三枚诸证轻，四八五枚兼气滞，
> 痛而闭者朴三物，行气除满泻热矢。

【组成】 大黄_{四两，酒洗} 厚朴_{二两，去皮，炙} 枳实_{三枚，大者，炙}。

【用法】 上三味，以水四升，煮取一升二合，去滓，分温二服。初服汤当更衣，不尔者，尽饮之。若更衣者，勿服之。

【钩沉】《伤寒论》214 条："阳明病，谵语，发潮热，脉滑而疾者，小承气汤主之。"其病机也是阳明腑实。与大承气汤证相比，其燥、热俱轻，故去掉芒硝，痞满不重，故减少厚朴、枳实用量，三药又是同煎，其泻热与通腑之力皆弱，故名小承气汤。方中大黄苦寒泻热，攻积通便，为君药。厚朴下气除满；枳实破气消积，共为臣佐。三药配伍，有轻下热结之效，是治疗实热互结轻证的基础方。《内经》说："君一臣二，制之小也。"

《金匮要略·腹满寒疝宿食病脉证治第十》："痛而闭者，**厚朴三物汤**主之。"其病机是实热内积，气滞不行，气滞重于积滞，以腹部胀满为主，而实热燥结较轻，故不用大承气峻下，只用三物行气除满，泻热通便。与大承气汤相比，仅仅少了芒硝，与小承气汤相比，只是药量有变化。方歌中，为了与大承气汤比较，用"兼气滞"，对应彼之"积滞"；为了与小承气汤比较，用"四八五枚"，对应彼之"四二三枚"，同时，还应记住大承气汤的药量，大黄、厚朴、枳实也分别是四两、八两、五枚。

方歌中的"矢"字，通"屎"，泻热矢，代指泻热通便。

调胃承气汤 《伤寒论》

【方歌】

> 调胃承气硝黄草，缓下热结胃肠燥，
> 黄草同煎硝量多，热重心烦痞满少。

【组成】 芒硝半升　大黄四两, 去皮, 清酒洗　甘草二两, 炙。

【用法】 以水三升，煮二物至一升，去滓，内芒硝，更上微火一二沸，温顿服之，以调胃气。

【钩沉】《伤寒论》207条："阳明病，不吐，不下，心烦者，可与调胃承气汤。"248条："太阳病三日，发汗不解，蒸蒸发热者，属胃也，调胃承气汤主之。"249条："伤寒吐后，腹胀满者，与调胃承气汤。"其病机都是阳明热结，胃肠燥热。法宜缓下热结。《内经》说："热淫于内，治以咸寒，佐以苦甘。"方中芒硝咸寒，除热、软坚、散结，《神农本草经》说它"除寒热邪气，逐六府积聚"，故重用为君。大黄苦寒，攻积泻热，用为臣药。使以甘草，甘缓硝黄之峻烈，使之作用于胃肠。

与大承气汤对比，加大芒硝用量，此用半升，彼用三合，知其烦热较重；大黄不后下，与甘草同煎，缓下调胃，知其里实不甚；不用厚朴、枳实，知其痞、满亦轻。

宣白承气汤 《温病条辨》

【方歌】
> 宣白承气膏大黄，杏仁蒌皮宣肺降，
> 泻热通便阳明腑，痰涎壅滞喘咳康。

【组成】生石膏五钱　生大黄三钱　杏仁粉二钱　瓜蒌皮一钱五分。

【用法】水五杯，煮取二杯，先服一杯，不知再服。

【钩沉】《温病条辨》："阳明温病，下之不通，其证有五：……喘促不宁，痰涎壅滞，右寸实大，肺气不降者，宣白承气汤主之。"其病机是腑气不通，肺气不降。法宜宣降肺气，泻热通便。方中生石膏辛甘大寒，清热泻火，为清泄肺胃实热之要药，用为君。大黄苦寒，清热泻火，攻积通便，用为臣。杏仁苦温，降气平喘，润肠通便；瓜蒌皮甘寒，清热化痰，利气宽胸，均为佐药。诸药配伍，降肺气，通大肠，宣上泄下，表里同治，脏腑并调。

肺属金，其色应白。肺主气，以降为顺；大肠主传导，以通为用。《灵枢·九针论》"手阳明太阴为表里"。若肺气不降，则大肠传导失常，以至大便不通。治之之法，当以清降肺气为主，泻下通便为辅。

大陷胸汤 《伤寒论》

【方歌】
> 大陷胸汤遂黄硝，泻热逐水结胸好，
> 脉沉而紧心下痛，按之石硬渴而燥。

【组成】甘遂一钱匕　大黄六两，去皮　芒硝一升。

【用法】上三味，以水六升，先煮大黄，取二升，去滓，内芒硝，煮一两沸，内甘遂末，温服一升。得快利，止后服。

【钩沉】本方用于大结胸证。《伤寒论》第 135 条："伤寒六七日，结胸热实，脉沉而紧，心下痛，按之石硬者，大陷胸汤主之。"明确指出"结胸三证"，它是使用大陷胸汤的依据。第 137 条："太阳病，重发汗而复下之，不大便五六日，舌上燥而渴，日晡所小有潮热，从心下至少腹硬满而痛不可近者，大陷胸汤主之。"其病机都是水热互结。法宜泻热逐水。方中甘遂苦寒，泻水逐饮，散结消肿，为君药。大黄苦寒，泻火攻积荡实；芒硝咸寒，泻热软坚破结，共为臣药。

本方药猛力洪，应中病即止。经曰："大毒治病，十去其六，常毒治病，十去其七，小毒治病，十去其八，无毒治病，十去其九，谷肉果菜，食养尽之，无使过之，伤其正也。"

大陷胸丸 《伤寒论》

【方歌】

　　　大陷胸丸甘遂末，军硝葶苈杏仁和，

　　　泻热逐水白蜜煎，结胸项强柔痉和。

【组成】甘遂（捣末，一钱匕）　大黄半斤，芒硝半升　葶苈子半升（熬）　杏仁半升（去皮尖，熬黑）。

【用法】上四味，捣筛二味，内杏仁、芒硝，合研如脂，和散。取如弹丸一枚；别捣甘遂末一钱匕，白蜜二合，水二升，煮取一升，温顿服之。一宿乃下。如不下，更服，取下为效。禁如药法。

【钩沉】本方用于大结胸证。《伤寒论》第 131 条："病发于阳，而反下之，热入因作结胸；病发于阴，而反下之，因作痞也。所以成结胸者，以下之太早故也。结胸者，项亦强，如柔痉状，下之则和，宜大陷胸丸。"柯琴说："头不痛而项犹强，不恶寒而头汗出，故如柔痉状。"其病机是水热互结。法宜泻热逐水。方中甘遂峻下逐饮，散结消肿，为君药。大黄苦寒泻热，攻积荡实；芒硝咸寒泻热，软坚破结，共为臣药。葶苈子泻肺行水；杏仁宣发肺气，通调水道，均为佐药。白蜜甘以缓急，为使药。本以小其制，又因丸而缓，更用蜜之甘，共收峻药缓攻之效。

名为丸剂，甘遂却为散，用时又加白蜜煮成汤，可谓是集丸、散、汤剂于一方。在临床上，甘遂应醋制以减低毒性，且多入丸散，而不入煎剂。方歌中，把大黄、芒硝、葶苈、杏仁与"和"（音 huò）放在一起，以提示该四味为丸。第二个"和"字读 hé，"下之则和"。

第二节　温　下

大黄附子汤《金匮要略》

【方歌】

大黄附子佐细辛，温里散寒附为君，

通便止痛胁下偏，寒积里实脉弦紧。

【组成】附子三枚, 炮　大黄三两　细辛二两。

【用法】上三味，以水五升，煮取二升，分温三服；若强人煮取二升半，分温三服。服后如人行四五里，进一服。

【钩沉】《金匮要略·腹满寒疝宿食病脉证治第十》："胁下偏痛，发热，其脉紧弦，此寒也，以温药下之，宜大黄附子汤。"其病机是寒积里实。法宜温里散寒，通便止痛。方中附子辛甘大热，补火助阳，散寒止痛，为君药。大黄攻积导滞，泻热通便，为臣药。细辛辛散温通，祛寒散结，为佐药。

温脾汤 《备急千金要方》

【方歌】

温脾附子与大黄，干姜参草冷积康，

久利赤白草或桂，千金十五重温阳；

脐下绞结腹中痛，硝归十三攻下强。

【组成】 附子大者一枚　大黄四两　干姜二两　人参二两　甘草二两。

【用法】 上五味㕮咀，以水八升，煮取二升半，分三服。

【钩沉】《备急千金要方》卷十五热痢门："治下久赤白，连年不止，及霍乱，脾胃冷食不消。"其病机是脾阳不足，冷积内停。法宜温补脾阳，攻下冷积。方中附子大热，为补火助阳之要药；大黄苦寒，为泻下攻积之要药，二者相反相成，共用为君。干姜温中，助附子散寒，为臣药。人参、甘草益气健脾，均为佐。甘草调和诸药，兼为使。在冷痢门"治积久冷热赤白痢者"，与前温脾汤小异，后者有桂心无甘草。论曰："治积久冷痢，先以温脾汤下讫，后以健脾丸补之，未有不效者。"

《备急千金要方》卷十三心腹痛门："感于寒，微者为咳，甚者为痛为泄。""治腹痛，脐下绞结，绕脐不止，**温脾汤**方。"此处之方比卷十五者多芒硝、当归，并增加大黄、减少附子用量。

两首温脾汤，都有温补脾阳，攻下冷积之效，都用于阳虚冷积证。只是一个温补力胜，一个攻下力强。

三物备急丸 《金匮要略》

【方歌】

三物备急巴干姜，相反相成佐大黄，

攻下寒实冷积证，卒暴心腹锥刺胀。

【组成】巴豆一两，去皮、心，熬，外研如脂　干姜一两　大黄一两。

【用法】先捣大黄、干姜为末，研巴豆内中，合治一千杵，用为散，蜜和丸亦佳，密器中贮之，勿令泄。以暖水若酒服大豆许三、四丸，或不下，捧头起，灌令下咽，须臾当瘥；如未瘥，更与三丸，当腹中鸣，即吐下便瘥；若口噤，亦须折齿灌之。

【钩沉】《肘后备急方》："疗心腹诸疾，卒暴百病。"《金匮要略·杂疗方第二十三》："若中恶客忤，心腹胀满，卒痛如锥刺，气急口噤，停尸卒死者。"《医方考》："饮食自倍，冷热不调，腹中急痛欲死者，急以此方主之。"其病机是寒实冷积，卒暴腹痛。法宜攻逐寒积。方中巴豆辛热，峻下冷积，开通闭塞，是斩关夺门之将，为君药。干姜辛热，温中散寒，助巴豆开结，为臣药。大黄苦寒，既助巴豆攻积导滞，又制约巴豆辛热之性，既是佐助药，又是反佐药。

三物峻厉，非急莫施。

三物白散 《伤寒论》

【方歌】

三物白散用巴豆，贝母桔梗冷热粥，
温逐寒饮涤痰结，寒实结胸无热候。

【组成】巴豆一分，去皮、心，熬黑，研如脂　贝母三分　桔梗三分。

【用法】上三味为散。内巴豆更于臼中杵之，以白饮和服。强人半钱匕，羸者减之。病在膈上必吐，在膈下必利。不利，进热粥一杯；利过不止，进冷粥一杯。

【钩沉】《伤寒论》第141条："寒实结胸，无热证者，与三物小白散。"其病机是寒痰冷饮，结聚于胸膈。即是结胸，当有脉沉紧，心下痛，按之石硬；说它寒实，当有畏寒喜暖，大便秘结，而无心烦口渴等热证。法宜温逐寒饮，涤痰破结。方中巴豆大辛大热，散寒逐饮，破瘕聚，下冷积，为君药。贝母化痰散结，为臣药。桔梗宣肺祛痰，载药上行，兼为佐使。粥能和中，防止巴豆峻烈伤胃，热粥协助、冷粥制约巴豆辛热之力，亦为佐。

巴豆有大毒，"巴豆不去油，力量大如牛"，内服时，用其炮制品，即巴豆霜，生者只外用。所以选此方，一是与三物备急丸比较；二是重温结胸病，既有热实结胸，也有寒实结胸；三是进一步了解巴豆的辛热大毒之性。

第三节　润　下

麻子仁丸 《伤寒论》

【方歌】

麻子仁丸杏芍药，大黄枳实朴蜜调，

润肠泄热行气便，胃燥津枯脾约好。

【组成】麻子仁二升　杏仁一升，去皮尖，熬，别作脂　芍药半斤　大黄一斤，去皮　枳实半斤，炙　厚朴一尺，炙，去皮。

【用法】上六味，蜜和丸，如梧桐子大，饮服十丸，日三服，渐加，以知为度。

【钩沉】《伤寒论》第247条："趺阳脉浮而涩，浮则胃气强，涩则小便数，浮涩相搏，大便则硬，其脾为约，麻子仁丸主之。"其病机是胃肠燥热，脾津不足。《素问·厥论》"脾主为胃行其津液者也"。《素问·经脉别论》："饮入于胃，游溢精气，上输于脾；脾气散精，上归于肺；通调水道，下输膀胱。"如果脾输布水液的功能异常，分布肠道者少，流入膀胱者多，就会出现"大便硬，小便数"的脾约证。法宜润肠泄热，行气通便。方中麻子仁甘平，长于润肠通便，为君药。杏仁肃降肺气，润肠通便；白芍养阴和营，缓急止痛，共为臣药。大黄泻热导滞，枳实、厚朴行气通便，三者合用，轻下热结，均为佐药。蜂蜜滋阴润燥，调和药性，兼为佐使。

五仁丸《世医得效方》

【方歌】

　　五仁丸中杏桃李，松柏陈皮米饮蜜，
　　润肠通便津液枯，年老产后血不足。

【组成】 杏仁一两，炒，去皮尖　桃仁一两　郁李仁一钱，炒　松子仁一钱二分半　柏子仁半两　陈皮四两，另为末。

【用法】 将五仁别研为膏，入陈皮末研匀，炼蜜为丸，如梧子大，每服五十丸，空心米饮下。

【钩沉】 危亦林说它："治精液枯竭，大肠秘涩，传导艰难。"其病机是津枯肠燥。法宜润肠通便。方中杏仁、桃仁质润多脂，润肠通便，兼能肃降肺气，通利大肠，共为君药。郁李仁、松子仁、柏子仁，皆质润之品，长于润燥通便，均为臣药。陈皮理气行滞，以助大肠传导之功，用为佐药。蜂蜜润肠，调和诸药；用米饮服药，和中护胃，均为佐使。诸药配伍，还可用于年老、产后血虚便秘。

润肠丸 《脾胃论》

【方歌】

  润肠麻仁桃仁当，活血祛风大黄羌，

  饮食劳倦风血结，风热入肠血虚康。

【组成】 麻子仁去皮取仁，一两二钱五分 桃仁汤浸，去皮尖，一两
当归梢五钱 大黄去皮，五钱 羌活五钱。

【用法】 除桃仁、麻仁另研如泥外，捣罗为细末，炼蜜为丸，如梧桐子大，每服五十丸，空心用白汤送下。

【钩沉】《脾胃论》："治饮食劳倦，大便秘涩，或干燥，闭塞不通，全不思食，及风结、血秘，皆能闭塞也。"风结，即风秘，由风搏肺脏，传于大肠，或素有风病者，亦多便秘；血秘，即血结，亡血血虚，津液不足而至便秘。法宜润肠通便，活血祛风。方中麻子仁润肠通便，为君药。桃仁、当归养血活血，润肠通便，二者既助麻仁润下，又治血虚血瘀所至之血秘，兼有"治风先治血，血行风自灭"之意，以除风结，共为臣药。大黄苦寒，破结通幽，以助君药通便，又能活血化瘀，以助臣药和血；羌活祛风，以治风结，均为佐药。

济川煎 《景岳全书》

【方歌】

  济川苁蓉归牛膝，枳壳泽泻升麻聚，

  温肾益精能润肠，腰冷溲清虚人秘。

【组成】 肉苁蓉酒洗去咸，二、三钱 当归三、五钱 牛膝二钱
枳壳一钱 泽泻一钱半 升麻五、七分或一钱。

【用法】 水一盅半，煎七、八分，食前服。若气虚者，但加人参无碍；如有火，加黄芩；如肾虚，加熟地。

【钩沉】《景岳全书》："凡病涉虚损，而大便闭结不通，则硝、黄等剂必不可用；若势有不得不通者，宜此主之。"其病机是肾虚精亏，大便秘结。主症除大便闭结之外，还应伴有腰膝酸冷，小便清长等肾阳不足的表现。法当温肾益精，润肠通便。方中肉苁蓉咸温，补肾阳，益精血，润肠通便，为君药。当归甘温补血，润肠通便；牛膝补肝益肾，性善下行，共为臣药。枳壳行滞消胀；泽泻渗利湿浊之邪；升麻升举清阳之气，均为佐药。

方歌中用"虚人秘"，而不用"肾虚秘"，一是避免字句重复；二是原著中只言病涉虚损，未指明肾虚，方后又说：如肾虚，加熟地；三是观方中诸药，不但补肾益精，还能补血和血，既能治疗肾虚便秘，也适用于血虚便秘。

第四节　逐　水

十枣汤《伤寒论》

【方歌】

十枣三君遂戟芫，攻逐水饮实水悬，

咳唾引痛心下痞，干呕短气脉沉弦。

【组成】甘遂　大戟　芫花_熬，各等分。

【用法】上三味等分，各别捣为散。以水一升半，先煮大枣肥者十枚，取八合，去滓，内药末。强人服一钱匕，羸者服半钱，温服之，平旦服。若下少病不除者，明日更服，加半钱。得快下利后，糜粥自养。

【钩沉】《金匮要略·痰饮咳嗽病脉证并治第十二》："病悬饮者，十枣汤主之。"《伤寒论》第152条："太阳中风，下利，呕逆，表解者，乃可攻之。其人漐漐汗出，发作有时，头痛，心下痞硬满，引胁下痛，干呕，短气，汗出不恶寒者，此表解里未和也，十枣汤主之。"其病机是饮停胸胁。法宜攻逐水饮。方中甘遂、大戟苦寒，泻水逐饮，消肿散结；芫花辛温，泻水逐饮，祛痰止咳，三者合用，峻下逐水，共为君药。大枣益气健脾，培土制水，又能甘缓诸药峻烈之性，使下不伤正，兼为佐使。诸药配伍，驱逐里饮，使水气自前后分泄，既用于悬饮，又可用于一身悉肿，二便不利之实水。

舟车丸 《太平圣惠方》，录自《袖珍方》

【方歌】
舟车遂戟芫丑黄，青陈木香轻粉榔，
行气逐水水热壅，小大不利水肿胀。

【组成】甘遂面裹煨　大戟　芫花俱醋炒，各一两　黑丑头末，四两　大黄二两　青皮　陈皮　木香　槟榔各五钱　轻粉一钱。

【用法】上为末，水糊丸，如小豆大。空心温水下，初服五丸，日三服，以快利为度。

【钩沉】《袖珍方》有方无症；《古今医统大全》"治五饮、痰积、肿胀"；《医方集解》："治水肿水胀，形气俱实。肿胀者，水道壅遏也；形气俱实，口渴面赤，气粗腹坚，大小便秘也。"其病机是水热内壅，气机阻滞。法宜行气逐水。方中甘遂、大戟、芫花攻逐经隧、脏腑、胸胁之水，共为君药。黑丑苦寒降泄，通利二便，泻水攻积；大黄泻水通便，荡涤胃肠，共为臣药。青皮、陈皮、木香、槟榔行气化滞，疏肝理脾，使气行则水行，脾运则肿消；少用轻粉，逐水通便，均为佐药。

本方由十枣汤加减而成，毒性较大，应中病即止。

甘遂半夏汤 《金匮要略》

【方歌】

甘遂半夏芍药草，去滓蜜煎相反药，

脉伏自利续坚满，留饮欲去化痰好。

【组成】甘遂大者三枚 半夏十二枚，以水一升，煮取半升，去滓

芍药五枚 甘草如指大一枚，炙。

【用法】上四味，以水二升，煮取半升，去滓，以蜜半升，和药汁煎取八合，顿服之。

【钩沉】《金匮要略·痰饮咳嗽病脉证并治第十二》："病者脉伏，其人欲自利，利反快，虽利，心下续坚满，此为留饮欲去故也，甘遂半夏汤主之。"其病机是水饮停于肠胃，留而不去。治宜化痰逐饮。方中甘遂泻水逐饮，消肿散结，为君药。半夏燥湿化痰，消痞散结，为臣药。芍药敛阴和营，合甘草缓急止痛，为佐药。甘草、白蜜补中益气，甘缓甘遂峻烈之性，均为佐使。

李时珍说："夫饮有五，皆由内啜水浆，外受湿气，郁蓄而为留饮。流于肺则为支饮，令人喘咳寒热，吐沫背寒；流于胁下则为悬饮，令人咳唾，痛引缺盆两胁；流于心下则为伏饮，令人胸满呕吐，寒热眩晕；流于肠胃，则为痰饮，令人腹鸣吐水，胸胁支满，或作泄泻，忽肥忽瘦；流于经络，则为溢饮，令人沉重注痛，或作水气胕肿。"

方中甘草反甘遂，相反相成，以激发药力。

禹功散 《儒门事亲》

【方歌】

禹功牵牛茴姜汁，逐水通便阳水施，

行气消肿腹胀喘，小大不利脉沉实。

【组成】黑牵牛头末，四两　茴香一两，炒，或加木香一两。

【用法】上为细末，以生姜自然汁调一二钱，临卧服。

【钩沉】本方用于阳水。朱丹溪说："遍身肿，烦渴，小便赤涩，大便闭，此属阳水。"张子和说："病水之人，其势如长川泛溢，欲以杯勺取之，难矣！必以神禹决水之法，斯愈矣。"其病机是水湿泛溢，气机阻滞。法应逐水通便，行气消肿。方中牵牛子苦寒，泻水通便，消痰涤饮，为君药。小茴香辛温散寒，理气和胃，既有气行则水行之意，又能制约牵牛子苦寒之性，用为臣佐。姜汁行水和胃，亦为佐。诸药配伍，有大禹治水之功，使水患尽除。

《素问·标本病传论》："小大不利治其标，小大利治其本。"此方即治标之法，待衰其大半之后，即应辨证求本，以收全功。

疏凿饮子《济生方》

【方歌】

　　疏凿饮子用商陆，苓泽赤豆通椒目，

　　大腹槟榔姜芄羌，泻下疏风阳水康。

【组成】商陆　茯苓皮　泽泻　赤小豆炒　木通　椒目　大腹皮　槟榔　秦艽　羌活各等分。

【用法】上㕮咀，每服四钱，水一盏半，生姜五片，煎至七分，去滓，温服，不拘时候。

【钩沉】严氏说："治水气，通身洪肿，喘呼气急，烦躁多渴，大小便不利，服热药不得者。"又说："阳水为病，脉来沉数，色多黄赤，或烦或渴，小便赤涩，大腑多闭，此阳水也，则宜用清平之药，如疏凿饮子、鸭头丸是也。"其病机是水湿壅盛，表里俱实。法宜泻下逐水，疏风发表。方中商陆苦寒，逐水消肿，通利二便，为君药。茯苓、泽泻、赤小豆、木通、椒目利水消肿；大腹皮、槟榔行气利水，均为臣药。羌活、秦艽、生姜疏风发表，开鬼门，使水从表出，共为佐药。诸药配伍，表里同治，有禹神疏江凿河之势，使水湿尽解。

第五节 攻补兼施剂

黄龙汤 《伤寒六书》

【方歌】

　　黄龙军硝厚枳草，参归桔梗生姜枣，

　　攻下热结兼补益，阳明腑实气血少。

【组成】大黄　芒硝　厚朴　枳实　人参　当归　甘草。年老气血虚者，去芒硝。

【用法】水二盅，姜三片，枣子二枚，煎之后，再入桔梗一撮，热服为度。

【钩沉】《伤寒六书》治"心下硬痛，下利纯清水，谵语发渴，身热。"其病机是阳明腑实，气血不足。阳明腑实，则口渴心烦，甚或神昏谵语，大便秘结，小便短赤；气血不足，则头晕乏力，神疲气短。法当攻下热结，益气养血。方中大黄、芒硝攻积泻热，润燥通便，共为君药。厚朴、枳实行气导滞，消除胀满，共为臣药。君臣合用，峻下热结。人参、当归、甘草益气养血；桔梗开宣肺气，以利大肠，均为佐药。生姜、大枣和中，亦为佐。甘草调和诸药，兼为使。

新加黄龙汤 《温病条辨》

【方歌】

新加黄龙大黄硝，玄地冬海参归草，

泻热通便生姜汁，热结里实气阴少。

【组成】 生大黄三钱　芒硝一钱　玄参五钱　细生地五钱　麦冬连心，五钱　海参洗，二条　人参一钱五分，另煎　当归一钱五分　姜汁六匙　生甘草二钱。

【用法】 以水八杯，煮取三杯。先用一杯，冲参汁五分、姜汁二匙，顿服之。如腹中有响声，或转矢气者，为欲便也，候一、二时不便，再如前法服一杯；候二十四刻，不便，再服第三杯。如服一杯，即得便，止后服。酌服益胃汤一剂。余参或可加入。

【钩沉】 《温病条辨》："阳明温病，下之不通，其证有五：应下失下，正虚不能运药，不运药者死，新加黄龙汤主之。"其病机是热结里实，气阴不足。除大便秘结，脘腹胀满之外，兼有神疲少气，口渴咽干等表现。法当泻热通便，滋阴益气。方中大黄、芒硝泻热通便，软坚润燥，共为君药。玄参、生地、麦冬滋阴润燥，清热生津，共为臣药。海参滋阴补液；人参、甘草益气扶正；当归养血和营，均为佐药。姜汁和中益胃，又能制约诸药寒凉之性，亦为佐药。甘草调和诸药，兼为使药。

吴氏在方论中说："旧方用大承气加参、地、当归，须知正气久耗，而大便不下者，阴阳俱惫，尤重阴液消亡，不得再用枳、朴伤气而耗液，故改用调胃承气，取甘草之缓急，合人参补正，微点姜汁，宣通胃气，代枳、朴之用，合人参最宜胃气，加麦、地、元参，保津液之难保，而又去血结之积聚。姜汁为宣气分之用，当归为宣血中气分之用，再加海参者，海参咸能化坚，甘能补正，按海参之液，数倍于其身，其能补液可知，且蠕动之物，能走络中血分，病久者必入络，故以之为使也。"

第三章 和解剂

第一节 和解少阳

小柴胡汤 《伤寒论》

【方歌】

　　　　小柴胡汤解少阳，黄芩半参草枣姜，

　　　　往来寒热苦干眩，热入血室疟疸康。

【组成】柴胡半斤　黄芩三两　半夏半升，洗　人参三两　大枣十二枚，擘　生姜三两，切　甘草三两，炙。

【用法】上七味，以水一斗二升，煮取六升，去滓，再煎，取三升，温服一升，日三服。

【钩沉】《伤寒论》第263条："少阳之为病，口苦，咽干，目眩也。"第96条："伤寒五六日，中风，往来寒热，胸胁苦满，默默不欲饮食，心烦喜呕，或胸中烦而不呕，或渴，或腹中痛，或胁下痞硬，或心下悸、小便不利，或不渴、身有微热，或咳者，小柴胡汤主之。"其病机是邪犯少阳，枢机不利。法宜和解少阳。方中柴胡苦辛微寒，透散少阳之邪，疏泄少阳气机，重用为君。黄芩苦寒，清泄少阳之热，为臣。君臣合用，解少阳半表半里之邪。半夏、生姜降逆止呕以和胃；人参、炙草、大枣益气扶正以安中，均为佐药。甘草调和诸药，兼为使药。诸药配伍，既用于伤寒少阳证，又用于热入血室、疟疾、黄疸等杂病见少阳证者。

柴胡桂枝干姜汤 《伤寒论》

【方歌】

> 柴胡桂枝干姜汤，芩草牡蛎花粉尝，
> 胁满微结溲不利，渴而不呕头汗淌，
> 往来寒热心中烦，和解温饮寒疟康。

【组成】 柴胡半斤　桂枝三两，去皮　干姜二两　黄芩三两　牡蛎二两，熬　瓜蒌根四两　甘草二两，炙。

【用法】 上七味，以水一斗二升，煮取六升，去滓，再煎，取三升，温服一升，日三服。初服微烦，复服，汗出便愈。

【钩沉】《伤寒论》第147条："伤寒五六日，已发汗而复下之，胸胁满微结，小便不利，渴而不呕，但头汗出，往来寒热，心烦者，此为未解也。柴胡桂枝干姜汤主之。"其病机是少阳枢机不利，兼寒饮内结。伤寒五六日，误用汗下之法，阳气大伤，水寒不化，则出现小便不利；表证误治，热邪入里，寒水与热邪互结于胸膈，则出现胸胁满微结，柯琴说："此微结与阳微结不同，阳微结对纯阴结而言，是指结实在胃，此微结对大结胸言，是指胸胁痞硬。"正如《伤寒论》第131条所说："病发于阳，而反下之，热入因作结胸。"汗下伤津，则出现口渴；水结于胸，而未停于胃，故不呕；邪入少阳，则出现往来寒热，心烦；少阳枢机不利，气机不畅，阳郁不能宣达于周身，反蒸腾于上，则但头汗出，而身无汗。法宜和解少阳，温化水饮。方中柴胡透散少阳之邪，疏泄少阳气机，为君药。桂枝温阳化饮，兼解表邪之未尽；干姜温肺化饮，辛散胸胁之微结，《神农本草经》说它"主胸满"；黄芩苦寒，清泄上焦之热，与柴胡合用，又能解少阳半表半里之邪，三者均为臣药。牡蛎咸寒，软坚消痞以散结；瓜蒌根微寒，清热生津以止渴，共为佐药。甘草调和诸药，用为使。

本方应用较广，如《外台秘要》柴胡桂姜汤，治疗疟疾寒多微有热，或但寒不热。但是，历代医家对它的机理认识不同，所以，方歌中罗列了原文的症候，以供读者见仁见智。其中，胡希恕先生说此方是少阳证兼里有所结；刘渡舟教授说此方和解少阳兼治脾寒，与大柴胡汤和解少阳兼治胃热相互发明。

柴胡加龙骨牡蛎汤 《伤寒论》

【方歌】

柴胡加龙骨牡蛎，芩桂大黄和表里，

姜半茯苓枣人参，龙牡铅丹满惊语，

一身尽重不可转，少阳邪漫溲不利。

【组成】柴胡四两　黄芩一两半　桂枝一两半,去皮　大黄二两　生姜一两半,切　半夏二合半,洗　茯苓一两半　大枣六枚,擘　人参一两半　龙骨一两半　牡蛎一两半,熬　铅丹一两半。

【用法】上十二味，以水八升，煮取四升，内大黄，切如棋子，更煮一两沸，去滓，温服一升。

【钩沉】本方用于少阳病兼邪热弥漫证。《伤寒论》第107条："伤寒八九日，下之，胸满烦惊，小便不利，谵语，一身尽重，不可转侧者，柴胡加龙骨牡蛎汤主之。"其病机是伤寒误下，邪热弥漫全身。少阳不和，则胸胁苦满；胆火扰神，则心烦易惊；阳明热盛，则谵语；热扰膀胱，气化失司，则小便不利；表里内外之阳气不能宣通，则一身尽重，不可转侧。法宜和解少阳，通阳泻热，重镇安神。方中重用柴胡为君，透散少阳之邪，疏泄少阳气机。黄芩清少阳之火，助柴胡解半表半里之热；桂枝通卫和表，化太阳膀胱之气；大黄通腑和里，泻阳明胃家之实，共为臣药。君臣配伍，解三阳之邪，和表里之气，以治病之本。半夏、生姜和胃降逆；茯苓通利小便，兼宁心安神；人参、大枣和中补虚；龙骨、牡蛎、铅丹重镇安神，均为佐药。

方歌中龙、牡重复出现，以示其非君非臣而为佐药。

蒿芩清胆汤 《通俗伤寒论》

【方歌】

> 蒿芩清胆茹陈皮，半夏枳壳茯苓碧，
> 利湿和胃化痰浊，少阳湿热酸苦腻。

【组成】 青蒿脑钱半至二钱　青子芩钱半至三钱　淡竹茹三钱 陈广皮钱半　仙半夏钱半　生枳壳钱半　赤茯苓三钱　碧玉散（滑石、甘草、青黛）包，三钱。

【用法】 水煎服。

【钩沉】 《重订通俗伤寒论》邪传少阳腑证："寒轻热重，口苦膈闷，吐酸苦水，或呕黄涎而黏，甚则干呕呃逆，胸胁胀疼，舌红苔白，间现杂色……。法当和解兼清，蒿芩清胆汤主之。"其病机是少阳湿热，痰浊中阻。法宜清胆利湿，和胃化痰。方中青蒿苦寒辛香，既能清透少阳邪热，又能醒脾胃化湿浊；黄芩苦寒，既能清胆，又能燥湿，二者配伍，内清外透，共为君药。竹茹清热化痰，除烦止呕；陈皮、枳壳宽胸畅膈，行气化痰；半夏燥湿化痰，降逆止呕，共为臣药。赤茯苓、碧玉散清热利湿，引邪从小便而出，均为佐药。

俞氏称之为"和解胆经法"，何秀山说："此为和解胆经之良方，凡胸痞作呕，寒热如疟者，投无不效。"何廉臣说："青蒿脑清芬透络，从少阳胆经领邪外出，虽较疏达腠理之柴胡力缓，而辟秽宣络之功比柴胡为尤胜。"

达原饮 《温疫论》

【方歌】

达原槟榔朴草果，芍知芩草辟秽浊，

瘟疫疟疾伏膜原，憎寒壮热苔垢数。

内外分传三消饮，姜枣大黄羌柴葛。

【组成】槟榔二钱　厚朴一钱　草果仁五分　芍药一钱　知母一钱　黄芩一钱　甘草五分。

【用法】上用水二盅，煎八分，午后温服。

【钩沉】《温疫论》："温疫初起，先憎寒而后发热，日后但热而无憎寒也。初得之二三日，其脉不浮不沉而数，昼夜发热，日晡益甚，头疼身痛。其时邪在伏脊之前，肠胃之后，虽有头疼身痛，此邪热浮越于经，不可认为伤寒表证，则用麻黄桂枝之类强发其汗。此邪不在经，汗之徒伤表气，热亦不减。又不可下，此邪不在里，下之徒伤胃气，其渴愈甚。宜达原饮。"其病机是瘟疫或疟疾等秽浊毒邪伏于膜原。主症是憎寒壮热，胸闷呕恶，舌苔垢腻。吴又可说："邪自口鼻而入，则其所客，内不在脏腑，外不在经络，舍于伏脊之内，去表不远，附近于胃，乃表里之分界，是为半表半里，即《针经》所谓横连膜原是也。"法宜开达膜原，辟秽化浊。方中槟榔除瘴气，行气消积，截疟化痰，重用为君。厚朴破疠气，燥湿消痰，下气除满；草果除伏邪，温中燥湿，截疟祛痰，共为臣药。君臣合用，直达病所，使邪气溃败，速离膜原。知母、芍药滋阴养血，又防厚朴、草果燥烈伤阴；黄芩清热燥湿，泻半表半里之邪，均为佐药。生甘草和中解毒，调和诸药，兼为佐使。

《温疫论》里的**三消饮**，由达原饮加大黄、羌活、柴胡、葛根而成，用姜、枣煎服，有开达膜原，内外分消之功，治疗邪从膜原溃败，表里分传者。吴氏说："三消者，消内，消外，消不内外也。此治疫之全剂，以毒邪表里分传，膜原尚有余结者宜之。"

截疟七宝饮 （原名七宝散）《杨氏家藏方》

【方歌】

> 截疟七宝常草果，槟榔青陈草厚朴，
> 燥湿祛痰理气酒，痰湿食疟或寒热。

【组成】常山　草果子仁　槟榔　青橘皮不去白　陈橘皮不去白　厚朴去粗皮，生姜汁制　甘草炙，各等分。

【用法】上件㕮咀，每服半两，用水一碗，酒一盏，同煎至一大盏，去滓，露一宿，来日早再烫温服。

【钩沉】《杨氏家藏方》："治一切疟疾，或先寒后热，先热后寒；或寒多热少，或热多寒少；或多寒但寒，或多热但热；或一日一发，或一日二三发；或连日或间日发，或三四日一发。不问鬼疟、食疟，不服水土，山岚瘴气，寒热如疟，并皆治之。"其病机是邪犯少阳，痰湿中阻，气机不利。法宜燥湿祛痰，理气截疟。方中常山苦寒，截疟祛痰，为君药。草果温中燥湿；槟榔行气消积，二者均能截疟祛痰，共为臣药。青皮、陈皮、厚朴行气和中，燥湿化痰，均为佐药。甘草调和诸药，用为使药。加酒煎药，温以祛湿，亦为佐使。

《三因极一病证方论》："病者寒热，善饥而不能食，食已支满，腹急疠痛，病以日作，名曰胃疟。六腑无疟，唯胃有者，盖饮食饥饱所伤胃气而成，世谓之食疟，或因诸疟饮食不节，变为此证。"

第二节　调和肝脾

四逆散《伤寒论》

【方歌】
四逆散治阳郁逆，柴芍枳实甘草齐，
透邪解郁疏肝脾，土木不和胀痛利。

【组成】柴胡　芍药　枳实破，水渍，炙干　甘草炙。

【用法】上四味，各十分，捣筛，白饮和，服方寸匕，日三服。

【钩沉】本方用于阳郁厥逆证。《伤寒论》第318条："少阴病，四逆，其人或咳，或悸，或小便不利，或腹中痛，或泄利下重者，四逆散主之。"其病机是外邪入里，阳气内郁，不达四末，致手足不温，或伴有肺、心、肾、肝、脾五脏气机郁滞者。而四逆汤之"四逆"，是阴寒内盛致四肢厥逆，伴恶寒身蜷，下利清谷，脉微细等心肾阳衰症。方中柴胡辛散升浮，疏肝解郁，升阳透邪，为君药。芍药酸寒，敛阴养血，柔肝止痛，为臣药。枳实行气降逆，开郁散结，为佐药。甘草健脾和中，合芍药缓急止痛，又能调和药性，兼为佐使。诸药配伍，共奏透邪解郁，疏肝理脾之功，后人多用于肝脾不和，胁肋胀闷，脘腹疼痛者。

肝为刚脏，体阴而用阳。柴胡与芍药相配，助肝用而不伤阴血，补肝体而不敛外邪，是后世调肝的常用药对；柴胡合枳实，一升一降，一个调肝，一个理脾，是调理肝脾的常用组合；枳实合芍药，即枳实芍药散，一个调气，一个和血，是调和气血，治疗产后腹痛的基础方；芍药合甘草，即芍药甘草汤，酸甘化阴，缓急止痛。药仅四味，升降有序，收散相成，肝脾同调，气血并治。

逍遥散《太平惠民和剂局方》

【方歌】

　　　逍遥散中柴归芍，苓术薄荷生姜草，

　　　疏肝解郁健脾营，胁痛神疲经不调；

　　　加味丹栀无姜薄，肝郁化火血虚热。

【组成】 柴胡去苗　当归去苗，锉，微炒　芍药白者　白术　茯苓去皮，白者，各一两　甘草微炙赤，半两。

【用法】 上为粗末，每服二钱，水一大盏，烧生姜一块切破，薄荷少许，同煎至七分，去渣热服，不拘时候。

【钩沉】《太平惠民和剂局方》："治血虚劳倦，五心烦热，肢体疼痛，头目昏重，心忡颊赤，口燥咽干，发热盗汗，减食嗜卧，及血热相搏，月水不调，脐腹胀痛，寒热如疟。又疗室女血弱阴虚，营卫不和，痰嗽潮热，肌体羸瘦，渐成骨蒸。"其病机是肝郁血虚脾弱。法当疏肝解郁，健脾和营。方中柴胡疏肝解郁，条达肝木，为君药。当归、白药养血柔肝，缓急止痛，共为臣药。君臣配伍，是疏肝解郁的常用组合。白术、茯苓、甘草益气健脾，培土荣木，并使营血生化有源；薄荷疏肝透热；生姜散郁和中，均为佐药。甘草调和诸药，兼为使药。

　　加味逍遥散（《内科摘要》），是在逍遥散的基础上，加丹皮、栀子而成，又称丹栀逍遥散。不用生姜、薄荷，直接用水煎服。有疏肝清热，健脾和营之效。用于肝郁化火，血虚有热者。薛己说："治肝脾血虚发热。或潮热晡热，或自汗盗汗，或头痛目涩，或怔忡不宁，或颊赤口干，或月经不调，肚腹作痛，或小腹重坠，水道涩痛，或肿痛出脓，内热作渴等症。"

当归芍药散《金匮要略》

【方歌】

当归芍药芍归芎，白术泽泻酒茯苓，
养血调肝健脾湿，土木不和腹中痛。

【组成】芍药一斤　当归三两　川芎半斤，一作三两　白术四两泽泻半斤　茯苓四两。

【用法】上六味，杵为散，取方寸匕，酒和，日三服。

【钩沉】《金匮要略·妇人妊娠病脉证并治第二十》："妇人怀妊，腹中疠痛，当归芍药散主之。"其病机是肝脾不和，血瘀湿滞。除腹中拘急，绵绵作痛之外，还应伴有足跗浮肿，小便不利等表现。法宜养血调肝，健脾祛湿。方中重用芍药养血柔肝，缓急止痛，为君药。当归乃血中气药，养血和血；川芎行气活血，疏肝止痛，共为臣药。白术、茯苓健脾祛湿；泽泻利水渗湿，均为佐药。酒和，以行药势。诸药配伍，调肝和脾而止腹痛，不单用于妇人怀妊腹中疼痛，还能用于"妇人腹中诸疾痛"（《金匮要略·妇人杂病脉证并治第二十二》）。

方歌中芍药、当归重复出现，是为了排列君臣之序。

痛泻要方《丹溪心法》

【方歌】

痛泻要方白术芍，陈皮防风肠鸣消，
补脾柔肝祛湿泻，左弦右缓关不调。

【组成】炒白术三两　炒白芍二两　炒陈皮两半　防风一两。

【用法】上锉，分八贴，水煎或丸服。

【钩沉】朱丹溪只说它"治痛泻"，张景岳称之为"白术芍药散"，并说它是"治痛泻要方"。其病机是脾虚肝郁，土败木贼。主症是腹痛泄泻，泻后仍痛，脉见两关不调，左弦右缓者。法宜补脾柔肝，祛湿止泻。方中白术健脾祛湿以止泻，为君药。芍药养血柔肝以止痛，为臣药。君臣相伍，是调和肝脾的常用组合。陈皮行气燥湿，醒脾和胃，为佐药。防风味辛发散，助白术健运脾土，合白芍疏泻肝木，亦为佐。诸药合用，补脾泻肝，调气止痛。

吴昆说：泻责之脾，痛责之肝，脾虚肝实，故令痛泻。方歌中为了避免重复，用其脉象"左弦右缓"代其病机"肝郁脾虚"。

第三节　调和肠胃

半夏泻心汤《伤寒论》

【方歌】

半夏泻心用干姜，芩连人参草枣尝，

寒热互结心下痞，满而不痛呕利康；

干噫食臭腹中雷，散水和胃加生姜；

痞利俱甚重甘草，益气补中降逆良。

【组成】半夏半升，洗　干姜三两　黄芩三两　黄连一两　人参三两　大枣十二枚，擘　甘草三两，炙。

【用法】上七味，以水一斗，煮取六升，去滓再煎，取三升，温服一升，日三服。

【钩沉】《伤寒论》第149条："伤寒五六日，呕而发热者，柴胡汤证具，而以他药下之，柴胡证仍在者，复与柴胡汤。此虽已下之不为逆，必发热汗出而解。若心下满而硬痛者，此为结胸也，大陷胸汤主之。但满而不痛者，此为痞，柴胡不中与之，宜半夏泻心汤。"误下之后，少阳证未变者，仍用小柴胡汤；引邪入里，水热互结，硬满疼痛者，用大陷胸汤；寒热互结，痞于中焦，但满而不痛者，用半夏泻心汤。《金匮要略·呕吐哕下利病脉证治第十七》："呕而肠鸣，心下痞者，半夏泻心汤主之。"其病机是脾胃虚弱，寒热错杂，气机痞塞。治宜寒热平调，散结消痞。方中半夏辛温，和胃降逆，开结散痞，为君药。干姜辛热，温中散寒；黄芩、黄连苦寒清热，三者配伍，寒热平调，助半夏散邪开痞，共为臣药。人参、甘草、大枣益气健脾，补虚和中，均为佐药。甘草调和药性，兼为使药。诸药合用，组成辛开苦降，补泻兼施的代表方，用于寒热互结之痞证。

《伤寒论》第 157 条："伤寒汗出，解之后，胃中不和，心下痞硬，干噫食臭，胁下有水气，腹中雷鸣，下利者，**生姜泻心汤**主之。"其病机是水热互结，升降失常。治以和胃降逆，散水消痞。方由半夏泻心汤减少干姜用量，重用生姜而成，偏于散水和胃。

《伤寒论》第 158 条："伤寒中风，医反下之，其人下利，日数十行，谷不化，腹中雷鸣，心下痞硬而满，干呕，心烦不得安。医见心下痞，谓病不尽，复下之，其痞益甚。此非结热，但以胃中虚，客气上逆，故使硬也。**甘草泻心汤**主之。"证属胃气虚弱，痞利俱甚。治以益气补中，降逆消痞。方由半夏泻心汤重用炙甘草而成，偏于补脾益气。

黄连汤 《伤寒论》

【方歌】

黄连汤里干姜半，桂枝人参草枣全，

寒热平调和降逆，胃热肠寒痛呕烦。

【组成】黄连三两　干姜三两　半夏半升，洗　桂枝三两　人参二两　甘草三两，炙　大枣十二枚，擘。

【用法】上七味，以水一斗，煮取六升，去滓，温服一升，日三服，夜二服。

【钩沉】《伤寒论》第173条："伤寒，胸中有热，胃中有邪气，腹中痛，欲呕吐者，黄连汤主之。"其病机是胃热肠寒。胃热则心烦欲呕，肠寒则腹痛肠鸣，或伴有下利，但无心下痞；而半夏泻心汤证，则是寒热互结，痞于心下，见心下胀满、或呕、或利，但无腹痛。法宜寒热平调，和胃降逆。方中黄连苦寒，清泻胃热以止呕；干姜辛热，温散肠寒以止痛，共为君药。半夏降逆和胃，助黄连止呕；桂枝温经散寒，助干姜止痛，共为臣药。人参、大枣、甘草补虚和中，均为佐药。

《注解伤寒论》："此伤寒邪气传里，而为下寒上热也。胃中有邪气，使阴阳不交，阴不得升，而独治于下，为下寒腹中痛；阳不得降，而独治于上，为胸中热，欲呕吐。与黄连汤，升降阴阳之气。"

干姜黄芩黄连人参汤 《伤寒论》

【方歌】

干姜芩连人参汤，芩连降泻姜通阳，

胃热肠寒相格拒，入口即吐下利康。

【组成】黄芩　黄连　干姜　人参各三两。

【用法】上四味，以水六升，煮取二升，去滓。分温再服。

【钩沉】《伤寒论》第359条："伤寒本自寒下，医复吐下之，寒格，更逆吐下，若食入口即吐，干姜黄芩黄连人参汤主之。"其病机是上热下寒，寒热格拒。上热是胃热，食入口即吐；下寒是肠寒，虚寒下利。法宜苦寒降泄，辛温通阳。主症是食入口即吐，以胃热尤重，故方中用黄芩、黄连苦寒降泄，清上热，以止吐逆，共为君药。用干姜辛温通阳，散下寒，以止泻利，为臣药。君臣相伍，苦降辛开，寒热平调。人参甘缓和中，补益脾气，为佐药。

本方与黄连汤均是上热下寒证，此证重点在上热，主症是食入口即吐，治以清热为主；彼证重点在下寒，主症是腹中痛，只是欲呕吐，治以温中为主。

第四章　清热剂

第一节　清气分热

栀子豉汤《伤寒论》

【方歌】

栀子豉汤主虚烦，清宣郁热不得眠，

少气甘草呕生姜，心中懊侬胸膈痉；

栀子干姜热不去，微烦微溏中焦寒。

【组成】栀子十四枚，擘　香豉四合，绵裹。

【用法】上二味，以水四升，先煮栀子，得二升半，内豉，煮取一升半，去滓，分二服，温进一服，得吐者，止后服。

【钩沉】《伤寒论》第76条："发汗吐下后，虚烦不得眠，若剧者，必反复颠倒，心中懊侬，栀子豉汤主之。若少气者，**栀子甘草豉汤**主之；若呕者，**栀子生姜豉汤**主之。"第77条："发汗，若下之，而烦热，胸中窒者，栀子豉汤主之。"其病机是热郁胸膈。法宜清宣郁热。方中栀子苦寒，清热解毒，泻火除烦，其形象心，色赤通心，是治疗热病心烦之要药，用为君。淡豆豉宣发郁热，和中除烦，为臣药。二者配伍，一宣一泻，分消郁热。王肯堂说："栀子色赤而味苦，入心而治烦，盐豉色黑而味咸，入肾而治躁。"

仲景所说的虚烦，是指无气、血、痰、食等有形之邪结聚者。他在《金匮要略·呕吐哕下利病脉证治第十七》中说："下利后更烦，按之心下濡者，为虚烦也，栀子豉汤主之。"兼少气者，气虚也，加甘草二两，以益气和中，名栀子甘草豉汤；兼呕者，欲吐不吐，心中懊侬之甚也，加生姜五两，以和胃止呕，名栀子生姜豉汤。

《伤寒论》第80条："伤寒，医以丸药大下之，身热不去，微烦者，**栀子干姜汤**主之。"栀子清上热，干姜温中寒。用于热郁胸膈，兼中焦虚寒，见微烦，下利，腹胀痛者。药只两味，却寒热并用，是最简便的和解剂，治疗寒热错杂之轻证。

白虎汤 《伤寒论》

【方歌】

> 白虎石膏知草米，清热生津四大剂，
> 气分热盛人烦渴，汗多恶热脉有力；
> 背微恶寒加人参，气津两伤脉大虚。

【组成】 石膏一斤，碎　知母六两　甘草二两，炙　粳米六合。

【用法】 上四味，以水一斗，煮米熟汤成，去滓，温服一升，日三服。

【钩沉】 本方用于伤寒阳明热盛，或温病气分热盛证，见身大热，口大渴，汗大出，脉洪大有力者。《温病条辨》："太阴温病，脉浮洪，舌黄，渴甚，大汗，面赤，恶热者，辛凉重剂白虎汤主之。"其病机是伤寒阳明热盛，或温热之邪传入气分，热盛伤阴。法宜清热生津。方中石膏辛甘大寒，为清泻气分实热之要药，并能止渴除烦，为君。知母苦寒，清热泻火，滋阴润燥，为臣。粳米、甘草益胃生津，兼防大寒伤中，均为佐使。

《伤寒论》第 26 条："服桂枝汤，大汗出后，大烦渴不解，脉洪大者，**白虎加人参汤**主之。"吴瑭说："太阴温病，脉浮大而芤，汗大出，微喘，甚至鼻孔扇者，白虎加人参汤主之。"其病机是阳明或气分热盛，气阴两伤。治宜清热，益气，生津。方用白虎汤加人参三两而成。与白虎汤相比，两者都有"四大症"，区别是，本证之脉轻取洪大，重按虚而无力。

《伤寒论》第 169 条："伤寒无大热，口燥渴，心烦，背微恶寒者，白虎加人参汤主之。"故方歌中有"背微恶寒"四个字。

竹叶石膏汤《伤寒论》

【方歌】

竹叶石膏人参冬，竹叶半夏草米粳，

虚羸心烦渴欲呕，气阴两伤热未清。

【组成】石膏一斤　人参二两　麦门冬去心，一升　竹叶二把　半夏半升，洗　粳米半升　甘草二两，炙。

【用法】上七味，以水一升，煮取六升，去滓，内粳米，煮米熟汤成，去米，温服一升，日三服。

【钩沉】《伤寒论》第 397 条："伤寒解后，虚羸少气，气逆欲呕，竹叶石膏汤主之。"其病机是伤寒后期，余热未清，气阴两伤。法应清热生津，益气和胃。方中石膏辛甘大寒，清热泻火，除烦止渴，为君药。人参甘温益气，生津止渴；麦冬甘寒入胃，养阴生津，共为臣药。竹叶清热泻火，除烦止渴；半夏降逆止呕；粳米、甘草益胃生津，均为佐药。甘草调和诸药，兼为使药。

《外台秘要》引《集验方》疗伤寒虚羸少气，气逆苦呕吐方，与本方相近，只多一味生姜，和胃止呕的效果会更好。

方歌中竹叶重复出现，以示其非君而佐药；"米粳"即粳米，为了顺口而接狗尾。

第二节　清营凉血

清营汤 《温病条辨》

【方歌】

清营犀角麦地玄，银翘竹叶丹参连，

解毒透热又养阴，夜甚神烦舌绛斑。

【组成】犀角三钱（水牛角代）　麦冬三钱　生地黄五钱　元参三钱　银花三钱　连翘连心用，二钱　竹叶心一钱　丹参二钱　黄连一钱五分。

【用法】水八杯，煮取三杯，日三服。

【钩沉】《温病条辨》："脉虚，夜寐不安，烦渴，舌赤，时有谵语，目常开不闭，或喜闭不开，暑入手厥阴也。手厥阴暑温，清营汤主之；舌白滑者不可与也。"其病机是热入营分，耗伤营阴。见身热夜甚，神烦少寐，口干烦渴，舌绛而干，或发斑疹者。治宜清营解毒，透热养阴。方中犀角咸寒，清热解毒，凉血散瘀，清心定惊，用为君药。生地甘寒，清热凉血，养阴生津；元参清热凉血，滋阴降火；麦冬养阴生津，清心除烦，共为臣药。银花、连翘清热解毒，透邪外出；竹叶清心泻火，除烦止渴；黄连清热解毒；丹参凉血活血，均为佐药。诸药配伍，"急清营中之热，而保离中之虚也。若舌白滑

者，不惟热重，湿亦重矣，湿重忌柔润药，当于湿温例中求之。"（《温病条辨》）

清宫汤《温病条辨》

【方歌】

清宫犀角麦玄参，连翘竹叶莲子心，

清心解毒又养阴，温邪内陷谵语昏。

【组成】犀角尖磨冲，二钱（水牛角代）　连心麦冬三钱　元参心三钱　连翘心二钱　竹叶卷心二钱　莲子心五分。

【用法】水煎服。

【钩沉】《温病条辨》："太阴温病，不可发汗，发汗而汗不出者，必发斑疹；汗出过多者，必神昏谵语。……神昏谵语者，清宫汤主之。"其病机是误汗伤阴，邪陷心包。心阴虚，阴不济阳，则心阳独亢，故谵语不休。法宜清心解毒，养阴生津。方中犀角咸寒，清热凉血，清心解毒，用为君药。玄参清热凉血，滋阴降火；麦冬养阴生津，清心除烦，共为臣药。连翘、竹叶清心泻火，连翘兼清热解毒，竹叶兼能除烦；莲子心清心安神，交通心肾，均为佐药。吴瑭说："俱用心者，凡心有生生不已之意，心能入心，即以清秽浊之品，便补心中生生不已之生气。"又说："此咸寒甘苦法，清膻中之方也。谓之清宫者，以膻中为心之宫城也。"

　　与清营汤相比，本方少了生地，滋阴之力薄；没有银花，透热之力弱；缺黄连，清心泻火不及；减丹参，不能凉血活血。加一味莲子心，养心安神，交通心肾略胜一筹。此方只用于热入心包之轻证，而彼方用于热入营分之重证。

犀角地黄汤 《外台秘要》

【方歌】

犀角地黄芍药丹，清热解毒凉血散，

热入血分扰心谵，蓄血喜忘不欲咽。

【组成】犀角屑一两（水牛角代，十两）　地黄半斤　芍药三分
丹皮一两。

【用法】上四味切，以水一斗，煮取四升，去滓，温服一
升，日二三服。

【钩沉】《外台秘要》："疗伤寒及温病，应发汗而不发之，
内瘀有蓄血者，及鼻衄吐血不尽，内余瘀血，面黄大便黑者"
在用法中说："有热如狂者，加黄芩二两。"其病机是热入血
分。热邪迫血妄行，则吐血、衄血、便血；热扰心营，则神昏
谵语；或蓄血留瘀，而喜忘如狂，口干，但欲漱水不欲咽。法
宜清热解毒，凉血散瘀。方中犀角清热解毒，凉血散瘀，清心
定惊，为君药。生地清热凉血，养阴生津，为臣药。芍药、丹
皮清热凉血，活血散瘀，共为佐药。

"口燥，但欲漱水不欲咽"，是张仲景辨别血分病的眼目。
《伤寒论》第202条："阳明病，口燥，但欲漱水不欲咽者，
此必衄。"《金匮要略·惊悸吐衄下血胸满瘀血病脉证治第十
六》："病人胸满，唇痿舌青，口燥，但欲漱水不欲咽，无寒
热，脉微大来迟，腹不满，其人言我满，为有瘀血。"方歌中
用"不欲咽"代之。

第三节 清热解毒

黄连解毒汤 《外台秘要》

【方歌】

　　黄连解毒芩柏栀，三焦火毒热盛斥，

　　心烦口燥错不眠，斑衄痈疽苦寒直。

【组成】黄连三两　黄芩　黄柏各二两　栀子十四枚，擘。

【用法】上四味切，以水六升，煮取二升，分二服。

【钩沉】《外台秘要》："疗凡大热盛，烦呕呻吟，错语不得眠。"《医方集解》："治一切火热，表里俱盛，狂躁烦心，口燥咽干，大热干呕，错语不眠，吐血衄血，热甚发斑。"其病机是三焦火毒热盛，充斥于上下内外。法宜泻火解毒。方中四味药均是苦寒之剂，都有清热泻火解毒之效。其中黄连清心解毒，泻中焦之火，重用为君。黄芩清肺热，泻上焦之火；黄柏清肾中虚热，泻下焦伏火，兼解毒疗疮，共为臣药。栀子通泻三焦之火，兼导热下行，用为佐使。诸药配伍，组成苦寒直折法的代表方。

泻心汤 《金匮要略》

【方歌】

　　泻心汤里军芩连，解毒燥湿泄痞烦，

　　邪火内炽迫血行，湿热内蕴成黄疸；

　　恶寒汗出心下痞，阳虚不固附子痊。

【组成】大黄二两　黄芩　黄连各一两。

【用法】上三味，以水三升，煮取一升，顿服之。

【钩沉】《金匮要略·惊悸吐衄下血胸满瘀血病脉证治第

十六》："心气不足，吐血、衄血，泻心汤主之。"其病机是邪火内炽，迫血妄行。《伤寒论》154条："心下痞，按之濡，其脉关上浮者，大黄黄连泻心汤主之。"此为邪热内焰，痞塞中焦。方中重用苦寒之大黄为君，清热泻火，凉血解毒，开痞和胃。黄连清心解毒，泻中焦之火；黄芩清肺解毒，泻上焦之火，二者均能燥湿泄痞，共为臣药。三者配伍，共奏泻火解毒，燥湿泄痞之功，后世又用于湿热内蕴之黄疸，或外科疮疡等，见胸痞烦热者。

《伤寒论》第155条："心下痞，而复恶寒汗出者，**附子泻心汤**主之。"其病机是热痞兼阳虚卫外不固。治以泻热消痞，扶阳固表。用三黄略浸，取其轻清之气，以泻上焦之热而消痞除满；附子另煎，取其厚重之味，以扶下焦之阳而实卫固表。

凉膈散《太平惠民和剂局方》

【方歌】

　　凉膈散翘大黄硝，芩栀薄荷竹蜜草，

　　泻火通便清上下，以泻代清上中焦。

【组成】连翘二斤半　川大黄二十两　朴硝二十两　黄芩十两山栀子仁十两　薄荷叶去梗，十两　甘草爁，二十两。

【用法】上为粗末，每服二钱，水一盏，入竹叶七片，蜜少许，煎至七分，去滓，食后温服。小儿可服半钱，更随岁数加减服之。得利下，住服。

【钩沉】本方用于上中二焦火热证。《太平惠民和剂局方》："治大人、小儿脏腑积热，烦躁多渴，面热头昏，唇焦咽燥，舌肿喉闭，目赤鼻衄，颔颊结硬，口舌生疮，痰实不利，涕唾稠黏，睡卧不宁，谵语狂妄，肠胃燥涩，便溺秘结，一切风壅，并宜服之。"其病机是热聚胸膈，郁火上攻。法宜泻火通便，清上泄下。方中连翘形似心，善清心火；质轻清，透散上焦热邪；性味苦寒，长于清热解毒，重用为君。大黄、芒硝泻火通便，荡涤中焦热结，清泄胸膈郁热，有釜底抽薪之妙用，共为臣药。黄芩清肺热，泻上焦之火；栀子清心火，泻三焦之热；薄荷、竹叶轻清疏散，助连翘透热解郁，且薄荷清头目，利咽喉，竹叶清心除烦，均为佐药。甘草、白蜜生津润燥，甘缓硝、黄之峻烈，兼调和诸药，皆为佐使。诸药配伍，清上泻下，组成以泻代清法的代表方。

普济消毒饮 （原名普济消毒饮子）《东垣试效方》

【方歌】

> 普济消毒用芩连，牛翘僵荷马玄蓝，
>
> 升柴桔梗陈皮草，大头瘟疫疏风散。

【组成】 黄芩　黄连各半两　鼠黏子一钱　连翘一钱　白僵蚕炒，七分　薄荷一钱　马勃二钱　玄参二钱　板蓝根一钱　升麻七分　柴胡二钱　桔梗二钱　橘红去白，二钱　生甘草二钱。

【用法】 共为细末，半用汤调，时时服之，半蜜为丸，嚼化之。

【钩沉】 本方用于大头瘟。《东垣试效方》："初觉憎寒体重，次传头面肿盛，目不能开，上喘，咽喉不利，舌干口燥，俗云大头天行。亲戚不相访问，如染之，多不救。"其病机是风热疫毒之邪，壅于上焦，发于头面。法宜清热解毒，疏风散邪。方中重用黄芩、黄连泻火解毒，以祛上焦邪热，共为君药。牛蒡子、连翘、僵蚕、薄荷疏散上焦头面风热，兼解毒利咽散结，共为臣药。马勃、玄参、板蓝根清热解毒，助君药泻火；升麻、柴胡疏散风热，助臣药透邪；桔梗、生甘草解毒利咽；陈皮理气和中，均为佐药。升麻、柴胡、桔梗引药上行，甘草调和诸药，四者兼为使药。

原方组成中有人参三钱，而无薄荷；但是在方论中说"连翘、黍粘子、薄荷叶苦辛平"，却未提及人参。《医方集解》引用本方时用薄荷一钱，无人参。依据大头瘟的证候特点，也不应该用人参。

第四节　气血两清

清瘟败毒饮《疫疹一得》

【方歌】
　　清瘟败毒膏犀连，生地知竹赤芍丹，
　　玄参栀芩翘草梗，温疫热毒气血燔。

【组成】生石膏八钱至八两　乌犀角二钱至八钱　真川连一钱至六钱　小生地二钱至一两　知母　竹叶　赤芍　丹皮　玄参　生栀子　黄芩　连翘　桔梗　甘草（以上十味，原著无用量）。

【用法】先煎石膏数十沸，后下诸药，犀角磨汁和服。

【钩沉】《疫疹一得》："治一切火热，表里俱盛，狂躁心烦，口干咽痛，大热干呕，错语不眠，吐血衄血，热盛发斑。"其病机是温疫热毒，气血两燔。法宜清热解毒，凉血泻火。方中生石膏辛甘大寒，清热泻火，除烦止渴，重用为君。余霖说"重用石膏，直入戊己，先捣其窝巢之害，而十二经之患自易平矣。"又说"医者意也，石膏者寒水也，以寒胜热，以水克火，每每投之，百发百中。"黄连苦寒，清热解毒；犀角、生地清热解毒，凉血消斑，共为臣药。知母、竹叶助石膏清热泻火，除烦止渴；赤芍、丹皮、玄参助犀角、生地清热解毒，凉血消斑；栀子、黄芩助黄连通泻三焦火热；连翘

第四章　清热剂

外疏风热，内解热毒，均为佐药。桔梗、甘草解毒利咽，桔梗兼载药上行，甘草兼调和药性，均为佐使。诸药合用，取法白虎汤、黄连解毒汤、犀角地黄汤之义，共收气血两清之功。

化斑汤 《温病条辨》

【方歌】

　　　化斑石膏知犀角，元参粳米生甘草，

　　　清气凉血治温病，疹红身热人烦躁。

【组成】　石膏一两　　知母四钱　　犀角二钱　　元参三钱　　白粳米一合　　生甘草三钱。

【用法】　水八杯，煮取三杯，日三服，渣再煮一盅，夜一服。

【钩沉】《温病条辨》："太阴温病，不可发汗，发汗而汗不出者，必发斑疹；汗出过多者，必神昏谵语。发斑者，化斑汤主之。"其病机是温病热入气血。入气分，则身热烦渴；入血分，则身热夜甚，外透斑疹。法宜清气凉血。方中石膏辛甘大寒，清阳明气分之热，泻火除烦，重用为君。知母助石膏清气泻火，除烦止渴；犀角、元参清热解毒，凉血消斑，共为臣药。粳米、甘草益胃生津，防止苦寒伤中，均为佐药。甘草调和诸药，兼为使。

吴瑭说："前人悉用白虎汤作化斑者，以其为阳明证也。阳明主肌肉，斑家遍体皆赤，自内而外，……病至发斑，不独在气分矣，故加二味凉血之品。"

第五节　清脏腑热

导赤散 《小儿药证直诀》

【方歌】

　　　　导赤生地通竹甘，清心利水养阴痊，

　　　　心经火热舌生疮，移于小肠淋涩烦。

【组成】生地黄　木通　甘草生，各等分。

【用法】上同为末，每服三钱，水一盏，入竹叶同煎至五分，食后温服。

【钩沉】钱乙说"治小儿心热。"《太平惠民和剂局方》："治大人、小儿心经内虚，邪热相乘，烦躁闷乱，传流下经，小便赤涩淋涩，脐下满痛。"其病机是心经火热，或心火移于小肠。法宜清心利水，养阴通淋。方中生地甘寒，清热凉血而降心火，养阴生津而补肾水；木通苦寒，上能清心除烦，下能利水通淋，共为君药。竹叶清心泻火，除烦止渴，利水通淋，为臣药。生甘草梢清热毒，止淋痛，调药性，兼为佐使。

《医宗金鉴》："此则水虚火不实者宜之，以利水而不伤阴，泻火而不伐胃也。"

清心莲子饮 《太平惠民和剂局方》

【方歌】

　　　　清心莲子参冬芪，车前苓草芩骨皮，

　　　　益气养阴止淋浊，湿热下注淋带遗。

【组成】石莲肉去心，七钱半　人参七钱半　麦冬去心，半两　黄芪蜜炙，七钱半　车前子半两　白茯苓七钱半　甘草炙，半两　黄芩_{半两}　地骨皮_{半两}。

【用法】上锉散，每服三钱，水一盏半，煎取八分，去滓，水中沉冷，空心，食前服。

【钩沉】《太平惠民和剂局方》："治心中蓄积，时常烦躁，因而思虑劳力，忧愁抑郁，是致小便白浊，或有沙膜，夜梦走泄，遗沥涩痛，便赤如血；或因酒色过度，上盛下虚，心火炎上，肺金受克，口舌干燥，渐成消渴，睡卧不宁，四肢倦怠，男子五淋，妇人带下赤白；及病后气不收敛，阳浮于外，五心烦热。"其病机是心火偏旺，气阴两虚，湿热下注。法宜清心火，益气阴，止淋浊。方中石莲肉苦涩寒，清心泻火而交通心肾，开胃运脾而益气涩精，又能清热利湿，故为君药。人参、黄芪益气生津；麦冬养阴生津，清心除烦，共为臣药。车前子清热通淋；茯苓渗湿泻浊；黄芩泻肺火，祛湿热；地骨皮清伏火，退郁热，均为佐药。甘草益气和中，调和诸药，兼为佐使。

《医方考》："劳淋者，此方主之。"

龙胆泻肝汤 《医方集解》

【方歌】

> 龙胆泻肝栀芩载，木车当地泻草柴，
>
> 泻肝实火清湿热，胆火上炎湿下带。

【组成】龙胆草_{酒炒}　栀子_{酒炒}　黄芩_炒　木通　车前子当归_{酒洗}　生地黄_{酒炒}　泽泻　柴胡　甘草_{生用}。（原书本方无用量）

【用法】水煎服。

【钩沉】《医方集解》："治肝胆经实火湿热，胁痛耳聋，胆溢口苦，筋痿阴汗，阴肿阴痛，白浊溲血。"其病机是肝胆实火上炎，肝经湿热下注。法宜泻肝胆实火，清肝经湿热。方中龙胆草苦寒，专泻肝胆实火，气味厚重，善清下焦湿热，为君药。黄芩、栀子苦寒，泻火解毒，清热燥湿，为臣药。木通、车前子、泽泻清热利湿，导邪下行；生地、当归滋阴养血，以补肝体；柴胡疏肝解郁，以助肝用；甘草和中，以护脾胃，均为佐药。柴胡又能引药入肝；甘草又能调和诸药，二者兼为使药。

如果把本方想象成一辆木车，载着栀子、黄芩，卸下柴草，记起来会更有趣，故方歌中用一个"载"字。

泻青丸 《小儿药证直诀》

【方歌】

泻青龙胆栀大黄，羌防归芎竹蜜糖，

清肝泻火目赤痛，儿惊热搐烦躁康。

【组成】龙胆_{焙,秤} 山栀子仁 川大黄_{湿纸裹,煨} 羌活 防风_{去芦头,切,焙} 当归_{去芦头,切,焙,秤} 川芎各等分。

【用法】上件为末，炼蜜和丸，鸡头大，每服半丸至一丸，煎竹叶汤同砂糖温水化下。

【钩沉】钱乙说："治肝热搐搦，脉洪实。"汪昂说："治肝火郁热，不能安卧，多惊多怒，筋痿不起，目赤肿痛。"其病机是肝经郁火。法宜清肝泻火。方中龙胆苦寒，泻肝胆实火，清肝经湿热，为君药。大黄泻火导滞而除湿，栀子泻火除烦而利湿，二者配伍，以泻代清，共为臣药。羌活、防风疏肝经风热，散肝胆郁火，"木郁达之，火郁发之"之意；当归养血，滋肝阴以补肝体；川芎活血，疏肝气以助肝用，均为佐药。竹叶汤服药，清热泻火，清心除烦，亦为佐药。蜂蜜为丸，甘缓和中，调和药性；砂糖矫味，均为使药。

当归龙荟丸（又名龙脑丸）《黄帝素问宣明论方》

【方歌】

> 当归龙荟黛大黄，芩连柏栀麝木香，
> 肝胆实火归姜汤，晕眩不宁谵语狂。

【组成】龙胆草一两 芦荟半两 青黛半两 大黄半两 黄芩一两 黄连一两 黄柏一两 大栀子一两 麝香半钱，别研 木香一分 当归焙，一两。

【用法】上为末，炼蜜和丸，如小豆大，小儿如麻子大，生姜汤下，每服二十丸。

【钩沉】《黄帝素问宣明论方》："治肾水阴虚，风热蕴积，时发惊悸，筋惕搐搦，神志不宁，荣卫壅滞，头目昏眩，肌肉瞤瘛，胸膈痞塞，肠胃燥涩，小便溺闭，筋脉拘急，肢体痿弱，暗风痫病，小儿急慢惊风。"其病机是肝胆实火，循经相扰。法宜清泻肝胆实火。方中龙胆草、芦荟、青黛泻肝胆实火，清肝经湿热，共为君药。大黄、黄连、黄芩、黄柏、栀子清热燥湿，通泻三焦之火，均为臣药。木香行气化滞，以助肝用；当归滋阴补血，以养肝体，二者配伍，防止诸药苦寒伤肝，同为佐药。麝香开窍醒神，且能引药入肝；生姜汤辛温和胃，防止苦寒伤中，皆为佐使。

方歌中当归重复出现，以示其非君药而是佐药。

左金丸《丹溪心法》

【方歌】

> 左金连六吴萸一，清肝泻火止呕逆，
> 肝火犯胃胁肋痛，吞酸呕苦或戊己，
> 黄连吴芍各等分，腹痛泄泻肝胃脾。

【组成】黄连六两　吴萸一两或半两。

【用法】上药为末，水丸或蒸饼为丸，白汤下五十丸。

【钩沉】朱丹溪说它"治肝火"，汪昂说它"治肝火燥盛，左胁作痛，吞酸吐酸，筋疝痞结。"其病机是肝火犯胃。法宜清肝泻火，降逆止呕。方中重用苦寒之黄连为君，清泄心、胃之火，吴茱萸又能引之入肝而清肝火。吴茱萸和胃降逆止呕，用为臣；其性辛温，能制约黄连之苦寒，使其凉不留郁，寒不伤胃，亦为佐；又能引药入肝，兼为使。

人体面南背北，左为东方肝木，右为西方肺金。《医方集解》："肝居于左，肺居于右，左金者，谓使金令得行于左而平肝也。"黄连泻心火，使火不刑金，则肺金旺，金旺则能平肝木，木火平，不犯脾土，则脾胃和，诸症除。《医贯》谓："不直伐木，而佐金以制木，此左金之所以得名也。"

《太平惠民和剂局方》里有一戊己丸，方中黄连、吴茱萸、白芍药各等分，有疏肝理脾，清热和胃的功效，用于肝火横逆犯胃，肝脾胃不和证。原著说："治脾受湿气，泄利不止，米谷迟化，脐腹刺痛。"

泻白散 《小儿药证直诀》

【方歌】

泻白桑白地骨皮，甘草粳米伏火郁，

清泻肺热止咳喘，黄芩无米更有力。

【组成】桑白皮炒　地骨皮各一两　甘草炙，一钱。

【用法】上药挫散，入粳米一撮，水二小盏，煎七分，食前服。

【钩沉】本方又名泻肺散，钱乙说："治小儿肺盛气急喘嗽。"其病机是伏火郁蒸，肺热咳嗽。法宜清泻肺热，止咳平喘。方中桑白皮甘寒入肺，长于清肺中火热，泻肺中水饮，而止咳平喘，为君药。地骨皮清肺中郁热，降肺中伏火，为臣药。粳米、甘草养胃和中，以培土生金，均为佐药。

泻白散去粳米加黄芩，名**黄芩泻白散**（《症因脉治》），清泻肺热之力更强，适用于肺经有热，气逆喘咳较重者，临床上更常用。

五脏与五色的关系是，肝心脾肺肾，分别对应青赤黄白黑，所以，钱乙把清肝火者，称之为泻青丸；清心火者，称之为导赤散；清脾胃伏火者，称之为泻黄散；清肺中伏火者，称之为泻白散。

葶苈大枣泻肺汤《金匮要略》

【方歌】

　　葶苈大枣泻肺汤，行水下气平喘良，

　　痰涎壅盛喘咳满，支饮不息痈难躺；

　　杏仁为丸桑皮饮，干枣三味效更强。

【组成】葶苈子熬令色黄，捣丸如弹子大　大枣十二枚。

【用法】上先以水三升，煮枣取二升，去枣，内葶苈，煮取一升，顿服。

【钩沉】本方在《金匮要略·痰饮咳嗽病脉证并治第十二》篇主"支饮不得息"；在《金匮要略·肺痿肺痈咳嗽上气病脉证并治第七》篇治"肺痈，喘不得卧"。其病机都是痰水壅盛，致喘咳胸满。法宜泻肺行水，下气平喘。方中葶苈子辛苦大寒，"性急不减大黄"，泻肺热，平喘咳，兼行水消肿，是"泻肺利小便，治肿满之要药"，用为君。大枣甘温，益气安中，能缓和葶苈子峻烈之性，使泻不伤正，为佐使。

《备急千金要方》用它治疗肺痈，胸胁胀，一身面目浮肿，鼻塞清涕出，不闻香臭，咳逆上气，喘鸣迫塞者。

《外台秘要》卷九载有许仁则**大干枣三味丸**方，由葶苈、杏仁、大枣合捣为丸，煮桑白皮饮下，治疗饮气嗽经久不已，渐成水病者。尤在泾称之为咳家有水证，见上气喘急，肩息，不得平卧，头面身体浮肿，大小便秘涩。其泻肺行水，下气平喘之功更胜一筹。

清胃散 《脾胃论》

【方歌】

　　清胃黄连升丹皮，生地当归凉血济，
　　　胃火牙痛或石膏，牵引头面重口气。

【组成】 黄连六分，夏月倍之，大抵临时增减无定　升麻一钱　牡丹皮半钱　真生地黄三分　当归身三分。

【用法】 上为细末，都作一服，水一盏半，煎至七分，去滓，放冷服之。

【钩沉】 本方用于胃火牙痛。《脾胃论》："治因服补胃热药，而致上下牙痛不可忍，牵引头脑满热，发大痛，此足阳明别络入脑也。喜寒恶热，此阳明经中热盛而作也。"其病机是胃热循经上攻，致牙痛，牵引头痛。"阳明常多气多血"，胃热血亦热，故易患牙宣出血，口气热臭等。法宜清胃凉血。方中黄连苦寒，清胃热，泻胃火，为君药。升麻性微寒，清阳明热毒；其味辛，散胃中郁火，有"火郁发之"之意，为臣药。君臣相伍，升降相辅，清散相成。牡丹皮清热凉血；生地黄滋阴凉血；当归养血和血，消肿止痛，共为佐药。升麻还是"脾胃引经最要药"，兼为使。

《医方集解》说"一方加石膏"，则其泻火之力更强。方歌中的"济"字，成也，水火即济，大功告成。

泻黄散 （又名泻脾散）《小儿药证直诀》

【方歌】

泻黄散里用石膏，栀子防风藿香草，

脾胃伏火口疮臭，饥渴弄舌唇口燥。

【组成】 石膏五钱　山栀仁一钱　防风四两，去芦，切，焙　藿香叶七钱　甘草三两。

【用法】 上药锉，同蜜、酒微炒香，为细末，每服一至二钱，水一盏，煎至五分，温服清汁，无时。

【钩沉】 钱乙说"治脾热弄舌"，汪昂说："治脾胃伏火，口燥唇干，口疮口臭，烦渴易饮，热在肌肉。"其病机是脾胃伏火循经上熏。法宜泻脾胃伏火。方中石膏辛甘大寒，清热泻火，除烦止渴；栀子苦寒，泻三焦之火，二者合用，清上彻下，共为君药。防风辛温，升散脾胃伏火，是"火郁发之"之意，重用为臣；它又是脾胃经引经药，兼为使药。藿香芳香醒脾，既能振复脾胃气机，又助防风升散伏火，为佐药。生甘草泻火和中，调和诸药，兼为佐使。蜜能缓中调药，酒性升散，以助药势。诸药配伍，清降而不伤脾胃之阳，升散而无升焰之过。

《医方考》："唇者，脾之外候；口者，脾之窍，故唇口干燥，知脾火也。苦能泻火，故用山栀；寒能胜热，故用石膏；香能醒脾，故用藿香；甘能缓脾，故用甘草；用防风者，取其发越脾气，而升散其伏火也。"

玉女煎 《景岳全书》

【方歌】

玉女煎中膏熟地，知母麦冬引牛膝，

胃热阴虚人烦渴，牙痛牙松消谷饥。

【组成】石膏三至五钱　熟地三至五钱或一两　知母一钱半　麦冬二钱　牛膝一钱半。

【用法】上药用水一盅半，煎七分，温服或冷服。

【钩沉】张景岳说："治水亏火盛，六脉浮洪滑大，少阴不足，阳明有余，烦热干渴，头痛牙疼，失血等证。"其病机是胃热阴虚，虚火上攻。法宜清胃热，滋肾阴。方中石膏辛甘大寒，清热泻火，除烦止渴，为君药。熟地甘温，"滋肾水，补真阴"，为臣药。知母清热泻火，滋阴润燥；麦冬养阴生津，除烦止渴，共为佐药。牛膝味甘，能滋肝肾之阴；味苦性降，能引热下行，兼为佐使。诸药配伍，还能用于消渴，消谷善饥者。

芍药汤 《素问病机气宜保命集》

【方歌】

芍药芩连芍药归，木榔大黄草肉桂，

清热燥湿调气血，湿热痢疾脓血坠。

【组成】黄芩半两　黄连半两　芍药一两　当归半两　木香二钱　槟榔二钱　大黄三钱　官桂二钱半　甘草炙，二钱。

【用法】上哎咀，每服半两，水二盏，煎至一盏，食后温服。

【钩沉】本方用于湿热痢疾。刘完素说它"下血调气。经曰：溲而便脓血，气行而血止，行血则便脓自愈，调气则后重自除"。其病机是湿热壅滞，气血失调。法宜清热燥湿，调气和血。方中黄连、黄芩苦寒燥湿，清热解毒，共为君药。芍药、当归调营和血，缓急止痛；木香、槟榔调气导滞，缓解里急后重，均为臣药。大黄苦寒，泻热和营，通便导滞；肉桂辛热，防止苦寒伤中，共为佐药。甘草合芍药，缓急止痛，又能安中益胃，调和诸药，兼为佐使。

方歌中芍药重复出现，以示其居君位，为臣职。

黄芩汤《伤寒论》

【方歌】

黄芩芍药草大枣，清热止利和中好，

热泻热痢腹中痛，呕加半夏生姜调。

【组成】黄芩三两　芍药二两　甘草二两，炙　大枣十二枚，擘。

【用法】上四味，以水一斗，煮取三升，去滓。温服一升，日再夜一服。

【钩沉】本方用于热泻热痢。《伤寒论》第172条："太阳与少阳合病，自下利者，与黄芩汤。若呕者，**黄芩加半夏生姜汤**主之。"汪昂称它为"万世治痢之祖"。其病机是少阳之邪内迫阳明。法宜清热止利，和中止痛。方中黄芩苦寒，清少阳、阳明之热，为君药。芍药酸寒，养血敛阴，能于土中伐木，柔肝止痛，为臣药。甘草甘温，配芍药缓急止痛；大枣和中补虚，共为佐药。甘草调和药性，兼为使药。

若有呕吐者，加半夏、生姜，以降逆止呕，名为黄芩加半夏生姜汤。

白头翁汤《伤寒论》

【方歌】

白头翁汤热毒痢，连柏秦皮脓血急，

清热解毒又凉血，甘草阿胶产后虚。

【组成】白头翁二两　黄连三两　黄柏三两　秦皮三两。

【用法】上四味，以水七升，煮取二升，去滓，温服一升，不愈，更服一升。

【钩沉】本方用于热毒痢疾。《伤寒论》第371条："热利下重者，白头翁汤主之。"373条："下利，欲饮水者，以有热故也。白头翁汤主之。"其病机是热毒入血，下迫大肠。见身热，下利，便脓血，腹痛，里急后重者。法宜清热解毒，凉血止痢。方中白头翁苦寒，入大肠经，清热解毒，凉血止痢，是治痢要药，用为君。黄连清热燥湿，泻火解毒；黄柏清热燥湿，泻火坚阴，共为臣。秦皮清热燥湿，收涩止痢，为佐药。

《金匮要略·妇人产后病脉证治第二十一》："产后下利虚极，**白头翁加甘草阿胶汤**主之。"方由白头翁汤加甘草、阿胶各二两而成，有清热止痢，缓中补虚之效，用于产后或阴血亏虚之热毒痢疾。

第六节　清虚热

青蒿鳖甲汤《温病条辨》

【方歌】

青蒿鳖甲知地丹，养阴透热入为先，

温病后期邪伏阴，夜热早凉退无汗。

【组成】青蒿二钱　鳖甲五钱　知母二钱　细生地四钱　丹皮三钱。

【用法】上药以水五杯，煮取二杯，日再服。

【钩沉】《温病条辨》："夜热早凉，热退无汗，热自阴来者，青蒿鳖甲汤主之。"其病机是温病后期，邪伏阴分。夜间卫阳入阴为之寐，卫阳与热邪相加则发热；早晨卫阳出表为之寤，卫阳与热邪相分则热退；此热退，非汗出而退，何况阴份已伤，无以作汗，故虽退无汗。法宜养阴透热。方中鳖甲咸寒，滋阴退热，入络搜邪；青蒿苦寒清热，辛香透络，引邪外出，共为君药。知母苦寒，滋阴降火；生地甘寒，滋阴清热，共为臣药。丹皮苦寒，泄血中伏火，清阴中伏热，疗无汗之骨蒸，用为佐药。

吴瑭说："此方有先入后出之妙，青蒿不能直入阴分，有鳖甲领之入也；鳖甲不能独出阳分，有青蒿领之出也。"

秦艽鳖甲散 《卫生宝鉴》

【方歌】

　　秦艽鳖甲柴知母，地骨当梅青蒿五，
　　滋阴养血又清热，风劳为病骨蒸除。

【组成】秦艽半两　鳖甲去裙，酥炙，用九肋者，一两　柴胡一两　知母半两　地骨皮一两　当归半两。

【用法】上六味为粗末，每服五钱，水一盏，青蒿五叶，乌梅一个，煎至七分，去渣温服，空心、临卧各一服。

【钩沉】本方用于风劳病。《卫生宝鉴》："治骨蒸壮热，肌肉消瘦，唇红，颊赤，气粗，四肢困倦，夜有盗汗。"其病机是风邪传里，化热伤阴，因虚而致劳热骨蒸。法宜滋阴养血，清热除蒸。方中秦艽散风邪，清虚热，除骨蒸；鳖甲滋阴退热，除骨蒸，又能入络搜邪，共为君药。柴胡助秦艽散风邪，退虚热；知母、地骨皮助鳖甲滋阴降火，除有汗之骨蒸，共为臣药。当归养血和血；乌梅敛阴止汗；青蒿清热透络，引邪外出，均为佐药。

方歌中的"五"字，指"青蒿五叶"。

清骨散 《证治准绳》

【方歌】

清骨散用银柴胡，胡连知母和地骨，

青蒿秦艽草鳖甲，清虚退骨劳热除。

【组成】 银柴胡—钱五分　胡黄连　知母　地骨皮　青蒿　秦艽　鳖甲醋制，各一钱　甘草五分。

【用法】 水二盅，煎八分，食远服。

【钩沉】 王肯堂说它"专退骨蒸劳热"。病机是肝肾阴虚，虚火内扰。法宜清虚热，退骨蒸。方中银柴胡甘寒，长于清虚热，退骨蒸，重用为君。胡黄连苦寒，清虚热，退骨蒸；知母、地骨皮滋阴降火，退有汗之骨蒸，共为臣。青蒿、秦艽透伏火，清虚热，除骨蒸；鳖甲滋阴潜阳，引药入阴，均为佐药。甘草调和诸药，用为使。

当归六黄汤 《兰室秘藏》

【方歌】

当归六黄生熟地，芩连黄柏倍黄芪，

滋阴泻火能固表，盗汗心烦水不济。

【组成】 当归　生地黄　熟地黄　黄芩　黄连　黄柏各等分　黄芪加一倍。

【用法】 上药为粗末，每服五钱，水二盏，煎至一盏，食前服，小儿减半服之。

【钩沉】 李东垣说它是"治盗汗之圣药"，吴昆说："阴虚有火，令人盗汗者，此方主之。"其病机是阴虚火旺。肾阴不足，水不济火，心火独亢。卫为阳气，火为阳邪。寐时卫气入于阴，两阳相加，迫津外泄，兼肌表不固，则盗汗出；寤时卫气出于表，两阳相分，阴液内守，兼玄府密闭，则汗止。法宜滋阴泻火，固表止汗。方中当归、生地、熟地滋阴养血，壮水制火，共为君药。黄芩、黄连、黄柏清热除烦，泻火坚阴，共为臣药。黄芪益气实卫止汗出，生津养血除肌热，用为佐药。

第五章 祛暑剂

第一节 祛暑解表

香薷散 《太平惠民和剂局方》

【方歌】

香薷厚朴白扁豆，饮时沉冷煎时酒，
祛暑解表又和中，外寒内湿阴暑休；
新加香薷花易豆，银翘清热渴赤瘀。

【组成】香薷去土，一斤　厚朴去粗皮，姜汁炙熟，半斤　白扁豆微炒，半斤。

【用法】上粗末。每服三钱，水一盏，入酒一分，煎七分，去滓，水中沉冷，连吃二服，立有神效，随病不拘时。

【钩沉】本方用于阴暑证。《太平惠民和剂局方》："治脏腑冷热不调，饮食不节，或食腥鲙、生冷过度，或起居不节，或路卧湿地，或当风取凉，而风冷之气归于三焦，传于脾胃，脾胃得冷，不能消化水谷，致令真邪相干，肠胃虚弱，因饮食变乱于肠胃之间，便致吐利，心腹疼痛，霍乱气逆。"李时珍说："世医治暑病，以香薷饮为首药。然暑有乘凉饮冷，致阳气为阴邪所遏，遂病头痛，发热恶寒，烦躁口渴，或吐或泻，或霍乱者，宜用此药，以发越阳气，散水和脾。"其病机是外感风寒，内伤暑湿。法宜祛暑解表，化湿和中。方中香薷辛温，其气芳香，发汗解表以攘外，化湿和中以安内，李时珍说："香薷乃夏月解表之药，如冬月之用麻黄"，故为君药。厚朴苦温，下气除满，燥湿运脾，为臣药。白扁豆甘温，健脾化湿，和中消暑，用为佐。入酒煎药，温经通阳以助药力。李氏说："且其性温，不可热饮，反致吐逆，饮者惟宜冷服，则无拒格之患。"

本方仅限于阴暑证，应与阳暑鉴别。二者均是暑湿为患，都有头痛发热，胸脘痞闷，腹痛吐泻等症状。此是暑天感受寒邪，是寒湿为患，伴无汗恶寒；彼是夏月感受热邪，是湿热为患，伴汗出恶热，心烦口渴，小便不利者。

《温病条辨》里的**新加香薷饮**，由香薷、厚朴、鲜扁豆花、双花、连翘组成，有祛暑解表，清热化湿之效，用于暑温夹湿，复感于寒证，即有发热恶寒，头痛身重，无汗等寒湿之象，又有面赤口渴，脉浮而数等热象。《医学心悟》和《温热经纬》里各有一首四味香薷饮，前者用香薷散加甘草，治风寒闭暑证；后者用香薷散加黄连，疗暑月伤于寒湿，而热渴较甚者。吴鞠通说："若黄连甘草，纯然里药，暑病初起，且不必用，恐引邪深入，故易以连翘、银花，取其辛凉达肺经之表，纯从外走，不必走中也。"

第二节　祛暑清热

清络饮 《温病条辨》

【方歌】

清络银花扁豆鲜，西瓜丝皮竹荷边，

清肺解暑气分证，微热微渴头目眩。

【组成】鲜银花二钱　鲜扁豆花一枝　西瓜翠衣二钱　丝瓜皮二钱　鲜竹叶心二钱　鲜荷叶边二钱。

【用法】水二杯，煮取一杯，日二服。

【钩沉】《温病条辨》："手太阴暑温，发汗后，暑证悉减，但头微胀，目不了了，余邪不解者，清络饮主之。"其病机是暑热伤肺，邪在气分之轻证，或暑温病经发汗后，余邪未尽。见身微热，口微渴，但头目不清，昏眩微胀者。法宜清肺解暑。方中鲜银花芳香疏透，祛暑清热；鲜扁豆花芳香清散，祛暑化湿，共为君药。西瓜翠衣清热解暑，生津止渴；丝瓜皮清透肺络，生津止渴，共为臣药。鲜荷叶边祛暑清热，鲜竹叶心清心利水，共为佐药。诸药配伍，"只以芳香轻药，清肺络中余邪。"

第三节　祛暑利湿

六一散 （原名益元散）《黄帝素问宣明论方》

【方歌】

六一散用滑石甘，清暑利湿热渴烦，

小便不利证多兼，鸡苏薄荷恶风寒，

碧玉青黛凉肝胆，益元朱砂悸不眠。

【组成】滑石六两　甘草一两。

【用法】上为末，每服三钱，蜜少许，温水调下，无蜜亦得，日三服；欲冷饮者，新汲水调下；解利伤寒发汗，煎葱豆汤调下四钱。

【钩沉】本方用于暑湿证。《黄帝素问宣明论方》："治身热吐痢，泄泻肠澼，下痢赤白，癃闭淋痛。"其病机是暑热夹湿。主症是身热烦渴，小便不利。法宜清暑利湿。方中滑石甘淡渗湿，性寒清热，体滑利窍，能使湿热从小便而泄，为君药。生甘草清热和中，与滑石合用，甘寒生津，又能防止滑石寒凉伤胃，兼为佐使。

六一散加薄荷叶，名**鸡苏散**（《黄帝素问宣明论方》），能清暑利湿，疏散风热。用于暑湿证兼微恶风寒者。

六一散加青黛，令轻粉碧色，名**碧玉散**（《黄帝素问宣明论方》），有清暑利湿，凉肝解毒之效。治疗暑湿证兼肝胆郁热者。

六一散加辰砂，名**益元散**（《奇效良方》），能清暑利湿，镇心安神。"治伏暑，烦渴引饮，小便不利，心神恍惚"。

桂苓甘露散（又名桂苓白术散）《黄帝素问宣明论方》

【方歌】

　　桂苓甘露滑石膏，寒泻二苓术桂草，

　　清热解暑又化气，暑湿霍乱姜汤好。

【组成】 滑石四两　石膏二两　寒水石二两　泽泻一两　猪苓半两　茯苓去皮，一两　白术半两　官桂去皮，半两　甘草炙，二两。

【用法】 上为末，每服三钱，温汤调下，新水亦得，生姜汤尤良。小儿每服一钱，同上法。

【钩沉】 本方用于暑湿证。《黄帝素问宣明论方》："治伤寒中暑，冒风饮食，中外一切所伤，传受湿热内甚，头痛口干，吐泻烦渴不利，间小便赤涩，大便急痛，湿热霍乱吐下，腹满痛闷，及小儿吐泻惊风。"其病机是中暑受热，水湿内停。法应清热解暑，化气利湿。方中滑石质重体滑，甘淡性寒，清热利尿，使湿热从小便而泄，重用为君。石膏、寒水石大寒，助滑石清热解暑，共为臣。猪苓、茯苓、泽泻甘淡，利水渗湿；白术苦温，健脾燥湿；官桂辛甘大热，既助膀胱气化，又防"三石"寒凉太过，均为佐药。生姜汤调服，化湿和中，降逆止呕，亦为佐。甘草益气和中，调和诸药，兼为佐使。

方名用"桂苓"，二者却非君药，故在方歌中重复出现。

第四节 祛暑益气

清暑益气汤《温热经纬》

【方歌】

清暑益气西瓜衣，洋参冬斛荷梗米，

黄连知母草竹叶，暑热汗多伤津气。

【组成】 西瓜翠衣 西洋参 麦冬 石斛 荷梗 黄连 知母 竹叶 粳米 甘草。（原著本方无用量）

【用法】 水煎服。

【钩沉】《温热经纬》："湿热证，温热伤气，四肢困倦，精神减少，身热气高，心烦溺黄，口渴自汗，脉虚者，东垣用清暑益气汤主治。"其病机是感受暑热，气津两伤。法当清暑益气，养阴生津。方中西瓜翠衣甘寒，生津止渴，解暑除烦；西洋参甘凉微苦，益气养阴，清热生津，共为君药。麦冬、石斛生津止渴，养阴清热；荷梗苦平，清热解暑，理气化湿，共为臣药。黄连清热泻火；知母清热滋阴；竹叶清热除烦；粳米、甘草益气养胃，均为佐药。甘草调和诸药，兼为使。

第六章　温里剂

第一节　温中祛寒

理中丸《伤寒论》

【方歌】
　　理中干姜参术草，温中祛寒补气好，
　　脾胃虚寒喜唾涎，胸痹失血慢惊小；
　　沉寒痼冷加附子，理中化痰夏苓调。

【组成】干姜　人参　白术　甘草炙，各三两。

【用法】上四味，捣筛，蜜和为丸，如鸡子黄许大。以沸汤数合和一丸，研碎，温服之，日三四服，夜二服。腹中未热，益至三四丸，然不及汤。汤法：以四物依两数切，用水八升，煮取三升，去滓，温服一升，日三服。服汤后，如食顷，饮热粥一升许，微自温，勿发揭衣被。

【钩沉】《伤寒论》第 273 条："太阴之为病，腹满而吐，食不下，自利益甚，时腹自痛。"第 277 条："自利不渴者，属太阴，以其脏有寒故也。当温之，宜服四逆辈。"其病机是中焦脾胃虚寒。法宜温中祛寒，补气健脾。方中干姜辛热燥烈，温中焦，散里寒，守而不走，为君药。人参甘温，益气健脾，为臣药。白术健脾燥湿，为佐药。炙甘草益气和中，缓急止痛，调和诸药，兼为佐使。诸药配伍，温中补虚，还能用于虚寒性胸痹、阳虚失血、中寒霍乱、久病喜唾、小儿慢惊等。

本方加附子，**名附子理中丸**（《太平惠民和剂局方》）。有温阳祛寒，益气健脾之效，用于脾胃虚寒较甚，或脾肾阳虚证。《太平惠民和剂局方》："治脾胃冷弱，心腹绞痛，呕吐泄利，霍乱转筋，体冷微汗，手足厥寒，心下逆满，腹中雷鸣，呕哕不止，饮食不进，及一切沉寒痼冷，并皆治之。"

若加半夏、茯苓，**名理中化痰丸**（《明医杂著》）。有温阳健脾，燥湿化痰之效。"治脾胃虚寒，痰涎内停，呕吐少食，或大便不实，饮食难化，咳唾痰涎。"

甘草干姜汤 《金匮要略》

【方歌】

> 甘草干姜姜温阳，甘缓益气肺痿康，
> 吐涎不咳小便数，中寒肢厥手足凉；
> 腹痛脚挛阴液亏，芍药甘草能去杖。

【组成】干姜二两，炮　甘草四两，炙。

【用法】上㕮咀，以水三升，煮取一升五合，去滓，分温再服。

【钩沉】本方用于上焦虚寒肺痿，吐涎沫而不咳者；以及中焦阳虚肢厥，手足逆冷，小便频数者。方中干姜辛热，温中复阳，温肺化饮，是"暖中散冷专药"，用为君。甘草味甘，补益脾肺之气，甘缓干姜之峻烈，又能缓急止痛，用为臣佐。二者配伍，辛甘合化，共奏温阳益气之功。

《金匮要略·肺痿肺痈咳嗽上气病脉证并治第七》："肺痿吐涎沫而不咳者，其人不渴，必遗尿，小便数，所以然者，以上虚不能制下故也。此为肺中冷，必眩，多涎唾，甘草干姜汤以温之。"其病机是"肺中冷"，阳气不足，气不摄津。治以温肺复气。

《伤寒论》第29条："伤寒，脉浮，自汗出，小便数，心烦，微恶寒，脚挛急，反与桂枝欲攻其表，此误也。得之便厥，咽中干，烦躁吐逆者，作甘草干姜汤与之，以复其阳。若厥愈足温者，更作**芍药甘草汤**与之，其脚即伸。"此是阴阳两虚，外感伤寒误治生变。先用甘草干姜汤温中复阳，待"厥愈足温"之后，再用芍药甘草汤，以解脚挛急。芍药益阴养血，配甘草酸甘化阴，缓急止痛。适用于阴虚血弱，筋脉失养所致的拘挛性腹痛、头痛、筋急等，《类编朱氏集验医方》称之为"去杖汤"，"治疗脚弱无力，行步艰难"。

把功效不同的两首方放在一起，不仅因为它们出现在同一条文，而且二者都能治腹痛，皆主四末病，都是简单有效的基础方，不同之处在于，一个救阴，一个温阳。

吴茱萸汤 《伤寒论》

【方歌】

> 吴茱萸汤重生姜，参枣温中降逆良，
> 厥阴头痛阳明呕，少阴吐利虚寒康。

【组成】 吴茱萸一升，汤洗　生姜六两，切　人参三两　大枣十二枚。

【用法】 上四味，以水七升，煮取二升，去滓。温服七合，日三服。

【钩沉】 本方在《伤寒论》中有涉及三个条文。第378条："干呕，吐涎沫，头痛者，吴茱萸汤主之。"是厥阴头痛，属肝寒犯胃证，以颠顶疼痛为主。第243条："食谷欲呕，属阳明也，吴茱萸汤主之。"是阳明呕吐，属胃气虚寒证，常伴有胃脘冷痛，吞酸嘈杂等。第309条"少阴病，吐利，手足逆冷，烦燥欲死者，吴茱萸汤主之。"是少阴吐利，属肾寒犯胃。三条所述，虽然病名不同，但其病机相同，都是虚寒犯胃，浊阴上逆，故均治以温中补虚，降逆止呕，属于"异病同治"。方中吴茱萸辛苦大热，温肝肾，暖脾胃，开郁化滞，降逆止呕，为君药。生姜温中散寒，降逆止呕，重用为臣。人参、大枣益气健脾，而补中焦之虚，大枣兼能缓解吴茱萸辛燥之性，均为佐药。

小建中汤 《伤寒论》

【方歌】

小建中汤用饴糖，桂枝倍芍草枣姜，

温中补虚和里急，肝脾不调乖阴阳；

虚劳不足时发热，自汗盗汗黄芪裹；

产后虚羸腹中痛，温补气血当归良。

【组成】胶饴一升　桂枝三两，去皮　芍药六两　大枣十二枚，擘　生姜三两，切　甘草二两，炙。

【用法】上六味，以水七升，煮取三升，去滓，内饴，更上微火消解。温服一升，日三服。呕家不可用建中汤，以甜故也。

【钩沉】本方用于虚劳里急证。《伤寒论》第100条："伤寒，阳脉涩，阴脉弦，法当腹中急痛，先与小建中汤；不瘥者，小柴胡汤主之。"第102条："伤寒二三日，心中悸而烦者，小建中汤主之。"《金匮要略·血痹虚劳病脉证并治第六》："虚劳里急，悸，衄，腹中痛，梦失精，四肢酸疼，手足烦热，咽干口燥，小建中汤主之。"其病机都是中焦虚寒，肝脾不和，阴阳失调。法当温中补虚，和里缓急。方中饴糖甘润，温中补虚，缓急止痛，重用为君。桂枝辛温助阳，散寒止痛，合饴糖辛甘化阳；白芍药酸寒敛阴，养血柔肝，缓急止痛，共为臣药。生姜温中散寒；大枣益气和营，均为佐药。甘草补脾益气，合芍药酸甘化阴，缓急止痛，又能调和诸药，兼为佐使。

《金匮要略·血痹虚劳病脉证并治第六》："虚劳里急，诸不足，**黄芪建中汤**主之。"于小建中汤内加黄芪一两半，有温中补气，和里缓急之效。适用于小建中汤证兼气短心悸，自汗盗汗，时时发热者。

小建中汤加当归四两，名**当归建中汤**（《千金翼方》），能温补气血，缓急止痛，"治产后虚羸不足，腹中疗痛不止，吸吸少气，或小腹拘急挛痛引腰背，不能饮食。"

方歌中的"乖阴阳"指阴阳失调，《贾谊新书·道术》："刚柔得适谓之和，反和为乖。"

大建中汤 《金匮要略》

【方歌】

大建中汤椒干姜，饴糖人参温中阳，

降逆止痛上下剧，阴寒内盛呕势张。

【组成】蜀椒二合，炒去汗　干姜四两　人参二两。

【用法】上三味，以水四升，煮取二升，去滓，内胶饴一升，微火煮取一升半，分温再服，如一炊顷，可饮粥二升，后更服，当一日食糜，温覆之。

【钩沉】《金匮要略·腹满寒疝宿食病脉证治第十》："心胸中大寒痛，呕不能饮食，腹中寒，上冲皮起，出见有头足，上下痛而不可触近，大建中汤主之。"其病机是中阳虚衰，阴寒内盛。法宜温中补虚，降逆止痛。方中蜀椒辛热，温中止痛，下气散结，为君药。干姜温中散寒，降逆止呕；饴糖温中补虚，缓急止痛，共为臣药。人参甘温健脾，益气助阳，用为佐药。

与小建中汤相比，温建中阳之力更强，故名大建中汤。

第二节 回阳救逆

四逆汤《伤寒论》

【方歌】

　　　　四逆生附干姜草，回阳救逆寒厥消，

　　　　心肾阳衰手足冷，脉微欲寐下利调；

　　　　阴盛格阳面色赤，反不恶寒通脉好；

　　　　利止尤厥津血亡，益气固脱人参妙。

【组成】附子一枚，生用，去皮，破八片　干姜一两半　甘草二两，炙。

【用法】上三味，以水三升，煮取一升二合，去滓，分温再服。强人可大附子一枚，干姜三两。

【钩沉】本方用于寒厥证。《伤寒论》第281条："少阴之为病，脉微细，但欲寐也。"第323条："少阴病，脉沉者，急温之，宜四逆汤。"其病机是心肾阳衰，阴寒内盛。心肾阳衰，则神疲欲寐，脉微欲绝；阴寒内盛，则恶寒蜷卧，手足逆冷，下利清谷。法宜回阳救逆。方中生附子大辛大热，温里散寒，"为回阳救逆第一品药"，"通十二经纯阳之要药"，用为君。干姜温中散寒，助附子破阴回阳，用为臣。炙甘草益气，合姜、附辛甘化阳，又能解生附子之毒，缓和姜、附峻烈之性，兼为佐使。

《伤寒论》第317条："少阴病，下利清谷，里寒外热，手足厥逆，脉微欲绝，身反不恶寒，其人面色赤，或腹痛，或干呕，或咽痛，或利止脉不出者，**通脉四逆汤**主之。"方由四逆汤加大附子、干姜用量而成，即附子大者一枚，干姜三两，有回阳通脉之功，用于少阴病，阴盛格阳证。

《伤寒论》第385条："恶寒，脉微而复利，利止，亡血也。**四逆加人参汤**主之。"四逆汤证，若利止而肢暖不恶寒，是阳气来复，病将愈；若利虽止，而四肢厥逆，恶寒蜷卧，脉微欲绝等四逆证仍在，是真阳衰微，气津大伤。用四逆汤回阳救逆，加人参益气固脱，生津复脉。

白通汤 《伤寒论》

【方歌】
> 白通葱白通于上，生附启下中干姜，
> 破阴回阳厥利微，阴盛戴阳面赤康；
> 厥逆无脉干呕烦，胆汁人尿和阴阳。

【组成】 葱白四茎　附子一枚，生，去皮，破八片　干姜一两。

【用法】 上三味，以水三升，煮取一升，去滓，分温再服。

【钩沉】 本方用于少阴病，阴盛戴阳证。《伤寒论》第314条："少阴病，下利，白通汤主之。"其病机是阴寒盛于下，格阳戴于上。见下利，脉微细，但欲寐，手足厥冷，面色赤者。法宜破阴回阳，宣通上下。方用四逆汤去甘草，减少干姜用量，加葱白而成。其中，葱白辛温通阳，使被格于上之阳，下交于肾；生附子辛甘大热，破阴寒，启下焦之阳，上承于心，共为君药。干姜温中焦之阳，以宣通上下，用为臣佐。

《伤寒论》第315条："少阴病，下利，脉微者，与白通汤。利不止，厥逆无脉，干呕，烦者，**白通加猪胆汁汤**主之。"其病机是阴盛戴阳证，服白通汤，阳药被阴邪格拒。阴寒之邪盛于里，则下利不止，厥逆无脉；阳气欲脱，阴液欲竭，则干呕而烦。在白通汤原方的基础上，加猪胆汁一合、人尿五合，二者皆属阴寒之物，既能滋阴以和阳，又能引阳药入阴，用为反佐。

白通汤证是阴盛戴阳，通脉四逆汤证是阴盛格阳，同属真寒假热之象，都有四肢厥冷，倦怠懒言，脉微欲绝的寒象。区别在于，前者是下真寒而上假热，假热仅表现为颧红面赤；后者是内真寒而外假热，既有颧红面赤，又有身反不恶寒。

参附汤 《正体类要》

【方歌】

参附汤里或生姜，益气固脱又回阳，

阳气暴脱或四味，炙草炮姜救危亡。

【组成】人参四钱　附子炮，去皮脐，三钱。

【用法】水煎服，阳气脱陷者倍用。

【钩沉】薛己说："治金疮、杖疮，失血过多，或脓瘀大泄，阳随阴走，上气喘急，自汗盗汗，气短头晕等症。"其病机是阳气暴脱。阳脱则手足厥逆，冷汗淋漓；气脱则呼吸微弱，脉微欲绝。法应益气回阳固脱。方中人参甘温，大补元气，生津复脉，益气固脱；附子辛热，补火助阳，回阳救逆。吴谦说："起居不慎则伤肾，肾伤则先天气虚矣；饮食不节则伤脾，脾伤则后天气虚矣。补后天之气无如人参，补先天之气无如附子，此参附汤之所由立也。"临证之时，若气虚较甚，重用人参为君；阳虚较甚，重用附子为君。

《济生方》中的参附汤，由人参、炮附子、生姜组成。"治真阳不足，上气喘急，自汗盗汗，气虚头晕。但是阳虚气弱之证，并宜服之。"

《景岳全书》中的**四味回阳饮**，由人参、制附子、炙甘草、炮干姜组成，"治元阳虚脱，危在顷刻者"。

回阳救急汤 《伤寒六书》

【方歌】

　　　回阳救急人参附，干姜肉桂五味术，

　　　夏陈苓草麝生姜，益气生脉寒邪除，

　　　直中三阴真阳衰，麦冬去茯俞根初。

【组成】人参　熟附子　干姜　肉桂　五味子　白术炒　半夏制　陈皮　茯苓　甘草炙。(原书本方无用量)

【用法】水二盅，姜三片，煎，《槌法》临服入麝香三厘调服。以手足温和即止，不得多服。

【钩沉】《伤寒六书》："治寒邪直中阴经真寒症。初病起，无身热，无头疼，止恶寒，四肢厥冷，战栗腹疼，吐泻不渴，引衣自盖，蜷卧沉重，或手指甲唇青，或口吐涎沫，或至无脉，或脉来沉迟无力者。"其病机是寒邪直中三阴，真阳衰微。法应回阳固脱，益气生脉。方中人参、附子共为君药，合参附汤之义，以益气回阳固脱。干姜温中散寒，肉桂温壮元阳，共助附子回阳救逆；白术、五味子助人参益气生脉，五味子又能收敛耗散之气，四者均为臣药。半夏、陈皮、茯苓、甘草、生姜燥湿和中；麝香辛香走窜，活血通经，使药力迅达周身，均为佐药。甘草调和诸药，兼为使药。

　　清代俞根初的《重订通俗伤寒论》中，载有**回阳急救汤**，由本方减去茯苓，加麦冬（辰砂染）而成，用于少阴病阳衰阴竭证，见"下利脉微，甚则利不止，肢厥无脉，干呕心烦者。"

第三节　温经散寒

当归四逆汤《伤寒论》

【方歌】

　　　　当归四逆桂枝芍，细辛通草草倍枣，
　　　　温经散寒养血脉，手足厥冷脉细毫；
　　　　内有久寒腹痛呕，吴萸生姜清酒调。

【组成】当归三两　桂枝三两，去皮　芍药三两　细辛三两　通草二两　大枣二十五枚，擘　甘草二两，炙。

【用法】上七味，以水八升，煮取三升，去滓，温服一升，日三服。

【钩沉】《伤寒论》第351条："手足厥寒，脉细欲绝者，当归四逆汤主之。"其病机是血虚寒厥。法宜温经散寒，养血通脉。方中当归养血和血，调经止痛；桂枝温经通脉，散寒止痛，共为君药。白芍味酸敛阴，助当归养血止痛；细辛辛温散寒，助桂枝温经通脉，共为臣药。通草即今之木通，《神农本草经》说它通利九窍血脉关节；甘草合桂枝辛甘化阳以温经；合芍药酸甘化阴以止痛；重用大枣益气养血，均为佐药。甘草调和药性，兼为使药。

　　《伤寒论》第352条："若其人内有久寒者，宜**当归四逆加吴茱萸生姜汤**。"在当归四逆汤的基础上，加吴茱萸二升、生姜半斤，用水和清酒各半煎药，有温经散寒，养血通脉，和中止呕的作用，用于当归四逆汤证，兼有肝胃久寒，脘腹冷痛，呕吐者。

　　为了避免重复，方歌中用"厥冷"代替原文中的"厥寒"。《伤寒论》第 337 条说"凡厥者，阴阳气不相顺接，便为厥。厥者，手足逆冷者是也。""脉细毫"，细如毫发，指脉细欲绝。

黄芪桂枝五物汤 《金匮要略》

【方歌】

　　黄芪桂枝五物汤，芍药大枣倍生姜，

　　益气温经又和营，血痹不仁微不畅。

【组成】黄芪三两　桂枝三两　芍药三两　大枣十二枚　生姜六两。

【用法】上五味，以水六升，煮取二升，温服七合，日三服。

【钩沉】《金匮要略·血痹虚劳病脉证并治第六》："血痹阴阳俱微，寸口关上微，尺中小紧，外证身体不仁，如风痹状，黄芪桂枝五物汤主之。"其病机是营卫气血俱不足，风寒客于经脉，血行不畅，肌肤失养，则身体麻木不仁。法当益气温经，和血通痹。方中黄芪益气固表，生津养血，行滞通痹，为君药。桂枝温经通痹，散寒止痛；芍药养血和营，缓急止痛，共为臣药。大枣甘温，益气养血；生姜辛温，散寒止痛，均为佐药。

　　方歌中的"微"指阴阳俱微、寸口关上微、营卫气血俱微、微恶风寒；"不畅"指血行不畅。

第七章　表里双解剂

第一节　解表清里

葛根黄芩黄连汤《伤寒论》

【方歌】
　　　　葛根芩连炙甘草，解表清里喘汗消；
　　　　桂枝人参是理中，温阳健脾散寒好；
　　　　阳明太阴各不同，协热下利只因表。

【组成】葛根半斤　黄芩三两　黄连三两　甘草二两，炙。

【用法】上四味，以水八升，先煮葛根，减二升，纳诸药，煮取二升，去滓，分温再服。

【钩沉】《伤寒论》第34条："太阳病，桂枝证，医反下之，利遂不止。脉促者，表未解也。喘而汗出者，葛根黄芩黄连汤主之。"其病机是表证未解，邪热入里。内迫阳明则下利不止，口干口渴；上薰于肺则咳喘而胸烦；外蒸肌表则汗出。法宜解表清里。方中葛根辛散透表，解肌退热，兼入胃经，生津止渴，又能升发脾胃清阳而止泻，重用为君。黄芩、黄连苦寒燥湿，清热止利，共为臣。炙甘草甘缓和中，调和诸药，兼为佐使。

《伤寒论》第163条："太阳病，外证未除，而数下之，遂协热而利，利下不止，心下痞硬，表里不解者，**桂枝人参汤**主之。"其病机是表证未解，兼太阴虚寒。治以温阳健脾，解表散寒，方由理中汤加桂枝而成。多用于脾胃虚寒，复感风寒者。既有发热恶寒，头身疼痛等表寒，又有腹痛下利，口不渴等里寒的表现。

表邪未解，热证未除，又有下利不止者，称之"协热利"。一个是表邪未解，阳明热盛，表里皆热；一个是表邪未解，太阴虚寒，表里皆寒。《素问·热论》："今夫热病者，皆伤寒之类也，……人之伤于寒也，则为病热。"前者用辛凉解表之葛根，以发散风热，后者用辛温解表之桂枝，以发散风寒。

石膏汤 《外台秘要》引《深师方》

【方歌】

石膏汤里用麻黄，芩连柏栀豆豉香，

清热解毒又发汗，表邪未解里热张。

【组成】 石膏二两　麻黄三两，去节　黄芩二两　黄连二两　黄柏二两　栀子十枚，擘　香豉一升，绵裹

【用法】 上七味，切，以水一斗，煮取三升，分为三服，一日并服，出汗。初服一剂，小汗；其后更合一剂，分两日服。常令微汗出，拘挛烦愦即差，得数行利，心开令语，毒折也。

【钩沉】 《外台秘要》："疗伤寒病已八九日，三焦热，其脉滑数，昏愦，身体壮热，沉重拘挛。或时呼呻，而已攻内，体犹沉重拘挛，由表未解。今直用解毒汤，则挛急不瘥；直用汗药，则毒因加剧，而方无表里疗者，意思以三黄汤以救其

内，有所增加以解其外，故名石膏汤。"其病机是伤寒表邪未解，里热已炽。法宜清热解毒，发汗解表。方中石膏辛甘大寒，清热泻火，解渴除烦；麻黄辛温，发汗解表，共为君药。黄芩清上焦之火；黄连清中焦之火；黄柏泻下焦之火；栀子泻三焦之火，兼清热除烦，四者合用，即黄连解毒汤，助石膏泻三焦火热，均为臣药。豆豉味辛，助麻黄发汗解表；性凉，助石膏清热除烦，用为佐药。诸药配伍，寒温并用，表里双解，清热而不留邪，发表而不助热。

方歌中的"豆豉香"指"香豉"，为了顺口而续狗尾；"里热张"，指热势鸱张。

第二节　解表温里

五积散《仙授理伤续断秘方》

【方歌】

五积寒湿气血痰，麻黄白芷姜桂干，

苍术厚朴桔梗壳，归芎芍草苓陈半，

行气活血化痰积，内伤生冷外感寒。

【组成】麻黄去根节，六两　白芷三两　肉桂三两　干姜四两　苍术二十两　厚朴四两　桔梗二十两　枳壳六两　川归三两　川芎三两　芍药三两　茯苓三两　陈皮六两　半夏汤泡，三两　甘草三两。

【用法】上除枳壳、桂两件外，余细锉，用慢火炒令色赤，摊冷，入枳、桂令匀。每服三钱，水一盏，姜三片，煎至中盏热服。

【钩沉】蔺道人用它"治五痨七伤"；《太平惠民和剂局方》用它"治脾胃宿冷，腹胁胀痛，胸膈停痰，呕逆恶心，或外感风寒，内伤生冷，心腹痞闷，头目昏痛，肩背拘急，肢体怠惰，寒热往来，饮食不进，及妇人血气不调，心腹撮痛，经候不调，或闭不通。"其病机是外感风寒，内伤生冷。法宜散寒祛湿，行气活血，化痰消积。方中麻黄、白芷发散表寒；肉桂、干姜温散里寒；苍术、厚朴燥湿健脾，兼行气除满；桔梗、枳壳升降气机；当归、川芎、赤芍活血止痛；半夏、陈皮、茯苓燥湿化痰。甘草调和诸药；生姜解表散寒，和胃降逆，均以"自由人"的身份安排在方歌中。诸药合用，"为解表温中除湿之剂，去痰消痞调经之方"（《医方集解》）。

方歌中的药物未分君臣，只按所主积滞的顺序排列，使用时可根据"寒、湿、气、血、痰"五积之轻重，临时裁定。其中"姜"指生姜，"干"是干姜。

第三节　解表攻里

大柴胡汤《伤寒论》

【方歌】

大柴胡汤芩大黄，枳实芍药半枣姜，

和解少阳呕不止，内泻热结阳明康。

【组成】柴胡半斤　黄芩三两　大黄二两　枳实四枚，炙　芍药三两　半夏半升，洗　生姜五两，切　大枣十二枚，擘。

【用法】上八味，以水一斗二升，煮取六升，去滓，再煎，温服一升，日三服。

【钩沉】《伤寒论》第103条："太阳病，过经十余日，反二三下之，后四五日，柴胡证仍在者，先与小柴胡汤；呕不止，心下急，郁郁微烦者，为未解也，与大柴胡汤下之则愈。"其病机是少阳阳明合病，邪热入里，化热成实。法宜和解少阳，内泻热结。《金匮要略·腹满寒疝宿食病脉证治第十》："按之心下满痛者，此为实也，当下之，宜大柴胡汤。"此条可以看作对103条的补充，提示大柴胡汤应该有心下痞痛，大便秘结等阳明证。方中重用柴胡，透散少阳之邪，疏散少阳气机，为君药。黄芩苦寒，清少阳之热，泻阳明之火；大黄、枳实泻阳明热结，开阳明痞痛，共为臣药。芍药敛阴柔肝，缓急止痛，合枳实有枳实芍药散之意，调气和血以止腹痛；半夏、生姜降逆和胃以止呕；大枣益气养血以安中，均为佐药。

厚朴七物汤 《金匮要略》

【方歌】

厚朴七物用大黄，枳实桂枝草枣姜，

解肌发表行气便，腹满发热合二阳。

【组成】厚朴八两　大黄三两　枳实五枚　桂枝二两　大枣十枚　生姜五两　甘草三两。

【用法】上七味，以水一斗，煮取四升，温服八合，日三服。

【钩沉】《金匮要略·腹满寒疝宿食病脉证治第十》："病腹满，发热十日，脉浮而数，饮食如故，厚朴七物汤主之。"其病机是太阳与阳明合病，表证未解，里实已成。法宜解肌发表，行气通便。方由厚朴三物汤合桂枝汤减去芍药而成。其中重用厚朴为君，以下气除满。大黄、枳实通腑泻热，共为臣。桂枝解肌发表；生姜发散表寒；大枣益气安中，共为佐药。甘草调和诸药，为使药。但有腹满，不见腹痛，无需缓急，故减去芍药。

防风通圣散 《黄帝素问宣明论方》

【方歌】

防风通圣麻黄草，荆荷桔梗翘芩膏，

大黄芒硝滑栀子，白术生姜归芎芍，

风热壅盛内外实，解表通便上下消。

【组成】 防风半两　麻黄半两　荆芥一分　薄荷叶半两　桔梗一两　连翘半两　黄芩一两　石膏一两　大黄半两　芒硝半两，滑石三两　山栀一分　白术一分　当归半两　川芎半两　芍药半两，炒甘草二两。

【用法】 上为末，每服二钱，水一大盏，生姜三片，煎至六分，温服。

【钩沉】 《黄帝素问宣明论方》："凡言风者，即风热病也。风气壅滞，筋脉拘倦，肢体焦痿，头目昏眩，腰脊强痛，耳鸣鼻塞，口苦舌干，咽嗌不利，胸膈痞闷，咳呕喘满，涕唾稠黏，肠胃燥热结便，溺淋闭，……"其病机是风热壅盛，表里俱实。法宜疏风解表，泻热通便。方中防风、麻黄疏风发汗，解表热；荆芥、薄荷疏风散邪，清头面之热。桔梗、连翘解毒利咽；黄芩、石膏清宣肺胃之热。大黄、芒硝通腑泻热；滑石、栀子利湿清热。当归、川芎、白芍养血补肝；白术、甘草和中健脾；生姜和胃止呕，甘草调和药性。诸药配伍，使邪热从表、里、上、下分消，有"汗不伤表，下不伤里"之妙。

方歌中的药物未依君、臣、佐、使之序，而是按照汗、清、下、补排列。用时应根据辨证，量表里内外之轻重缓急，而裁定君臣。

第八章 补益剂

第一节 补 气

四君子汤《太平惠民和剂局方》

【方歌】

四君子汤专补气，参术苓草脾胃虚，

面白声低肢体乏，食少便溏脉无力；

行气化滞异功散，引为姜枣佐陈皮。

【组成】人参去芦 白术 茯苓去皮 甘草炙，各等分。

【用法】上为细末，每服二钱，水一盏，煎至七分，通口服，不拘时，入盐少许，白汤点亦得。

【钩沉】《太平惠民和剂局方》："治荣卫气虚，脏腑怯弱，心腹胀满，全不思食，肠鸣泄泻，呕哕吐逆。"《医方考》"面色萎白，言语轻微，四肢乏力，脉来虚弱者"，其病机是脾胃气虚。法当益气健脾。方中人参甘温，大补元气，补脾益胃，为君药。白术苦温，燥湿健脾，为臣药。茯苓甘淡，渗湿健脾，为佐药。甘草甘温，补脾益气，调和药性，兼为佐使。

四君子汤加陈皮，名**异功散**（《小儿药证直诀》），每服两钱，加生姜 5 片、大枣 2 个，水煎服，有益气健脾，行气化滞之功，用于脾胃气虚兼气滞证。钱乙用它"治吐泻，不思乳食"。

六君子汤《医学正传》

【方歌】

　　　　六君参术半陈皮，苓草生姜枣益气，
　　　　健脾燥湿又化痰，呕呃溏喘苔白腻；
　　　　或加香砂不用枣，痰阻气滞胀痛痞。

【组成】人参一钱　白术一钱　半夏一钱五分　陈皮一钱　茯苓一钱　甘草一钱。

【用法】上切细，作一服，加大枣两枚，生姜三片，新汲水煎服。

【钩沉】本方用于脾胃气虚兼痰湿证。《医学正传》呃逆篇："治痰挟气虚发呃。"虚损篇："治气虚挟痰。"《医方考》："治气虚痰喘者""气虚痰气不利者""久病胃虚，闻谷气而呕者""脾虚鼓胀，手足倦怠，短气溏泻者"。其病机是脾虚生湿，湿聚成痰。法应益气健脾，燥湿化痰。方中人参，白术补脾益气，白术兼燥湿和胃，共为君药。半夏、陈皮燥湿化痰，半夏兼降逆止呕，陈皮兼行气消痞，共为臣药。茯苓健脾渗湿，祛生痰之源；生姜和胃止呕，助半夏降逆，又解半夏之毒；大枣和中益气，均为佐药。甘草益气补脾，调和诸药，兼为佐使。诸药配伍，乃四君子汤合二陈汤的加减，前者益气健脾，后者燥湿化痰。

　　本方加木香、砂仁，不用大枣，只用生姜为引，名**香砂六君子汤**（《古今名医方论》），有益气健脾，行气化痰之效，用于脾胃气虚，痰阻气滞证。罗美说它"治气虚肿满，痰饮结聚，脾胃不和，变生诸症者"。

如果把以上四首方看作一个整体，恰好能体现祖国医学辨证论治的观点：四君子汤证，只是脾胃气虚；伴胸脘痞闷不舒者，加陈皮以理气；有恶心呕吐，或咳嗽痰多者，又加半夏以燥湿化痰，降逆止呕；兼脘腹胀痛者，更加木香、砂仁以行气温中。

参苓白术散 《太平惠民和剂局方》

【方歌】

　　　　参苓白术用山药，莲苡扁豆砂梗草，

　　　　益气健脾渗湿泻，或加陈皮枣汤调。

【组成】人参去芦, 二斤　白茯苓二斤　白术二斤　山药二斤
莲子肉去皮, 一斤　薏苡仁一斤　白扁豆姜汁浸, 去皮, 微炒, 一斤半
缩砂仁一斤　桔梗炒令深黄色, 一斤　甘草炒, 二斤。

【用法】上为细末，每服二钱，枣汤调下。小儿量岁数加减。

【钩沉】《太平惠民和剂局方》："治脾胃虚弱，饮食不进，多困少力，中满痞噎，心忡气喘，呕吐泄泻，及伤寒咳噫。"其病机是脾虚湿盛。法当益气健脾，渗湿止泻。方中人参补脾益气；白术健脾燥湿；茯苓健脾渗湿，三者合用，益气健脾，渗湿止泻，共为君药。山药、莲子肉补脾益肾，涩肠止泻；薏苡仁、白扁豆健脾祛湿，共为臣药。砂仁芳香醒脾而化湿，行气和胃以化滞；桔梗宣利肺气而畅胸膈，通调水道以渗湿浊；甘草、大枣补中益气，均为佐药。桔梗为舟楫，引药入肺；甘草为国老，调和诸药，二者兼为使药。诸药配伍，既能健脾渗湿，治疗脾虚湿盛之泄泻，又能培土生金，治疗肺脾气虚之痰湿咳嗽。

后世方书收载本方时，有的加一味陈皮，以增强燥湿化痰

之力。

七味白术散 （原名白术散）《小儿药证直诀》

【方歌】

　　七味白术茯苓参，藿香木香草葛根，

　　健脾止泻呕吐频，益气生津但欲饮。

【组成】白术五钱　　白茯苓五钱　　人参二钱五分　　藿香叶五钱
木香二钱　葛根五钱,渴者加至一两　甘草一钱。

【用法】上药哎咀，每服三钱，水煎。

【钩沉】钱乙说它"治脾胃久虚，呕吐泄泻，频作不止，精液苦竭，烦渴燥，但欲饮水，乳食不进，羸瘦困劣"。其病机是脾虚湿泻，津伤口渴。法宜健脾止泻，益气生津。方中白术健脾益气，渗湿止泻，黄宫绣说它是脾脏补气第一要药，用为君。茯苓健脾渗湿，助白术治标；人参健脾益气，助白术治本，且能生津止渴，共为臣。藿香芳香醒脾以化湿；木香辛温行气以和胃；葛根质轻性浮，升发脾胃清阳而止泻，味甘性寒，生津止渴而解肌，均为佐药。甘草益气健脾，调和诸药，兼为佐使。诸药配伍，既有健脾止泻之功，又有升津止渴之效，还能解肌发表。

补中益气汤《内外伤辨惑论》

【方歌】

　　补中益气用黄芪，参草白术归陈皮，

　　升柴升阳能举陷，气虚发热身自汗。

【组成】黄芪五分,劳疫病热甚者一钱　人参去芦,三分　甘草炙,
五分　白术三分　当归身酒洗,焙干,三分　橘皮三分　升麻三分
柴胡三分。

【用法】上哎咀，都作一服，水二盏，煎至一盏，去粗，早饭后温服。如伤之重者，二服而愈，量轻重治之。

【钩沉】本方用于脾胃气虚证、气虚下陷证、气虚发热证。李东垣说："脾胃之证，始得之则气高而喘，身热而烦，其脉洪大而头痛，或渴不止，皮肤不任风寒，而生寒热。"其病机是脾胃气虚，或兼清阳不升而脏器下陷，或兼阴火上乘而发热。法应补中益气，升阳举陷。方中黄芪甘温，补中益气，升阳举陷，固表止汗，重用为君。人参、甘草、白术健脾益气，共为臣药。当归补血和营，有阴生阳长之意；陈皮理气，使补而不腻，共为佐药。升麻、柴胡微寒退热，升举阳气，又能引药上行，还是脾胃引经药，兼为佐使。甘草调和诸药，兼为使。诸药合用，甘温健脾以补气虚之本，升举清阳以治下陷之标。

气虚发热属内伤发热，其病机是劳倦伤脾，脾湿下流，阴火上乘，则身热而烦。其特点是上午发热，遇劳则发，时发时止，躁发寒止，手心热甚于手背，伴汗出恶风，气短乏力，少气懒言，渴喜热饮等。"当以甘温之剂，补其中，升其阳，甘寒以泻其火则愈"（《内外伤辨惑论》），代表方即补中益气汤。

举元煎 《景岳全书》

【方歌】
　　举元黄芪参术草，升麻升阳举陷好，
　　补气摄血血崩脱，亡阳垂危归熟扰。

【组成】黄芪炙　人参各三五钱　白术炒，一二钱　炙甘草一二钱　升麻炒用，五七分。

【用法】水一盅半，煎七八分，温服。如兼阳气虚寒者，桂、附、干姜随宜佐用。如兼滑脱者，加乌梅二个，或文蛤

七、八分。

【钩沉】《景岳全书》："治气虚下陷，血崩血脱，亡阳垂危等证，有不利于归、熟等剂，而但宜补气者，以此主之。"其病机是气虚下陷，气不摄血。法宜补气摄血，升阳举陷。方中黄芪补气养血，升阳举陷；人参大补元气，生津养血，共为君药。白术、甘草健脾益气，共为臣药。升麻升阳举陷，又是脾胃引经药，兼为佐使。

当归、熟地虽然是补血要药，却不利于血崩血脱，亡阳垂危者，一是因为它们阴柔质重，有碍阳气升发；二是生血比较慢，无益于救急。张介宾论血证时说："有形之血不能即生，无形之气所当急固。"方歌中取一个"扰"字，意为归、熟等补血剂，在此会干扰升阳救脱之效。

升陷汤 《医学衷中参西录》

【方歌】

> 升陷黄芪佐知母，升柴桔梗臣药无，
>
> 胸中大气下陷证，气短息微脉三五。

【组成】生箭芪六钱　知母三钱　升麻一钱　柴胡一钱五分桔梗一钱五分。

【用法】水煎三次，一日服完。

【钩沉】《医学衷中参西录》："治胸中大气下陷，气短不足以息，或努力呼吸，有似乎喘；或气息将停，危在顷刻。……其脉象沉迟微弱，关前尤甚。其剧者，或六脉不全，或参伍不调。"其病机是气虚下陷。法应益气升陷。方中重用黄芪为君药，以益气补中，升阳举陷。知母、升麻、柴胡各俱寒凉之性，能制约黄芪之热；升麻、柴胡兼能升阳，助黄芪升举下陷之气，三者均为佐药。升、柴又能引药上行，兼为使；桔梗载药上行，亦为使。方中无臣药。

张锡纯自注："升陷汤，以黄芪为主者，因黄芪既善补气，又善升气，且其质轻松，中含氧气，与胸中大气有同气相求之妙用，惟其性稍热，故以知母之凉润者济之；柴胡为少阳之药，能引大气之陷者自左上升，升麻为阳明之药，能引大气之陷者自右上升；桔梗为药中之舟楫，能载诸药之力上达胸中，故用之为向导也。至其气分虚极者，酌加人参，所以培气之本；或更加萸肉，所以防气之涣也。"

升阳益胃汤《内外伤辨惑论》

【方歌】
　　升阳益胃芪人草，白术夏陈苓泽芍，
　　　　羌独柴防连姜枣，清热除湿怠惰消。

【组成】黄芪二两　人参去芦，一两　甘草炙，一两　白术三钱半夏汤洗，一两　橘皮四钱　茯苓三钱　泽泻三钱　白芍药五钱，羌活五钱　独活五钱　柴胡三钱　防风五钱　黄连一钱。

【用法】上㕮咀，每服三钱至五钱，加生姜五片，大枣二枚，用水三盏，煎至一盏，去滓，早饭后温服。

【钩沉】《内外伤辨惑论》："脾胃虚则怠惰嗜卧，四肢不收。时值秋燥令行，湿热少退，体重节痛，口干舌干，饮食无味，大便不调，小便频数，不欲食，食不消，兼见肺病，洒淅恶寒，惨惨不乐，面色恶而不和，乃阳气不伸故也。当升阳益气，名之曰升阳益胃汤。"其病机是脾胃虚弱，湿热内蕴。法当益气升阳，清热除湿。方中黄芪补气升阳，利水消肿，行滞通痹，重用为君。人参、甘草、白术益气健脾，白术兼能燥湿，共为臣药。君臣配伍，升阳益气以治本。半夏燥湿和胃；陈皮行气燥湿；茯苓健脾祛湿；泽泻渗水利湿；白芍药合甘草缓急止痛；柴胡、防风、羌活、独活升清阳之气，除百节之湿；黄连清热燥湿，诸药相合，祛湿清热以治标，均为佐药。生姜散湿和卫，大枣益气和营，亦为佐。甘草调和诸药，兼为使药。

本方用补中益气汤益气升阳，去当归代之以芍药，去升麻代之以羌、独、防；用二陈汤加泽泻、黄连清热除湿。

保元汤 《博爱心鉴》

【方歌】

保元黄芪人参草，肉桂生姜温阳好，

虚损劳怯元气弱，阳虚顶陷痘疮小。

【组成】黄芪三钱　人参一钱　炙甘草一钱　肉桂五七分。

【用法】上加生姜一片，水煎，不拘时服。

【钩沉】本方用于虚损劳怯，元气不足证。《景岳全书》说此方"治痘疮气虚塌陷者"，又说"凡气分血分虚寒虚陷等证，皆可随证增减用之"。元气是构成生命的基本物质，也是维持人体生理功能的基本动力，元气不足，则会出现机能衰弱的表现。法应益气温阳。方中黄芪益气升阳，托毒敛疮，重用为君。人参大补元气；甘草健脾益气，共为臣。肉桂补火助阳，"扶一命之巅危"，为佐药。生姜温中和胃，亦为佐。

方歌中的"痘疮小"，指"小儿痘疮"。

玉屏风散 《究原方》，录自《医方类聚》

【方歌】

玉屏风散芪术防，益气固表大枣汤，

表虚自汗汗出风，肌疏易感不用姜。

【组成】黄芪蜜炙，二两　白术二两　防风一两。

【用法】上㕮咀，每服三钱，水一盏半，加大枣一枚，煎至七分，去滓，食后热服。

【钩沉】本方用于表虚自汗，易感风邪者。朱丹溪说："治自汗。"汪昂说："治自汗不止，气虚表弱，易感风寒。"其病机是"阳虚不能卫外，故津液不固而易泄，且畏风也。"《内经》说："邪之所凑，其气必虚。"法当益气固表止汗。方中黄芪甘温益气，固表止汗，为君药。白术益气健脾止汗，为臣药。防风祛风解表，为佐药。加大枣煎药，益气安中，亦为佐。

方歌中的"大枣汤"，是指加大枣一枚煎成汤剂服用；朱丹溪在论述自汗时说："自汗大忌生姜，以其开腠理故也。"取"不用姜"三个字，以示表虚自汗者，不宜发表。

生脉散 《医学启源》

【方歌】

　　　生脉人参麦五味，热伤气阴咳伤肺，

　　　益气生津能敛汗，气短咽干身心惫。

【组成】人参　麦冬　五味子 （原著本方无用量）。

【用法】水煎服。

【钩沉】本方用于温热、暑热耗气伤阴，以及久咳伤肺者。张元素说它"补肺中元气不足"；吴仪洛说它"治热伤元气，气短倦怠，口渴多汗，肺虚而咳"。其病机是气阴两伤。法应益气生津，敛阴止汗。方中人参甘温益气，为补脾益肺之要药，又能生津止渴，用为君。麦冬甘寒，养阴生津，清肺润燥，用为臣。五味子酸甘，益气生津，敛阴止汗，敛肺止咳，为佐药。

人参蛤蚧散（原名蛤蚧散）《博济方》

【方歌】

人参蛤蚧杏仁茯，甘草桑皮知贝母，

补肺益肾止咳喘，气虚痰热生姜酥。

【组成】 人参二两　蛤蚧新好者，用汤洗十遍，慢火内炙令香，研细末，一对　大杏仁汤洗，去皮尖，烂煮令香，取出研，六两　茯苓二两　甘草炙，五两　桑白皮二两　知母二两　贝母去心，煨过，汤洗，二两。

【用法】 上八味同为细末，入杏仁拌匀，却粗罗，再筛研细。每服半钱，加生姜二片，酥少许，水八分，煎沸热服。如以汤点，频服亦妙。

【钩沉】《博济方》："治患肺痿咳嗽，即肺壅嗽。"《卫生宝鉴》："治三二年间肺气上喘咳嗽，咯唾脓血，满面生疮，遍身黄肿。"其病机是肺肾气虚，痰热内蕴。肺肾气虚，则咳嗽气喘，呼多吸少；痰热内蕴，则痰稠色黄，甚或咯唾脓血。法当补肺益肾，止咳定喘。方中人参甘温，大补元气，补脾益肺；蛤蚧咸平，补肺益肾，纳气定喘，共为君。杏仁降气，止咳平喘；茯苓、甘草益气健脾，合人参有培土生金之妙，共为臣。桑白皮泻肺平喘而利水；知母清热滋肾而纳气；贝母清热润肺而化痰，均为佐药。加生姜和中益胃，酥油生津益气，亦为佐药；甘草调和诸药，兼为使。

第二节 补 血

四物汤 《仙授理伤续断秘方》

【方歌】

　　四物熟地归芍芎，补血和营调经痛；

　　胶艾甘草煎清酒，止血安胎漏半宫；

　　量多色淡经先期，参芪摄血圣愈宗；

　　紫稠有块多超前，养血逐瘀用桃红。

【组成】熟地黄　川当归　白芍药　川芎各等分。

【用法】上为粗末，每服三钱，水一盏半，煎至七分，去滓热服，空心食前。

【钩沉】《仙授理伤续断秘方》："凡伤重，肠内有瘀血者用此。"《济阴纲目》："治妇人冲任虚损，月水不调，经病或前或后，或多或少，或脐腹疞痛，或腰足中痛，或崩中漏下及胎前产后诸证。"其病机是营血虚滞。血虚则头晕目眩，心悸失眠；血滞则月经不调，经闭或量少，脐腹疼痛。法宜补血调血。方中熟地黄质厚重，味浓郁，乃滋阴补血之良剂，为君药。当归补血和血，调经止痛，为臣药。白芍药味酸，敛阴养血，缓急止痛；川芎活血行气，调经止痛，均为佐药。

《金匮要略·妇人妊娠病脉证并治第二十》："妇人有漏下者，有半产后因续下血不绝者，有妊娠下血者，假令妊娠腹中痛，为胞阻，**胶艾汤**主之。"其病机是冲任虚损，血虚有寒。治以养血止血，调经安胎。方由阿胶、干地黄、当归、芍药、川芎、艾叶、甘草组成，加清酒煎服。

　　四物汤加人参、黄芪而成**圣愈汤**（《医宗金鉴》），有益气，补血，摄血之功，"治一切失血过多，阴亏气弱，烦热作渴，睡卧不宁等证。"如月经先期，量多色淡，神倦乏力者。

桃红四物汤（《医垒元戎》，录自《玉机微义》）。方由四物汤加桃仁、红花而成，有养血活血之功，用于血虚兼血瘀证。原著说："元戎加味四物汤，治瘀血腰痛。"后世多用于妇女月经先期，量多色紫，稠黏或有血块者。

方歌中的"漏半宫"指漏下、半产、胞阻，女子胞又称为胞宫；"圣愈宗"指《医宗金鉴》之圣愈汤。

补肝汤 《医学六要》

【方歌】

　　补肝生地归芍芎，枣仁木瓜草调经，

　　养血柔肝肢体麻，头晕少寐视不清。

【组成】 生地　当归　芍药　川芎　酸枣仁　木瓜　甘草。

【用法】 水煎服。

【钩沉】《医学六要·治法汇》："肝虚者，目䀮䀮无所见，耳无所闻，善恐，如人将捕之，筋痿不用，阴痿，面青白，脉弦细无力。"《医宗金鉴》："补肝汤治肝虚损，筋缓不能自收持，目暗䀮䀮无所见。"其病机是肝阴虚，肝阳上亢，则头晕少寐，视物不清；肝血虚，筋脉失养，则肢体麻木，或小腿转筋。法宜养血柔肝，活血调经。方中生地滋阴养血，治一切肝肾阴亏，虚损百病，为君药。当归养血和血；芍药养血敛阴，柔肝缓急，共为臣药。川芎活血，行气疏肝，使滋而不腻，补不留瘀；酸枣仁补血养肝，宁心安神；木瓜舒筋活络，均为佐药。甘草益气和中，调和诸药，兼为佐使。

归脾汤 《济生方》

【方歌】

> 归脾人参和龙眼，芪归白术枣仁远，
> 茯神木香草姜枣，益气补血心脾健，
> 气血不足悸不眠，脾不统血崩前淡。

【组成】 人参半两　龙眼肉一两　黄芪去芦，一两　当归一钱
白术一两　酸枣仁炒，去壳，一两　远志蜜炙，一钱　茯神去木，一两
木香不见火，半两　甘草炙，二钱半。

【用法】 上㕮咀，每服四钱，水一盏半，生姜五片，枣子
一枚，煎至七分，去滓温服，不拘时候。

【钩沉】《济生方》原著中没有当归、远志，严氏说："治
思虑过度，劳伤心脾，健忘怔忡。"《内科摘要》加入两味，
薛己说："治思虑伤脾，不能摄血，致血妄行，或健忘，怔
忡，惊悸，盗汗，或心脾作痛，嗜卧少食，大便不调，或肢体
重痛，月经不调，赤白带下。"其病机是心脾气血两虚，或脾
不统血。法当益气补血，健脾养心。方中人参益气健脾，补血
养心，安神益智，《神农本草经》谓其"补五脏，安精神，定
魂魄，止惊悸"；龙眼肉补益心脾，养血安神，共为君药。黄
芪、白术益气健脾；当归、酸枣仁补血养心，枣仁兼宁心安
神，共为臣药。远志、茯神宁心安神；木香行气健脾，使滋而
不腻；生姜益胃，大枣和营，均为佐药。甘草益气补中，调和
诸药，兼为佐使。

当归补血汤 《内外伤辨惑论》

【方歌】

> 当归补血芪为主，补气生血发热殊，

肌热面赤脉大虚，烦渴饮热无汗出。

【组成】黄芪一两 当归酒洗，二钱。

【用法】上㕮咀，以水二盏，煎至一盏，去滓温服，空心食前。

【钩沉】《内外伤辨惑论》："治肌热，燥热，困渴引饮，目赤面红，昼夜不息。其脉洪大而虚，重按全无。"其病机是血虚发热。劳倦内伤，气血虚弱，血不载气，阳气外越而发热。法宜补气生血。方中重用黄芪为君，一是补正气摄浮阳而退热，属于"甘温除热"法；二是大补脾肺之气，以资化源，使阳生阴长，令有形之血生于无形之气。当归养血，和营益阴而助黄芪敛阳，用为臣佐。二者配伍，既是补气生血的基础方，也是治血虚发热的代表方。

血虚发热，证像白虎，二者均有发热、口渴、脉洪大。此为内伤虚热，无汗出，不恶热，渴喜热饮，脉洪大而虚；彼为外感实热，汗出，恶热，渴喜冷饮，脉洪大有力。

第三节　气血双补

八珍汤（原名八珍散）《瑞竹堂经验方》

【方歌】

　　八珍人参熟地草，术归芎芍苓姜枣，
　　气血两虚面无华，头晕心悸经不调；
　　黄芪肉桂凑十全，温补气血寒凉消；
　　五味远陈替川芎，人参养荣安神好。

【组成】人参去芦 熟地黄 白术 当归去芦 川芎 白芍药 茯苓去皮 甘草炙，各一两。

【用法】上吹咀，每服三钱，水一盏半，加生姜五片，枣一枚，煎至七分，去滓，不拘时候，通口服。

【钩沉】本方由四君子汤与四物汤合方而成。《瑞竹堂经验方》："治月水不调，脐腹疼痛，全不思食，脏腑怯弱，泄泻，小腹坚痛，时作寒热。"其病机是气血两虚。法当益气补血。方中人参、熟地相伍，益气补血，为君药。白术助人参益气健脾；当归助熟地养血和血，共为臣药。川芎、白芍养血和血；茯苓、炙草益气健脾，均为佐药。甘草调和诸药，兼为使药。加生姜、大枣调气血，和营卫，亦为佐药。

本方加黄芪、肉桂，名**十全大补汤**（《太平惠民和剂局方》），有温补气血之功，用于气血两虚而偏寒者。

十全大补减去川芎，加五味子、远志、陈皮，称**人参养荣汤**（《三因极一病证方论》，原名养荣汤），有益气补血，养心安神之效，用于气血两虚伴惊悸不安者。

泰山磐石散 《古今医统大全》

【方歌】

泰山磐石芪人地，术归芎芍芩砂续，

炙草糯米益健脾，滑堕不安气血虚。

【组成】黄芪一钱　人参一钱　熟地黄八分　白术五分　当归一钱　川芎八分　白芍药八分　黄芩一钱　砂仁五分　川续断一钱　炙甘草五分　糯米一撮。

【用法】水一盅半，煎七分，食远服。但觉有孕，三五日常用一服，四月之后方无虑也。

【钩沉】本方用于滑胎、堕胎、胎动不安者。《古今医统大全》："治妇人气血两虚，身体素弱，或肥而不实，或瘦而血热，或脾胃少食，四肢倦怠，素有堕胎之患。"其病机是气血两虚，胎元不固。法当益气健脾，养血安胎。方由八珍汤加减而成，茯苓淡渗而性降，故去之不用。黄芪升阳固脱，以防胎堕，合补气药能益气健脾，合补血药能养血安胎；人参大补元气；熟地滋阴养血，三者合用，气血双补，共为君药。白术健脾，益气安胎；当归、白芍养血；川芎和血，使补而不滞，共为臣药。黄芩清热安胎；砂仁醒脾安胎；续断补肝肾，调冲任，固本安胎；糯米养脾胃，益胎元，均为佐药。炙甘草益气和中，调和诸药，兼为佐使。

炙甘草汤（又名复脉汤）《伤寒论》

【方歌】

炙甘草汤生地草，桂枝人参阿胶，

麻仁生姜枣清酒，阴血阳气复脉调，

脉结代，心动悸，虚劳肺痿咳唾消。

【组成】 生地黄一斤　甘草四两，炙　桂枝三两，去皮　人参二两　麦门冬半升，去心　阿胶二两　麻仁半升　生姜三两，切　大枣三十枚，擘。

【用法】 上九味，以清酒七升，水八升，先煮八味，取三升，去滓，内胶烊消尽，温服一升，日三服。

【钩沉】《伤寒论》第177条："伤寒，脉结代，心动悸，炙甘草汤主之。"《千金翼方》复脉汤"主虚劳不足，汗出而闷，脉结心悸，行动如常，不出百日危急者"；《外台秘要》炙甘草汤："疗肺痿，涎唾多，心中温温液液者。"结脉缓而中止，止无定数；代脉动而中止，止有定数，良久方来。"结属阴寒，代主脏衰"，二者都是阴脉。其病机是阴血不足，阳气虚衰。阴虚不能荣心血，故心动悸；阳虚不能通脉气，故脉结代。法应滋阴养血，益气温阳，复脉定悸。方中生地黄滋阴养血，以复脉之体，重用为君。炙甘草益气缓急，以助心之用，《名医别录》说它"通经脉，利血气"，用为臣药。桂枝温经通脉，人参益气养心，二者合甘草辛甘化阳；麦冬、阿胶、麻仁滋养心血，合生地酸甘化阴；生姜辛温通阳，大枣益气补血，均为佐药。加清酒煎服，通血脉，助药力。

温温（yùn yùn 蕴蕴）液液：心中泛泛，欲吐而不得，郁闷不适状。

第四节　补　阴

六味地黄丸（原名地黄丸）《小儿药证直诀》

【方歌】

> 六味地黄三个三，山药山萸泽苓丹，
> 滋阴补肾腰膝软，补清泻浊兼脾肝；
> 杞菊明目两眼花，知柏降火骨蒸烦；
> 都气五味纳气喘，麦味补肺咳血汗。

【组成】熟地黄炒，八钱　干山药四钱　山萸肉四钱　泽泻三钱　白茯苓去皮，三钱　牡丹皮三钱。

【用法】上为末，炼蜜为丸，如梧子大，空心温水化下三丸。

【钩沉】钱乙说："治肾怯失音，囟开不合，神不足，目中白睛多，面色㿠白等。"汪昂说："治肝肾不足，真阴亏损，精血枯竭，憔悴羸弱，腰痛足酸，自汗盗汗，水泛为痰。"其病机是肾阴不足。法宜滋阴补肾。方中重用熟地黄，滋肾阴，填精髓，为君药。山萸肉酸涩微温，补肾益肝，为平补肝肾阴阳之要药；山药补肾健脾，益气养阴，二者又能涩精止遗，共为臣药。肾虚水易停，用泽泻利湿泻肾浊，制熟地之滋腻；茯苓渗湿健脾，助山药益气；阴虚火易旺，用牡丹皮泻肝火，兼制山萸肉之温涩，三者均为佐药。诸药合用，"三阴并补"，"三泻相助"，补清泻浊，重在补肾，兼顾肝、脾。

六味地黄丸加枸杞子、菊花，**名杞菊地黄丸**（《麻疹全书》），能滋肾养肝明目，用于肝肾阴虚所致的两眼昏花，干涩流泪者。

六味地黄丸加知母、黄柏，**名知柏地黄丸**（《医方考》），能滋阴降火，用于阴虚火旺所致的骨蒸劳热，虚烦盗汗，腰脊酸痛，遗精者。

六味地黄丸加五味子，**名都气丸**（《症因脉治》），能滋肾纳气，用于肺肾两虚所致的气喘，呃逆者。都者聚也，都气指敛气、聚气。

六味地黄丸加麦冬、五味子，**名麦味地黄丸**（《医部全录》），能滋肾纳气，用于肺肾两虚，肾不纳气所致的虚喘、呃逆。

以上加味方方歌，均省略了六味地黄丸的组成、功用、主治，必须一起学习、一起背诵才好理解。

左归丸 《景岳全书》

【方歌】

左归丸内地药萸，龟鹿菟枸川牛膝，
滋阴补肾填精髓，头晕脚软盗汗遗。

【组成】 大怀熟地八两　山药炒，四两　山茱萸肉四两　龟胶切碎，炒珠，四两，无火者，不必用　鹿胶敲碎，炒珠，四两　菟丝子制，四两　枸杞四两　川牛膝酒洗，蒸熟，三两，滑精者不用。

【用法】 上先将熟地蒸烂，杵膏，加炼蜜丸，桐子大。每食前用滚汤或淡盐汤送下百余丸。

【钩沉】张景岳说："治真阴肾水不足，不能滋养营卫，渐至衰弱，或虚热往来，自汗盗汗，或神不守舍，血不归原，或虚损伤阴，或遗淋不禁，或气虚昏运，或眼花耳聋，或口燥舌干，或腰酸腿软，凡精髓内亏，津液枯涸等证，俱速宜壮水之主，以培左肾之元阴，而精血自充矣。"其病机是真阴不足，精髓内亏。法应滋阴补肾，填精益髓。方中熟地滋阴补肾，填精益髓，重用为君。山药、山茱萸补脾益肝，滋肾固精；龟板胶滋肾阴，填精髓；鹿角胶温肾阳，益精血，于阳中求阴，共为臣药。菟丝子补肾阳，益肾阴，涩精止遗；枸杞子补肝肾，益精血；川牛膝补肝肾，强筋骨，均为佐药。

左归饮 《景岳全书》

【方歌】
左归饮内地药萸，枸杞苓草真阴虚，
腰酸遗泄舌尖红，咽干口渴脉数细。

【组成】熟地二三钱，或加至一二两　山药二钱　山茱萸一二钱，畏酸者少用之　枸杞二钱　茯苓一钱半　炙甘草一钱。

【用法】水二盅，煎七分，食远服。

【钩沉】张景岳说："此壮水之剂也。凡命门之阴衰阳胜者，宜此方加减主之。"其病机是真阴不足，腰酸遗泄，盗汗，口燥咽干，口渴欲饮者。法当补益肾阴。方中重用熟地为君，滋肾阴，益精髓。山药补脾益肾，涩精止遗；山茱萸、枸杞子补肝肾，填精髓，山茱萸兼涩精止遗，共为臣药。茯苓益气健脾，泻湿浊，用为佐药。甘草益气补脾，调和诸药，兼为佐使。

大补阴丸 （原名大补丸）《丹溪心法》

【方歌】

　　大补阴丸地龟板，知柏脊髓蜂蜜盐，

　　滋阴降火骨蒸汗，咳血心烦足膝软。

【组成】 熟地酒蒸　龟板酥炙，各六两　知母酒侵，炒　黄柏炒褐色，各四两。

【用法】 上为末，猪脊髓蜜丸，服七十丸，空心盐白汤下。

【钩沉】 朱丹溪说它："降阴火，补肾水。"其病机是阴虚火旺，见骨蒸潮热，盗汗遗精，咳嗽咯血，心烦易怒，足膝疼热或痿软者。法宜滋阴降火。方中熟地滋阴填精益髓；龟板滋阴潜阳益肾，共为君药。知母滋阴泻火以除烦；黄柏清热泻火以坚阴，共为臣药。吴仪洛说："四者皆滋阴补肾之药，补水所以降火，所谓壮水之主，以制阳光也。"猪脊髓以髓补髓，而填精；蜂蜜甘缓，以制知、柏之苦寒，均为佐药。盐汤服药，引药入肾，用为使。

一贯煎 《续名医类案》

【方歌】

　　一贯煎中生地杞，当归麦沙楝行气，

　　肝肾阴亏肝郁滞，胁痛吞酸疝瘕聚。

【组成】 生地黄六钱至一两五钱　枸杞子三钱至六钱　当归身三钱　麦冬三钱　北沙参三钱　川楝子一钱半。

【用法】 水煎，去滓，温服。

【钩沉】 魏之琇说："统治胁痛，吞酸，吐酸，疝瘕一切肝病。"其病机是肝肾阴虚，肝气郁滞。法宜滋阴疏肝。方中生地甘寒质润，滋补肾水以涵养肝木，为君药。枸杞子益精血，补肝肾；当归补血养肝，活血止痛；麦冬、沙参滋养肺胃，培土生金以平肝木，共为臣药。川楝子疏肝泄热以助肝用，又能理气止痛，防止诸药滋腻之性，用为佐药。

二至丸（原名女真丹）《扶寿精方》

【方歌】

　　　　二至女贞旱莲膏，或入桑椹卧酒调，
　　　　肝肾阴虚腰膝软，头晕失眠白发早。

【组成】 冬青子去梗叶，酒浸一昼夜，粗布袋擦去皮，晒干为末　旱莲草待出时，采数担捣汁熬浓。一方加桑椹干为丸，或桑椹熬膏和入。

【用法】 二药为丸，如梧桐子大。临卧酒服。

【钩沉】 王三才说它是"清上补下第一方"。《医便》："冬至日取冬青子不拘多少，阴干，以蜜、酒拌透，合一昼夜，粗布袋擦去皮，晒干为末，新瓦瓶收贮。待夏至日取旱莲草数十斤，捣自然汁熬膏，和前药末为丸如梧桐子大。每服百丸，临卧时酒送下，其功甚大。初服便能使老者无夜起之累，不旬日使膂力加倍，又能变白须发为黑，理腰膝，壮筋骨，强阴不走。"其病机是肝肾阴虚。主症是口苦咽干，头昏眼花，失眠多梦，腰膝酸软，须发早白。法宜补肾养肝。方中冬青子即女贞实，滋肾养肝，益阴退热，《本草备要》说它"益肝肾，安五脏，强腰膝，明耳目，乌髭发，补风虚，除百病"，用为君药。旱莲草益肝肾，乌须发，为臣药。桑椹滋肝肾，充血液，为佐药。用酒服药，以助药势。

益胃汤 《温病条辨》

【方歌】

　　　　益胃汤用生地黄，麦冬沙参玉冰糖，

　　　　胃阴不足饥不食，口干咽燥便结康。

【组成】 细生地五钱　麦冬五钱　沙参三钱　玉竹炒香，一钱五分　冰糖一钱。

【用法】 水五杯，煮取二杯，分二次服，渣再煮一杯服。

【钩沉】《温病条辨》："阳明温病，下后汗出，当复其阴，益胃汤主之。"其病机是胃阴不足。症见饥而不欲食，口干咽燥，大便秘结者。法当养阴益胃。方中四味药均是甘寒之品，均能滋阴清热，益胃生津。重用生地、麦冬为君；少用沙参、玉竹为臣。冰糖养阴生津，和中调药，兼为佐使。

　　吴鞠通说："汤名益胃者，胃体阳而用阴，取益胃用之义也。"

第五节　补　阳

肾气丸（又名金匮肾气丸、崔氏八味丸）《金匮要略》

【方歌】

　　　　金匮肾气地药萸，桂枝附泽苓丹皮，

　　　　补肾助阳化肾气，腰痛腹急小不利。

【组成】 干地黄八两　薯蓣四两　山茱萸四两　桂枝一两　附子炮，一两　泽泻三两　茯苓三两　牡丹皮三两。

【用法】 上八味末之，炼蜜和丸梧子大，酒下十五丸，加至二十五丸，日再服。

【钩沉】《金匮要略·血痹虚劳病脉证并治第六》："虚劳腰痛，少腹拘急，小便不利者，八味肾气丸主之。"其病机是肾中阳气不足。法应补肾助阳，化生肾气。方中干地黄补肾阴，填精髓，重用为君。薯蓣（山药）、山茱萸健脾养肝，补肾涩精；桂枝、附子温补肾阳，微微生火以生肾气，共为臣药。君臣合用，恰如尤怡所谓"补阴之虚，可以生气；助阳之弱，可以化水"。泽泻利水泻肾浊；茯苓淡渗而健脾；丹皮泻火以清肝，均为佐药。诸药配伍，于阴中求阳，以少火生气。

肾精，包括先天生殖之精，和后天水谷之精，是肾阴、肾阳的物质基础。肾阴，又称元阴、真阴，既有肾精的物质性，又有与肾阳相对的功能属性。如肾精不足，只表现在脑空髓枯，头晕乏力等；肾阴亏虚，除了头晕乏力之外，还有阴虚阳亢，虚火上炎的表现。肾阳，又称元阳、真阳，是生命的动力之源；肾气，是肾阳蒸化水湿的能力。腿脚怕冷，发凉，是肾阳虚，阴寒内生；消渴，小便不利，或小便反多，是肾不化气，是肾中阳气虚衰，即肾气不足。因此，肾阴与肾精，肾阳与肾气既有联系，又有区别。方名肾气丸，以治疗肾中阳气虚衰，气化不利为主。

加味肾气丸《济生方》

【方歌】

　　加味肾气附肉桂，牛车为佐助六味，
　　腰重脚肿小便少，温补肾阳又利水。

【组成】附子炮，二个　官桂不见火，半两　熟地黄半两　山药炒，一两　山茱萸取肉，一两　泽泻一两　白茯苓一两　牡丹皮去木，一两　川牛膝去芦，酒浸，半两　车前子酒蒸，一两。

【用法】上为细末，炼蜜为丸，如梧桐子大，每服七十丸，空心米饮送下。

【钩沉】严氏说："治肾虚腰重脚肿，小便不利。"其病机是阳虚水肿。法应温补肾阳，利水消肿。与金匮肾气丸相比，不但增添了牛膝、车前子，更加大了桂、附用量，且将桂枝换成肉桂，从少火生气，变成温补之剂。方中附子、肉桂为君药，以助阳生火，一是鼓舞肾气，使气化水亦化；二是补火生土，以土制水。熟地、山药、山萸肉滋肾填精，于阴中求阳，共为臣药。牛膝补益肝肾，利水通淋；泽泻、茯苓、车前子渗湿泻浊，通调水道；丹皮降火泻肝，使补而不过，均为佐药。

十补丸 《济生方》

【方歌】

十补鹿茸附肉桂，熟地山萸药五味，

苓泽丹皮补肾阳，精血不足黑冷羸。

【组成】鹿茸去毛，酒蒸，一两　附子炮，去皮、脐，二两　肉桂去皮，不见火，一两　熟地黄洗，酒蒸，一两　山茱萸取肉，一两　山药锉，炒，一两　五味子二两　白茯苓去皮，一两　泽泻一两　牡丹皮去木，一两。

【用法】上为细末，炼蜜为丸，如梧桐子大，每服七十丸，空心盐酒、盐汤任下。

【钩沉】严氏说："治肾脏虚弱，面色黧黑，足冷足肿，耳鸣耳聋，肢体羸瘦，足膝软弱，小便不利，腰脊疼痛。"其病机是肾阳虚损，精血不足。法当补肾阳，益精血。方中鹿茸壮肾阳，益精血，强筋骨；附子、肉桂温肾助阳，鼓舞肾气，共为君药。熟地黄、山茱萸补肝肾，填精血；山药健脾固肾；五味子补肾固精，共为臣药。泽泻、茯苓渗湿泻浊；丹皮泻虚火，以防止过补生焰，均为佐药。

右归丸 《景岳全书》

【方歌】

右归丸里桂附鹿，地药萸枸当仲菟，

温补肾阳填精髓，命门火衰神气无。

【组成】 肉桂二两，渐可加至四两　制附子自二两，渐可加至五六两　鹿角胶炒珠，四两　大怀熟八两　山药炒，四两　山茱萸微炒，三两　枸杞子微炒，四两　当归三两　杜仲姜汤炒，四两　菟丝子制，四两。

【用法】 先将熟地蒸烂，杵膏，余为细末，加炼蜜为丸，如弹子大。每嚼服二三丸，以滚白汤送下。

【钩沉】 张景岳说："真阳不足者，必神疲气怯，或心跳不宁，或四肢不收，或眼见邪祟，或阳衰无子等证，俱速宜益火之原，以培右肾之元阳，而神气自强矣。"其病机是肾阳不足，命门火衰。法当温补肾阳，填精益髓。方中附子、肉桂温肾阳，补命火；鹿角胶补肾阳，益精血，共为君药。熟地、山药、山萸、枸杞滋肾阴，填精髓，养肝补脾，于阴中求阳，共为臣药。当归养血益精；杜仲、菟丝子补肝肾，强腰膝，均为佐药。

右归饮 《景岳全书》

【方歌】

右归饮里肉桂附，地药萸枸甘草杜，

温补肾阳填精血，气怯神疲冷手足。

【组成】 肉桂一二钱　制附子一二三钱　熟地二三钱，或加至一二两　山药炒，二钱　山茱萸一钱　枸杞子二钱　杜仲姜制，二钱　甘草炙，一二钱。

【用法】 水二盅，煎至七分，食远温服。

【钩沉】张景岳说："凡命门之阳衰阴胜者，宜此方加减主之。"其病机是肾阳不足。见气怯神疲，腰酸肢冷者。法宜温补肾阳，填精补血。方中附子、肉桂温元阳，壮命火，共为君药。熟地、山药、山茱萸、枸杞子滋肝肾，补脾土，益精血，使阴生阳长，均为臣药。杜仲补肝肾，强腰膝，用为佐药。甘草益气助阳，调和诸药，兼为佐使。

左归、右归是根据《难经·三十六难》"其左者为肾，右者为命门"的理论取名。左为肾，属水主阴，右为命门，属火主阳，故左归是"滋阴补肾，使阴精得归其原"；右归是"温阳补肾，使元阳，即命门之火得归其原"。

第六节　阴阳并补

地黄饮子《黄帝素问宣明论方》

【方歌】

地黄饮子萸戟苁，桂附石斛五味冬，
菖远苓薄姜枣引，下虚痰阻喑痱中。

【组成】熟干地黄　山茱萸　巴戟天去心　肉苁蓉酒浸，焙　官桂　附子炮　石斛　五味子　麦门冬去心　菖蒲　远志去心　白茯苓。（原著本方无用量）

【用法】上为末，每服三钱，水一盏半，生姜五片、枣一枚，薄荷五、七叶，同煎至八分，不计时候。

【钩沉】本方用于喑痱证。《黄帝素问宣明论方》："治喑痱，肾虚弱厥逆，语声不出，足软不用。"其病机是下元虚衰，痰浊阻窍。下元虚衰，不能主骨，则足废不能用，而成"痱"；痰浊阻窍，则舌强不能言，而成"喑"。法应滋肾阴，补肾阳，开窍化痰。方中熟地、山茱萸滋肾阴；巴戟天、肉苁蓉补肾阳，共为君药。附子、肉桂暖真元，摄浮阳，引火归原；石斛、五味子、麦冬滋肾阴，壮肾水，以水济火，皆为臣药。石菖蒲、远志、茯苓化痰开窍，交通心肾；薄荷叶行气利咽；生姜、大枣调阴阳，和气血，均为佐药。

临床上常用本方治疗半身不遂，语言不利等中风后遗症，故方歌中取一个"中"字。

还少丹 《洪氏集验方》

【方歌】

> 还少地药萸戟苁，枸杞茴味牛膝仲，
>
> 菖远苓楮枣蜜盐，温补脾肾气血荣。

【组成】熟地黄半两　山药一两半　山茱萸一两　巴戟天去心，一两　肉苁蓉酒浸一宿，焙干，一两　枸杞半两　舶上茴香一两　五味子一两　牛膝酒浸一宿，焙干，一两半　杜仲去粗皮，炙令熟，一两　石菖蒲一两　远志去心，一两　白茯苓去皮，一两　楮实酒蒸，一两。

【用法】上捣罗为末，炼蜜，入枣肉为丸，如梧桐子大，每服三十丸，温酒盐汤下，日进三服，皆食空时。

【钩沉】《洪氏集验方》："大补心肾脾胃，一切虚损，神志俱耗，筋力顿衰，腰脚沉重，肢体倦怠，血气羸乏，小便浑浊。"其病机是脾肾阳虚，火不暖土。法宜温补脾肾。方中熟地黄滋肾养血，填精益髓；山药健脾固肾；山茱萸滋肝补肾；巴戟天、肉苁蓉温补肾阳，共为君药。小茴香温肾暖脾，行气和胃；枸杞子、五味子补肾益精；牛膝、杜仲补肝肾，强筋骨，共为臣药。石菖蒲、远志交通心肾；茯苓健脾渗湿；楮实补肾利水；大枣、蜂蜜补中益气，均为佐药。盐能引药入肾，酒能助药势，均为使药。

龟鹿二仙胶 《医便》

【方歌】

龟鹿二仙人参杞，滋阴填精壮阳气，

真元虚损精血亏，腰酸形瘦痿不育。

【组成】龟板去弦，洗净，五斤，捶碎　鹿角用新鲜麋鹿杀鹿取角，解的不用，马鹿角不用　去角梢脑骨二寸，绝断劈开，净用十斤　人参十五两　枸杞子三十两。

【用法】上件如法熬成胶（略）。每服初一钱五分，十日加五分，加至三钱止，空心，酒化下。

【钩沉】《医便》："专治男、妇真元虚损，久不孕育……。并治男子酒色过度，消烁真阴，妇人七情伤损血气，诸虚百损，五劳七伤并皆治之。"《医方考》："精极者，梦泄遗精，瘦削少气，目视不明，此方主之。"其病机是真元虚损，精血不足。法当滋阴填精，益气壮阳。龟得阴气最全，通任脉而养阴；鹿禀纯阳之性，通督脉而补阳，且龟板胶滋阴补血，鹿角胶填精补血，二者合用，峻补阴阳精血，共为君药。人参益气生精，培土治本，以资化源；枸杞补肾填精，养肝明目，共为臣药。

七宝美髯丹 《本草纲目》引《积善堂方》

【方歌】

七宝美髯何首乌，茯苓枸菟当牛补，

肝肾不足乌发骨，晨酒卧盐姜汤午。

【组成】赤、白何首乌各一斤，制　赤、白茯苓各一斤，人乳制　枸杞子八两，酒浸，晒　菟丝子八两，酒浸生芽，研烂，晒　当归八两，酒浸，晒　牛膝八两，酒制　补骨脂四两，以黑脂麻炒香。

【用法】石臼为末，炼蜜和丸弹子大，一百五十丸，每日三丸，侵晨温酒下，午时姜汤下，卧时盐汤下。其余并丸梧子大，每日空心酒服一百丸。

【钩沉】本方用于须发早白，牙齿动摇，腰膝酸软，梦遗滑精，肾虚不育者。其病机是肝肾不足。法应补益肝肾，乌发壮骨。何首乌是夜交藤的根，《医宗必读》："昔有老叟何姓者，见有藤夜交，掘而服之，须发尽黑，故名何首乌。"分赤、白两种，赤者为雄，入血分，白者为雌，入气分，都能补肝肾，益精血，乌须发，强筋骨，用为君药。茯苓分赤、白两色，赤茯苓是接近表皮者，其色略赤，白茯苓是中间部分，其色纯白，古有白补赤泻之说，均有益气健脾，宁心安神之效，用为臣药。枸杞子、菟丝子补肝肾，益精血；当归补血养肝；牛膝补肝肾，强筋骨；补骨脂补肾阳，涩精止遗，均为佐药。诸药配伍，能"乌须发，壮筋骨，固精气，续嗣延年"（《本草纲目》）。

补天大造丸 《医学心悟》

【方歌】

> 补天大造五脏虚，河车龟鹿参术芪，
> 苓药枸杞地归芍，枣仁远志主虚劳。

【组成】河车一具, 甘草水洗　龟板八两, 与鹿角同熬膏　鹿角一斤, 熬膏　人参二两　白术三两, 陈土蒸　黄芪三两, 蜜炙　茯苓一两五钱, 乳蒸　山药一两五钱, 乳蒸　枸杞子四两, 酒蒸　大熟地四两, 酒蒸晒　当归一两五钱, 酒蒸　白芍一两五钱, 酒炒　枣仁一两五钱, 去壳、炒　远志一两五钱, 去心, 甘草水泡, 炒。

【用法】以龟、鹿胶和药，加炼蜜为丸，每早开水下四钱。

【钩沉】本方用于虚劳证。程国彭说："凡病，邪之所凑，其气必虚，况由虚致病者乎？则补法为最要。《难经》云：损其肺者，益其气；损其心者，和其荣卫；损其脾者，调其饮食，适其寒温；损其肝者，缓其中；损其肾者，益其精。"其病机是五脏虚损，阴阳气血惧不足。分别表现为气短乏力，心悸失眠，食少便溏，头晕目眩，腰膝酸软。法宜补五脏虚损。方中紫河车为君药，温肾益精，补气养血，为平补气血阴阳之品。龟板胶通任脉，补阴养血；鹿角胶通督脉，温肾益精，二者合用，补阴阳，益精血，共为臣药。人参、白术、黄芪、茯苓、山药益肺健脾而补气；枸杞子、熟地、当归、白芍养心柔肝而补血；枣仁、远志宁心安神，均为佐药。

二仙汤 《中医方剂临床手册》

【方歌】

　　　　二仙茅灵巴戟天，知柏当归医更年，
　　　　温阳补精泻冲任，时而畏寒烘热汗。

【组成】仙茅三至五钱　仙灵脾三至五钱　巴戟天三钱　知母钱半至三钱　黄柏钱半至三钱　当归三钱。

【用法】日服一剂，水煎，分二次服。

【钩沉】本方用于更年期综合征。经期或前或后，经量或多或少，时而畏寒，时而烘热汗出，伴有头晕耳鸣，腰酸乏力，舌嫩苔薄，脉细者。其病机是阴阳两虚，虚火上炎，冲任不调。法应温肾阳，补肾精，泻肾火，调理冲任。方中仙茅、仙灵脾、巴戟天温肾阳，补肾精，共为君药。知母、黄柏泻虚火，滋肾阴，共为臣药。当归养血和血，调理冲任，用为佐药。

在《中医方剂临床手册》中，本方的适应症是："更年期综合征、高血压病、闭经，以及其他慢性疾病见有肾阴、肾阳不足而虚火上炎者。"

第九章　固涩剂

第一节　固表止汗

牡蛎散《太平惠民和剂局方》

【方歌】

　　牡蛎散中用黄芪，麻黄根和小麦粒，

　　益气固表重敛阴，自汗盗汗心烦悸。

【组成】牡蛎米泔浸，刷去土，火烧通赤　黄芪去苗土　麻黄根洗，各一两。

【用法】上三味为粗散，每服三钱，水一盏半，小麦百余粒，同煎至八分，去滓热服，日二服，不拘时候。

【钩沉】本方用于自汗、盗汗证。《太平惠民和剂局方》："治诸虚不足，及新病暴虚，津液不固，体常自汗，夜卧即甚，久而不止，羸瘠枯瘦，心忡惊惕，短气烦倦。"其病机是阳气不足，卫外不固，则自汗；日久伤阴，心阳不潜，则盗汗；气阴两伤，心神失养，则心悸易惊，短气而烦。法当敛阴止汗，益气固表。方中牡蛎咸寒，益阴安神，收涩止汗，标本兼顾，为君药。黄芪益气实卫，固表止汗，为臣药。麻黄根收敛止汗；小麦益气养心，清心除烦，均为佐药。

第二节　敛肺止咳

九仙散　王子昭方，录自《卫生宝鉴》

【方歌】
　　　　九仙罂粟五味梅，参胶桔款桑皮贝，
　　　　敛肺止咳气阴虚，喘而自汗咳伤肺。

【组成】罂粟壳去顶，蜜炒黄，八两　五味子　乌梅　人参
阿胶　桔梗　款冬花　桑白皮各一两　贝母半两。

【用法】上为末，每服三钱，白汤点服，嗽住止后服。

【钩沉】本方用于久咳不已，甚则气喘自汗，痰少而黏者。
罗天益说它"治一切咳嗽"。其病机是久咳伤肺，气阴两虚。法
当敛肺止咳，益气养阴。方中罂粟壳味酸性涩，敛肺止咳，重
用为君。五味子、乌梅酸涩，既能敛肺止咳，又能生津润肺；
人参益气生津而补虚；阿胶滋阴养血而润燥，共为臣药。桔梗
宣肺利咽，款冬花润肺下气，贝母润肺清热，三者皆能化痰止
咳；桑白皮泻肺平喘，均为佐药。桔梗又能载药上行，兼为
使药。

第三节　涩肠固脱

真人养脏汤（原名纯阳真人养脏汤）《太平惠民和剂局方》

【方歌】
　　　　真人养脏罂诃□，参术归芍草木肉，
　　　　涩肠固脱温脾肾，久泻久痢虚寒瘘。

【组成】罂粟壳_{去蒂萼，蜜炙，三两六钱} 诃子_{去核，一两二钱} 肉豆蔻_{面裹，煨，半两} 人参_{六钱} 白术_{焙，六钱} 当归_{去芦，六钱} 白芍药_{一两六钱} 木香_{不见火，一两四钱} 肉桂_{去粗皮，八钱} 甘草_{炙，八钱}。

【用法】上锉为粗末。每服二大钱，水一盏半，煎至八分，去滓，食前温服。忌酒、面、生、冷、鱼腥、油腻。

【钩沉】《太平惠民和剂局方》："治大人、小儿肠胃虚弱，冷热不调，脏腑受寒，下痢赤白，或便脓血，有如鱼脑，里急后重，脐腹疠痛，日夜无度，胸膈痞闷，胁肋胀满，全不思食。及治脱肛坠下，酒毒便血，诸药不效者，并皆治之。"其病机是久泻久痢，脾肾虚寒，致关门不固。法宜涩肠固脱，温补脾肾。方中罂粟壳酸涩收敛，止泻固脱，重用为君。诃子酸敛，涩肠止泻；肉豆蔻温中，涩肠止泻，共为臣。人参、白术益气健脾；当归、白芍养血和营；木香行气止痛；肉桂温肾暖脾，均为佐药。甘草和中缓急，调和诸药，兼为佐使。诸药配伍，以涩肠固脱而治标为主，以温补脾肾而治本为辅。

方歌中的"蔻"是肉豆蔻；"肉"是肉桂，一定要分清。

四神丸 《证治准绳》

【方歌】

> 四神补骨肉豆蔻，吴萸五味姜枣肉，
> 温肾暖脾能涩肠，火衰土虚五更瘥。

【组成】补骨脂_{四两} 肉豆蔻_{二两} 吴茱萸_{浸，炒，一两} 五味子_{二两}。

【用法】上为末，生姜八两，红枣一百枚，煮熟，取枣肉和末，丸如桐子大，每服五七十丸，空心或食前白汤送下。

【钩沉】本方用于脾肾阳虚之泄泻。《证治准绳·类方》：

"治脾胃虚弱，大便不实，饮食不思，或泄泻胀痛等证。"其病机是命门火衰，火不暖土。脾失健运，则不思饮食，食不消化；脾阳不升，则水谷下趋，而成泄泻。法宜温肾暖脾，涩肠止泻。方中补骨脂辛温，补肾助阳，暖脾止泻，重用为君。肉豆蔻辛温，暖脾胃，固大肠，止泄泻，轻用为臣药。吴茱萸温脾肾，散阴寒，燥肠胃，止滑泻；五味子涩肠止泻，补肾益气；生姜散寒祛湿；大枣益气补脾，均为佐药。王肯堂说："二神丸合五味子散，名为四神丸，治泻尤妙。"前者治"脾肾虚弱，全不进食"；后者"治肾泄"。

命门火衰，火不暖土，土不制水，则水湿聚于肠胃。五更天是天亮之前，鸡鸣之时，正值阳气始发，阴气始退，是一天中阳气最弱，阴气最盛的时辰。若肾阳虚衰，则阳不制阴，阴寒之水无所羁绊，当于此时，痛泻而下。古人称之为五更泻、鸡鸣泻、肾泻。

桃花汤 《伤寒论》

【方歌】
桃花汤里赤石脂，干姜粳米分开使，
温中涩肠能止痢，日久虚寒脓血迟。

【组成】赤石脂一斤，一半全用，一半筛末　干姜一两　粳米一升。

【用法】上三味，以水七升，煮米令熟，去滓，温服七合，内赤石脂末方寸匕，日三服。若一服愈，余勿服。

【钩沉】本方用于虚寒痢。《伤寒论》第306条："少阴病，下利，便脓血者，桃花汤主之。"其病机是下痢日久，脾肾虚寒。见下痢不止，或滑脱不禁者。法宜温中涩肠止痢。方中赤石脂甘酸性温，涩肠固脱，为君药。干姜辛热，温中散寒，为臣药。粳米益脾养胃，为佐药。

方歌中的"分开使",指赤石脂分成两部分,全用者煎汤,用其温涩之气,筛末者冲服,用其收敛之性。"迟"指脉迟,寒证脉迟,热证脉数。

驻车丸 《延年秘录》录自《外台秘要》

【方歌】

驻车丸里黄连胶,当归干姜老醋消,

清热燥湿又养血,久痢赤白休息好。

【组成】 黄连六两　阿胶炙,三两　当归三两　干姜二两。

【用法】 上四味捣筛,三年酢八合,消胶令熔和,并手丸如大豆。以饮服三十丸,日再。

【钩沉】 本方用于久痢赤白、休息痢。《外台秘要》:"《延年》驻车丸,主赤白冷热痢,腹痛。"《备急千金要方》:"治大冷洞痢肠滑,下赤白如鱼脑,日夜无节度,腹痛不可堪忍者。"《张氏医通》:"治阴虚下痢,发热,脓血稠黏,及休息痢。"其病机是久痢不愈,湿热内蕴,耗血伤阴。法宜清热燥湿,养血止痢。方中黄连清热燥湿,厚肠止痢,重用为君。阿胶、当归滋阴养血,阿胶兼能止血,当归兼能活血,共为臣药。干姜辛温暖脾,以土制湿,主"肠澼下利",与黄连为伍,寒热并调,用为佐药。老醋消胶熔药,酸敛涩肠,为佐使。

第四节　涩精止遗

金锁固精丸 《医方集解》

【方歌】

金锁固精沙菀蒺,莲子莲须龙牡盐,

补肾涩精关不固，遗滑腰痛四肢软。

【组成】沙菀蒺藜炒，二两　芡实蒸，二两　莲须二两　龙骨酥炙，一两　牡蛎盐水煮一日一夜，煅粉，一两。

【用法】莲子粉糊为丸，盐汤下。

【钩沉】汪昂说它"治精滑不禁"。并注之曰："精滑者，火炎上而水趋下，心肾不交也。"其病机是肾虚精关不固，致遗精滑泄，伴耳鸣，腰疼，四肢酸软者。法宜补肾涩精。方中沙菀蒺藜，又名潼蒺藜、沙菀子，补肾助阳，固精缩尿，是治疗泄精虚劳之要药，用为君。莲子、芡实补肾涩精，健脾止带，莲子兼养心安神，交通心肾，共为臣。莲须、龙骨、牡蛎收敛固涩，龙骨、牡蛎兼重镇安神，均为佐药。盐能引药入肾，用为使。

水陆二仙丹 《洪氏集验方》

【方歌】

水陆二仙芡实粉，金樱熬膏盐汤引，

补肾涩精女带下，男子遗浊小便频。

【组成】鸡头实　金樱子各等分。

【用法】取鸡头去外皮取实，连壳杂捣令碎，晒干为末。复取糖樱子，去外刺并其中子，洗净捣搦，入甑中蒸令熟，却用所蒸汤淋三两过，取所淋糖樱汁入银铫，慢火熬成稀膏，用以和鸡头末，丸如梧桐子大，每服盐汤下五十丸。

【钩沉】洪氏说"久服固真元，悦泽颜色"。《本草图经》称其为水陆丹，说它"益气补真甚佳。"其病机是真元不固。见男子遗精白浊，小便频数，女子带下者。法宜补肾涩精。方中鸡头实即芡实，益肾固精缩尿，健脾除湿止带，"其功全在补肾祛湿"，标本兼治，为君药。金樱子固精缩尿，固崩止带，"其功全在固涩"，以治标为主，为臣药。君臣相须为用，固涩之力强，补虚之力弱。盐汤服，引药入肾，用为使。

《医方考》："金樱膏濡润而味涩，故能滋少阴而固其滑泄。芡实粉枯涩而味甘，故能固精浊而防其滑泄。金樱生于陆，芡实生于水，故曰水陆二仙丹。"

桂枝加龙骨牡蛎汤 《金匮要略》

【方歌】

> 桂枝龙骨牡蛎汤，桂芍龙牡草枣姜，
>
> 调和阴阳潜镇涩，男失女梦上下伤。

【组成】 桂枝三两　芍药三两　龙骨三两　牡蛎三两　甘草二两　大枣十二枚　生姜三两。

【用法】 上七味，以水七升，煮三升，分温三服。

【钩沉】 本方用于阴阳两虚之遗精证。《金匮要略·血痹虚劳病脉证并治第六》："夫失精家，少腹弦急，阴头寒，目眩，发落，脉极虚芤迟，为清谷，亡血，失精。脉得诸芤动微紧，男子失精，女子梦交，桂枝龙骨牡蛎汤主之。"其病机是情欲妄动，相思不遂，导致男子失精，女子梦交，阴虚及阳，上热下寒。阳虚下有寒，则少腹弦急，阴头寒；阴虚上有热，则目眩发落；脉得之芤动微紧，是心神不宁，精血亏虚，阴阳失调所致。法宜调和阴阳，潜镇涩纳。方中桂枝温通阳气，芍药敛阴养血，二者合用调阴阳，和营卫，交通心肾，共为君药。龙骨潜阳，牡蛎益阴，二者合用，潜镇安神，涩精止遗，共为臣药。君以治本，臣以治标，君臣配伍，标本兼顾。甘草补阳气，大枣养阴血，生姜温里散寒，三者同用，和阴阳，补气血，调营卫，均为佐药。

本方方名，在《金匮要略》各版本中稍有不同，有的称桂枝加龙骨牡蛎汤，有的称桂枝龙骨牡蛎汤。为了再现君臣佐使，方歌中重新排列了药物顺序。

桑螵蛸散 《本草衍义》

【方歌】

桑螵蛸散龟龙骨，人当茯神远菖蒲，

调补心肾涩精遗，水火不交频恍惚。

【组成】 桑螵蛸　龟甲酥炙　龙骨　人参　当归　茯神
远志　菖蒲。

【用法】 以上各一两，为末。夜卧，人参汤调下二钱。

【钩沉】《本草衍义》："安神魂，定心志，治健忘，小便
数，补心气。"其病机是心肾两虚，水火不交。心虚神失所
养，则心神恍惚，健忘失眠；肾虚精关不固，则尿频遗尿，滑
精遗泄。法应调补心肾，涩精止遗。方中桑螵蛸甘咸平，补肾
助阳，固精缩尿，为君药。龙骨镇心安神，收敛固涩；龟甲滋
阴益肾，养血补心，共为臣药。人参补五脏，安精神；当归补
血养心，茯神健脾安神；菖蒲、远志安神益智，交通心肾，均
为佐药。

方歌中的"频"字，指小便频数。

缩泉丸 （原名固真丹）《魏氏家藏方》

【方歌】

缩泉益智台乌药，山药糊丸盐酒调，

温肾祛寒能止遗，下元虚冷频遗尿。

【组成】 益智仁大者，去皮，炒　天台乌药细锉，各等分。

【用法】 上为末，酒煎山药末为糊丸，桐子大，每服七十
丸，盐、酒或米饮下。

【钩沉】《魏氏家藏方》："治肾经虚寒，小肠滑数，又白

浊等疾。"《校注妇人良方》:"治脬气虚寒,小便频数,遗尿不止。小儿尤效。"其病机是肾气不足,膀胱虚寒。法当温肾祛寒,缩尿止遗。方中益智仁辛温,补肾助阳,固精缩尿,为君药。乌药辛温,暖下元,散冷气,助气化,缩尿止遗,为臣药。山药健脾补肾,涩精止遗,为佐药。酒能温肾散寒,盐能引药入肾,均为使药。

第五节　固崩止带

固冲汤《医学衷中参西录》

【方歌】
固冲山萸芪白术,龙牡茜蛸芍棕五,
补肾健脾能摄血,崩漏经多稀淡除。

【组成】萸肉去净核,八钱　生黄芪六钱　白术炒,一两　龙骨煅,捣细,八钱　牡蛎煅,捣细,八钱　茜草三钱　海螵蛸捣细,四钱,生杭芍四钱　棕边炭二钱　五倍子轧细,药汁送服,五分。

【用法】原著本方无用法(应是水煎,用药汁冲服五倍子末)。

【钩沉】《医学衷中参西录》:"治妇女血崩。"其病机是脾肾两虚,冲脉不固。见血崩,或月经过多,色淡质稀者。法当补肾健脾,固冲摄血。张锡纯说:"病急则治其标,此证诚至危急之病也。"他说山萸肉味酸性温,能收敛元气,振作精神,固涩滑脱;其救脱之功,较参、术、芪更胜;救脱之药,当以萸肉为第一。故方中重用山萸肉为君,补益肝肾,收涩固脱,标本兼治。黄芪补气升阳以固脱,白术益气健脾以摄血,二者协君药治本;煅龙骨、煅牡蛎收敛固涩,助君药治标,共为臣药。海螵蛸、茜草化瘀止血；棕榈炭、五倍子收敛止血；白芍益肝肾，固冲任，均为佐药。

方歌中的"五"字，指五倍子，不要记成五味子。二者都是收敛药，均能敛肺、止汗、涩肠、固精。五味子敛中有补，重在补肾益气生津；五倍子纯敛无补，兼能收湿敛疮、收敛止血。

固经丸《丹溪心法》

【方歌】

> 固经龟板炒白芍，芩柏椿皮香附调，
> 滋阴清热能止血，崩漏经多深稠好。

【组成】龟板炙，一两　白芍炒，一两　黄芩炒，一两　黄柏炒，三钱　椿树根皮七钱半　香附子二钱半。

【用法】上为末，酒糊为丸，如梧桐子大。每服五十丸，空心温酒或白汤送下。

【钩沉】朱丹溪说它"治经水过多"，吴仪洛说它"治经行不止，及崩中漏下，紫黑成块"。其病机是阴虚血热，迫血妄行。法宜滋阴清热，固经止血。方中龟板滋阴降火，益肾养血，固冲止崩；白芍敛阴养血，柔肝调冲，共为君药。炒黄芩、炒黄柏清热泻火，凉血止血，共为臣药。椿皮苦涩性寒，清热燥湿，收涩止血；香附子行气解郁，调经止痛，均为佐药。诸药配伍，滋阴养血以固本，清热泻火以澄源，收涩止血以塞流。

完带汤《傅青主女科》

【方歌】

> 完带白术山药参，苍芍车前甘草陈，

柴胡芥穗补脾肝，湿浊带下白稀分。

【组成】白术土炒，一两　山药炒，一两　人参二钱　苍术制，三钱　白芍酒炒，五钱　车前子酒炒，三钱　陈皮五分　柴胡六分黑芥穗五分　甘草一钱。

【用法】水煎服。

【钩沉】傅山说："夫白带乃湿盛而火衰，肝郁而气弱，则脾土受伤，湿土之气下陷。是以脾精不守，不能化荣血以为经水，反变成白滑之物，由阴门直下，欲自禁而不可得也。治法宜大补脾胃之气，稍佐以舒肝之品，使风木不闭塞于地中，则地气自长腾于天上，脾气健而湿气消，自无白带之患矣。方用完带汤。"其病机是脾虚肝郁，湿浊带下。法宜补脾疏肝，化湿止带。方中白术健脾益气，燥湿止带；山药健脾补肾，涩精止带，共为君药。人参健脾益气；苍术健脾燥湿；白芍敛阴柔肝；车前子清热利湿，共为臣药。陈皮助苍术运脾燥湿；柴胡、芥穗合白芍疏肝解郁，均为佐药。甘草益气和中，调和诸药，兼为佐使。诸药合用，大补脾土，轻舒肝木，兼化湿止带而收全功。

方歌中的"分"字，当区分讲，此带下色白，清稀无臭，应该与彼带下色黄，黏稠腥秽者相区分。

易黄汤 《傅青主女科》

【方歌】
易黄汤中山药芡，白果黄柏与车前，
补脾益肾清热湿，收涩止带多黄黏。

【组成】山药一两，炒　芡实一两，炒　白果十枚，碎　黄柏二钱，盐水炒　车前子一钱，酒炒。

【用法】水煎，连服四剂。

【钩沉】傅山说："妇人有带下而色黄者，宛如黄茶浓汁，其气腥秽，所谓黄带是也。"其病机是脾肾两虚，湿热带下。法当补脾益肾，清热祛湿，收涩止带。方中山药补脾益肾，涩精止带；芡实益肾固精，除湿止带，二者"专补任脉之虚"，共为君药。白果苦涩，苦能燥湿，涩能止带，用为臣药。黄柏、车前子"清肾中之火"，兼能祛湿，共为佐药。

方歌中的"多黄黏"指带下量多、色黄、质黏稠。

清带汤 《医学衷中参西录》

【方歌】

>清带汤中用山药，龙骨牡蛎茜海蛸，
>
>健脾止带下赤白，清稀量多连绵调。

【组成】生山药一两　生龙骨六钱，捣细　生牡蛎六钱，捣细　茜草三钱　海螵蛸四钱，去净甲，捣。

【用法】水煎服。

【钩沉】《医学衷中参西录》："治妇女赤白带下。"主症是带下赤白，清稀量多，连绵不绝。病机是脾虚不固，带脉失约，冲任滑脱。法宜健脾止带。方中重用山药，健脾益肾，收涩止带，为君药。龙骨、牡蛎收涩止带，共为臣药。海蛸、茜草化瘀止带，使涩而不滞，均为佐药。

张锡纯说：龙骨、牡蛎为收涩之品，而兼具开通之力，海蛸、茜草为开通之品，而实具收涩之力，四药汇集成方，其能开通者，兼能收涩，能收涩者，兼能开通，相助为理，相得益彰。

第十章　安神剂

第一节　重镇安神

朱砂安神丸《内外伤辨惑论》

【方歌】
　　　　朱砂安神清热连，归地养血调和甘，
　　　　心火偏亢阴血弱，惊悸不眠神烦乱。

【组成】朱砂五钱，另研，水飞为衣　黄连去须净，酒洗，六钱
当归去芦，二钱五分　生地黄一钱五分　甘草五钱五分。

【用法】上件除朱砂外，四味共为细末，汤浸蒸饼为丸，
如黍米大，以朱砂为衣。每服十五丸或二十丸，津唾咽下，食
后，或温水、凉水少许送下亦得。

【钩沉】李东垣说："气浮心乱，以朱砂安神丸镇固之则
愈。"吴昆说："梦中惊悸，心神不安者，此方主之。"其病机
是心火偏亢，阴血不足。法宜镇心安神，清热养血。方中朱砂
性寒质重，专入心经，清心镇惊，为安神定志之要药，重用为
君。黄连苦寒泻火，清心除烦，为臣药。当归养血，生地滋
阴，使阴血上承，以养心安神，共为佐药。生甘草泻火解毒，
调和诸药，兼为佐使。

生铁落饮 《医学心悟》

【方歌】

　　　生铁落饮胆贝母，天麦橘红远菖蒲，

　　　苓神连翘玄丹钩，痰火上扰癫狂朱。

【组成】生铁落（原书无剂量）　胆星一钱　贝母三钱　天冬去心，三钱　麦冬去心，三钱　橘红一钱　远志肉一钱　石菖蒲一钱　茯苓一钱　茯神一钱　连翘一钱　元参一钱五分　丹参一钱五分　钩藤一钱五分　辰砂三分。

【用法】用生铁落煎熬三炷线香，取此水煎药，服后安神静睡，不可惊骇叫醒，犯之则病复作，难乎为力。若大便闭者，先用滚痰丸下之。

【钩沉】本方用于痰火上扰之癫狂。《医学心悟》："狂者，发作刚暴，骂詈不避亲疏，甚则登高而歌，弃衣而走，逾垣上屋。此痰火结聚所致，或伤寒阳明邪热所发。痰火，生铁落饮、滚痰丸并治之。"其病机是痰火结聚，上扰心神。法宜镇心安神，清热涤痰。方中生铁落质重而降，辛平散通，镇心安神，平肝泻火，定惊疗狂，用为君药。胆星、贝母清热化痰，胆星兼息风定惊；天冬清肺降火；麦冬清心除烦，共为臣药。橘红燥湿化痰，远志、石菖蒲安神益智，豁痰开窍；茯苓、茯神健脾宁心，兼杜生痰之源；连翘、玄参、丹参清心除烦；钩藤凉肝息风，朱砂镇惊安神，均为佐药。

磁朱丸 （原名神曲丸）《备急千金要方》

【方歌】

　　　磁朱神曲炼蜜丸，重镇安神水火痊，

　　　心肾不交阴阳乱，眼花耳聋悸不眠。

【组成】磁石二两　朱砂一两　神曲四两。

【用法】三味末之，炼蜜为丸，如梧子大，饮服三丸，日三服。

【钩沉】本方用于心肾不交证。《备急千金要方》："主明目，百岁可读注书。"其病机是肾精亏于下，则视物昏花，耳鸣耳聋；心阳亢于上，则心悸失眠。法宜重镇安神，交通心肾。方中磁石咸寒，清心火，益肾阴，聪耳明目，镇惊安神，李时珍说："磁石法水，色黑而入肾，故治肾家诸病而通耳明目。"故为君药。朱砂色赤入心，而走血脉，清心明目，镇惊安神，为臣药。神曲健脾助运，防止金石药物伤胃，为佐药。蜂蜜甘缓补中，缓和药性，使无碍胃气，兼为佐使。诸药配伍，滋阴潜阳，以水济火，聪耳明目。

为了避免重复，在方歌中用"水火"代替心肾。

珍珠母丸（原名真珠丸）《普济本事方》

【方歌】

珍珠母丸龙齿参，归地茯神枣柏仁，
犀角沉朱双薄汤，镇心平肝又滋阴。

【组成】珍珠母未钻珍珠母三分, 研如粉　龙齿半两　人参一两, 去芦　当归洗, 去芦, 薄切, 焙干, 一两半　熟干地黄地酒洒, 九蒸九曝, 焙干, 一两半　茯神去木, 半两　酸枣仁微炒, 去皮, 研, 一两　柏子仁研, 一两　犀角镑为细末, 半两　沉香半两。

【用法】上为细末，炼蜜为丸，如梧子大，辰砂为衣，每服四五十丸，金银薄荷汤下，日午夜卧服。

【钩沉】《普济本事方》："治肝经因虚，内受风邪，卧则魂散而不守，状若惊悸。"其病机是阴血不足，心肝阳亢，神志不宁。法应镇心安神，平肝潜阳，滋阴养血。方中珍珠母镇惊安神，平肝潜阳；龙齿镇惊安神，清热除烦，共为君药。人参、当归、熟地、茯神益气补血，养心安神；枣仁、柏子仁补肝血，安心神，共为臣药。犀角清心定惊；沉香摄纳浮阳；辰砂镇心安神，均为佐药。用金银花、薄荷煎汤服药，疏散肝热，平其阳亢，亦为佐药。

第二节　补养安神

天王补心丹 《校注妇人良方》

【方歌】
天王补心地麦天，柏枣归苓人玄丹，
远味朱砂梗竹叶，滋阴清热养血安。

【组成】生地黄酒洗，四两　麦门冬去心，二两　天门冬去心，二两　柏子仁炒，二两　酸枣仁二两　当归酒浸，二两　白茯苓去皮，五钱　人参去芦，五钱　玄参微炒，五钱　丹参微炒，五钱　远志去心，炒，五钱　五味子烘，五钱　桔梗五钱。

【用法】上为末，炼蜜为丸，如梧桐子大，用朱砂为衣，每服二三十丸，临卧，竹叶煎汤送下。

【钩沉】《校注妇人良方》："宁心保神，益血固精，壮力强志，令人不忘。清三焦，化痰涎，祛烦热，除惊悸，疗咽干，育养精神。"其病机是阴虚血少，神志不安。法应滋阴清热，养血安神。方中重用生地为君，滋阴壮水以制火，养血补心以安神。麦冬、天冬滋阴降火，清心除烦；酸枣仁、柏子仁养血补肝，宁心安神，共为臣药。当归养血补心；人参、茯苓益气安神；玄参滋阴降火；丹参清心除烦；远志养心安神，交通心肾；五味子益气宁心；朱砂为衣，镇心安神，均为佐药。桔梗载药上行，用为使。竹叶煎汤服药，清心除烦，亦为佐药。

柏子养心丸 《体仁汇编》

【方歌】

柏子养心杞地黄，玄麦归草茯神菖，

滋阴补肾更安神，恍惚惊悸梦健忘。

【组成】柏子仁_{四两}　枸杞子_{三两}　熟地_{二两}　玄参_{二两}　麦门冬_{一两}　当归_{一两}　甘草_{五钱}　茯神_{一两}　石菖蒲_{一两}。

【用法】蜜丸，梧桐子大，每服四五十丸。

【钩沉】《古今医统大全》："宁心保神，益血固精，祛烦热，除惊悸，聪明不忘。"其病机是阴血亏虚，心肾失调。见精神恍惚，怔忡惊悸，失眠多梦，健忘盗汗者。法应养心安神，滋阴补肾。方中柏子仁养心安神，重用为君。枸杞子、熟地滋阴养血，补益心肾，共为臣。玄参、麦冬滋阴降火，清心除烦；当归补血养心；茯神、石菖蒲安神定志，均为佐药。甘草益气养心，调和诸药，兼为佐使。

方歌中的"地黄"，指熟地。血虚明显者用熟地黄，阴虚内热者用生地黄，《古今医统大全》用的就是生地，天王补心丹中，更是重用生地为君。

孔圣枕中丹 （原名孔子大圣智枕中方）《备急千金要方》

【方歌】

孔圣枕中丹龟甲，龙骨菖远酒服下，

补肾宁心益安神，水火不交忘性大。

【组成】龟甲　龙骨　菖蒲、远志。

【用法】上四味等分为末，酒服方寸匕，日三，常服令人大聪。

【钩沉】本方用于健忘失眠，心神不安者。《备急千金要方》："主好忘。"其病机是心肾不交。法当补肾宁心，益智安神。方中龟甲滋阴潜阳，益肾养心，缪希雍说它"通心入肾以滋阴"，古文为君药。龙骨平肝潜阳，镇惊安神，为臣药。菖蒲醒神益智，豁痰开窍；远志安神益智，交通心肾，共为佐药。酒服，以助药力。

《医方集解》："龟者介虫之长，阴物之至灵者也，龙者鳞虫之长，阳物之至灵者也。借二物之阴阳，以补吾身之阴阳，假二物之灵气，以助吾心之灵气也。又人之精与志皆藏于肾，肾精不足则志气衰，不能上通于心，故迷惑善忘也。远志苦泻热而辛散郁，能通肾气上达于心，强志益智；菖蒲辛散肝而香舒脾，能开心孔而利九窍，去湿除痰。又龟能补肾，龙能镇肝，使痰火散而心肝宁，则聪明开而记忆强矣。"

酸枣仁汤 《金匮要略》

【方歌】

　　酸枣仁汤苓知母，川芎甘草肝不足，

　　虚劳虚烦不得眠，养血安神清热除。

【组成】酸枣仁二升　茯苓二两　知母二两　川芎二两　甘草一两。

【用法】上五味，以水八升，煮酸枣仁，得六升，内诸药，煮取三升，分温三服。

【钩沉】《金匮要略·血痹虚劳病脉证并治第六》："虚劳虚烦不得眠，酸枣仁汤主之。"其病机是肝血不足，虚热内扰。《灵枢·本神》："肝藏血，血舍魂"，"心藏脉，脉舍神"，肝血不足，则魂不守舍；热扰心神，则虚烦失眠。法宜养血安神，清热除烦。方中酸枣仁酸甘性平，养血补肝，宁心安神，为君药。茯苓健脾，宁心安神；知母滋阴，清热除烦，共为臣药。川芎活血行气，疏肝散郁，为佐药。生甘草益气清热，调和诸药，兼为佐使。

甘麦大枣汤 《金匮要略》

【方歌】

> 甘麦大枣小麦一，养心安神和缓急，
>
> 心虚肝郁脏躁证，精神恍惚喜悲泣。

【组成】 小麦一升　甘草三两　大枣十枚。

【用法】 上三味，以水六升，煮取三升，温分三服。

【钩沉】《金匮要略·妇人杂病脉证并治第二十二》："妇人脏躁，喜悲伤欲哭，象如神灵所作，数欠伸，甘麦大枣汤主之。"其病机是心阴不足，肝气不和。法宜养心安神，和中缓急。方中小麦乃心之谷，味甘微寒，益气除热，补心除烦，用为君药。《灵枢·五味》篇说："心病者，宜食麦"。生甘草益气养心，和里缓急，为臣药。大枣甘温，补中益气，养血安神，为佐药。

方歌中的"小麦一"，指小麦排在第一位，为君药。

养心汤 《仁斋直指方论》

【方歌】

> 养心汤里人参芪，苓神归芎味半曲，
>
> 柏枣远桂草姜枣，补益气血安惊惕。

【组成】 人参一分　黄芪炙，半两　白茯苓半两　茯神半两　当归半两　川芎半两　北五味子一分　半夏曲半两　柏子仁一分　酸枣仁浸，去皮，隔纸炒香，一分　远志取肉，姜汁淹，焙，一分　辣桂一分　甘草炙，四钱。

【用法】 上粗末，每服三钱，姜五片，大枣二枚，煎，食前服。

【钩沉】《仁斋直指方论》："治心虚血少，惊惕不宁。"杨士瀛在论心悸时说："人之所主者心，心之所养者血，心血一虚，神气不守，此惊悸之所肇端也。……所谓扶虚，不过调养心血，和平心气而已。"其病机是气血不足，心神不宁。法应补益气血，养心安神。方中人参、黄芪补中益气，生津养血，人参兼安神益智，共为君药。茯苓、茯神健脾渗湿，宁心安神；当归、川芎补血和血，共为臣药。五味子益气宁心；半夏曲祛痰和胃；酸枣仁、柏子仁养心安神；远志安神益智而祛痰；肉桂合甘草辛甘化阳，以助气血生长，均为佐药。生姜、大枣调气血，和脾胃，亦为佐。甘草调和诸药，兼为使。

安神定志丸 《医学心悟》

【方歌】

安神定志参苓神，菖蒲远志龙齿辰，
益气养心悸不眠，心虚胆怯惊惕人；
定志小丸开心散，参苓菖远忘忧痊。

【组成】人参一两　茯苓一两　茯神一两　石菖蒲五钱　远志一两　龙齿五钱。

【用法】炼蜜为丸，如桐子大，辰砂为衣，每服二钱，开水下。

【钩沉】《医学心悟》："有胃不和卧不安者，胃中胀闷疼痛，此食积也，保和汤主之。有心血空虚卧不安者，皆由思虑太过，神不藏也，归脾汤主之。有风寒邪热传心，或暑热乘心，以致躁扰不安者，清之神自定。有寒气在内而神不安者，温之而神自藏。有惊恐不安卧者，其人梦中惊跳怵惕是也，安神定志丸主之。"其病机是心虚胆怯，神志不安。法当益气养心，安神定志。方中人参大补元气，安神益智，《神农本草经》说它"补五脏，安精神，定魂魄，止惊悸"，用为君药。茯苓、茯神健脾益气，宁心安神，共为臣药。远志、石菖蒲安神益智，豁痰开窍；龙齿、辰砂镇惊安神，清心除烦，均为佐药。

定志小丸（《备急千金要方》）"主心气不定，五脏不足，甚者忧愁悲伤不乐，忽忽喜忘，朝瘥暮剧，暮瘥朝发，狂眩。"方由人参、茯苓、菖蒲、远志组成。与**开心散**（《备急千金要方》）的药味相同，只是药量有所变化。后者"主好忘"，名字即叫开心散，应该也治忧愁悲伤，故二者名虽异，实则同，均有益气养心，安神定志之功，用于心气不足引起的忧伤喜忘，心悸失眠，神志不安。

方歌中的"辰"是辰砂，切勿记成陈皮。

桂枝甘草龙骨牡蛎汤 《伤寒论》

【方歌】

桂枝甘草补心阳，龙牡潜镇安神良，

心悸欲按或烦躁，蜀漆姜枣救逆狂。

【组成】桂枝去皮，一两　甘草炙，二两　龙骨二两　牡蛎熬，二两。

【用法】上四味，以水五升，煮取二升半，去滓，温服八合，日三服。

【钩沉】《伤寒论》第 64 条："发汗过多，其人叉手自冒心，心下悸，欲得按者，**桂枝甘草汤**主之。"其病机是心阳虚，心失所养，心动失常。方中桂枝辛温，入心助阳，为君药。甘草甘温，益气养心，为臣药。二者合用，辛甘合化，补益心阳。

《伤寒论》第118条："火逆下之，因烧针烦躁者，桂枝甘草龙骨牡蛎汤主之。"其病机是心阳虚损，心神失养。方中桂枝、甘草温补心阳，以治病之本，共为君药。龙骨、牡蛎潜镇涩纳，重镇安神，以治病之标，共为臣药。四者合用，有补益心阳，潜镇安神之效。

《伤寒论》第112条："伤寒，脉浮，医以火迫劫之，亡阳，必惊狂，卧起不安者，桂枝去芍药加蜀漆牡蛎龙骨救逆汤主之。"其病机是心阳亡失，心神不敛，则心悸怔忡；阳气不足，痰邪内生，上扰心神，则惊狂不安。用桂枝、甘草补心阳；龙骨、牡蛎安心神；蜀漆涤痰逐邪；生姜、大枣补中助阳。诸药配伍，共奏温补心阳，镇惊安神之功。在《金匮要略》中简称为**桂枝救逆汤**。

柯琴说："病伤寒者，多烦躁惊狂之变，大抵用白虎、承气辈，作有余治之。然此症属实者固多，而属虚寒者间有，则温补安神之法，不可废也。"程国彭说："寒气在内而神不安者，温之而神自藏。"

一歌三方，看似很乱，实则有序。心阳虚轻者，仅有心下悸、欲得按，用桂枝甘草汤温补心阳；心阳虚较重者，其人烦躁，加龙骨牡蛎以潜镇安神；心阳亡失，出现惊狂，卧起不安者，又加蜀漆涤痰、姜枣助阳。三者症状逐渐加重，药味也逐渐增加，是"随证治之"的典范。

方歌中，"心悸欲按""烦躁""狂"，分别是三方的主症。

第三节 交通心肾

交泰丸 《韩氏医通》

【方歌】

交泰连十肉桂一，交通心肾水火济，

心火偏亢肾阳虚，怔忡不寐盐云雨。

【组成】川黄连五钱　肉桂五分。

【用法】上为末，炼蜜为丸，空心淡盐汤送下。

【钩沉】本方用于心火偏亢，肾阳偏衰，心肾不交证。韩懋说："火分之病，黄连为主。……生用为君，佐官桂少许，煎百沸，入蜜空心服，能使心肾交于顷刻。"心居于上属阳，主火；肾居于下属阴，主水。心火须下降于肾，与肾阳共同温煦肾阴，使肾水不寒；肾水须上济于心，与心阴共同涵养心阳，使心火不亢，是水火既济，心肾相交的常态。若肾阳虚，气化失司，肾水不能上济于心，则心火独亢于上，而扰动心神，就会出现怔忡不宁，夜寐不安等症状。法宜交通心肾。方中黄连苦寒，长于清心泻火，平独亢之阳，重用为君。佐以辛甘大热之肉桂，温助肾阳，以"少火生气"，使气化复常，则肾水上济，心肾相交，而成交泰之理。淡盐汤送下，引药入肾，用为使。

交泰，指天地祥和，万物通泰，中医指阴阳平衡。交泰之理，地气上为云，天气下为雨，则阴阳和，而万物生。天地之云雨，万物之水火，人身之心肾，皆阴阳也。经曰：阴阳者，天地之道也。升降出入，生化不息。

黄连阿胶汤 《伤寒论》

【方歌】

　　黄连阿胶黄芩芍，滋阴降火蛋黄搅，

　　心肾不交少阴病，心烦不卧口咽燥。

【组成】黄连四两　阿胶三两　黄芩二两　芍药二两　鸡子黄二枚。

【用法】上五味，以水六升，先煮三物，取二升，去滓，内胶烊尽，小冷，内鸡子黄，搅令相得，温服七合，日三服。

【钩沉】《伤寒论》第303条："少阴病，得之二三日，心中烦，不得卧，黄连阿胶汤主之。"其病机是阴虚火旺，心肾不交。法应滋阴降火，交通心肾。方中黄连苦寒清热，以泻心火；阿胶甘润养阴，以滋肾水，共为君药。黄芩助黄连泻火，芍药助阿胶滋阴，共为臣药。鸡子黄滋阴补肾，益气养心，用为佐药。

第十一章　开窍剂

第一节　凉　开

安宫牛黄丸《温病条辨》

【方歌】

安宫牛黄犀麝香，芩连栀子郁冰凉，

朱砂珍雄金箔蜜，清热解毒豁痰常。

【组成】牛黄一两　犀角（水牛角代）一两　麝香二钱五分　黄芩一两　黄连一两　山栀一两　郁金一两　梅片二钱五分　朱砂一两　真珠五钱　雄黄一两。

【用法】上为极细末，炼老蜜为丸，每丸一钱，金箔为衣，蜡护。脉虚者人参汤下，脉实者银花、薄荷汤下。每服一丸。大人病重体实者，日再服，甚至日三服；小儿服半丸，不知，再服半丸。

【钩沉】《温病条辨》：“太阴温病，不可发汗，发汗而汗不出者，必发斑疹；汗出过多者，必神昏谵语。……神昏谵语者，清宫汤主之，牛黄丸、紫雪丹、局方至宝凡亦主之。”其病机是邪热内陷心包，痰热蒙蔽清窍。法宜清热解毒，豁痰开窍。方中牛黄清心解毒，豁痰开窍；犀角凉血解毒，清心定惊；麝香通关开窍，醒神复苏，共为君药。黄芩泻肝胆之火；黄连清心胃之热；山栀子泻三焦之火，清热除烦；郁金、梅片（冰片）芳香辟秽，开窍醒神，共为臣药。朱砂、真珠（珍珠）镇心安神；雄黄豁痰解毒；金箔为衣重镇安神，均为佐药。蜂蜜和中调胃，用为使。

本方是凉开法的代表，故方歌中取一个"凉"字；在"凉开三宝"里，安宫牛黄丸长于清热解毒，豁痰开窍之力不及至宝，故方歌中又取一个"常"字。

牛黄清心丸 《痘疹世医心法》

【方歌】

牛黄清心栀连芩，郁金朱砂雪灯心，

开窍安神温邪陷，热闭心包神志昏。

【组成】牛黄二分五厘　山栀三钱　黄连五钱　黄芩三钱　郁金二钱　朱砂一钱半。

【用法】上为细末，腊雪调面糊为丸，如黍米大，每服七八丸，灯心汤下。

【钩沉】《痘疹世医心法》："治心热神昏。"其病机是温邪内陷，热闭心包。法宜清热解毒，开窍安神。方中牛黄清心解毒，豁痰开窍，用为君药。山栀、黄连、黄芩苦寒泻火，助牛黄清热解毒；郁金清心解郁，助牛黄开窍；均为臣药。朱砂镇心安神，用为佐药。腊雪调糊，清热降火；灯心汤服药，清心泻火；亦为佐药。

紫雪 《苏恭方》录自《外台秘要》

【方歌】

紫雪羚犀麝寒膏，滑硝朴硝玄升草，

青木丁沉金磁朱，息风止痉清热窍。

【组成】羚羊角屑，五两　犀角屑（水牛角代），五两　当门子五分　寒水石三斤　石膏三斤　滑石三斤　硝石四升　朴硝十斤　玄参一斤　升麻一升　青木香五两　丁子香一两　沉香五两　黄金百两　磁石三斤　朱砂三两　甘草炙，八两。

【用法】上十三味（当门子、硝石、朴硝、朱砂不在十三味里，只在用法中），以水一斛，先煮五种金石药，得四斗，去滓后内八物，煮取一斗五升，去滓，取硝石四升，芒硝亦可，用朴硝精者十斤投汁中，微炭火上煮，柳木篦搅，勿住手，有七升，投在木盆中，半日欲凝，内研朱砂三两，细研当门子五分，内中搅调，寒之二日成霜雪紫色。病人强壮者，一服二分，当利热毒；老弱人或热毒微者，一服一分，以意节之，合得一剂。

【钩沉】《外台秘要》："疗脚气毒遍内外，烦热，口中生疮，狂易叫走，及解诸石草热药毒发，邪热卒黄等，瘴疫毒疠，卒死温疟，五尸五注，心腹诸疾，绞刺切痛，蛊毒鬼魅，野道热毒，小儿惊痫，百病最良方。"其病机是温热病，邪陷心包，热盛动风。主症是高热烦躁，神昏谵语，痉厥者。法宜清热开窍，息风止痉。方中羚羊角凉肝息风止痉；犀角清热凉血解毒；当门子（麝香）芳香开窍醒神，共为君药。石膏、寒水石清热泻火，止渴除烦；滑石、朴硝、硝石利尿通便，导热下行，共为臣药。玄参、升麻清热解毒；青木香、丁香、沉香芳香通窍；黄金、朱砂、磁石重镇安神，均为佐药。炙甘草益胃和中，调和诸药，兼为佐使。

在"凉开三宝"里，本方长于息风止痉，故在方歌中把它放在清热开窍之前。

至宝丹 《灵苑方》引郑感方录自《苏沈良方》

【方歌】

> 至宝牛黄犀麝香，安息玳瑁冰雄黄，
>
> 朱砂琥珀金银箔，化浊开窍清解常。

【组成】 牛黄一分　生乌犀（水牛角代）一两　麝香一分　安息香一两半，酒浸，重汤煮令化，滤去滓，约取一两净　生玳瑁一两　龙脑一分　雄黄一两　朱砂一两　琥珀一两　金箔　银箔各五十片。

【用法】 上丸如皂角子大，人参汤下一丸，小儿量减。

【钩沉】 《苏沈良方》："专疗心热血凝，心胆虚弱，喜惊多涎，眠中惊魇，小儿惊热，女子忧劳，血滞血厥，产后心虚，怔忪尤效。"病机是痰热内闭心包。主症是神昏谵语，身热烦躁，痰盛气粗。法宜化浊开窍，清热解毒。方中牛黄清热解毒，豁痰开窍；生乌犀（犀角）清热解毒，清心定惊；麝香芳香开窍，共为君药。安息香、龙脑（冰片）芳香化浊开窍；玳瑁清热解毒镇惊，共为臣药。雄黄豁痰解毒；朱砂、琥珀、金铂、银铂镇心安神，均为佐药。

在"凉开三宝"里，本方长于化浊开窍，而清热解毒之力不足，故方歌中说它"清解常"。

抱龙丸 《小儿药证直诀》

【方歌】

> 抱龙丸用胆星麝，天竺雄黄朱草和，
>
> 开窍安神人昏睡，小儿急惊闭痰热。

【组成】 天南星四两，腊月酿牛胆中，阴干百日　麝香另研，半两　天竺黄一两　雄黄水飞，一钱　辰砂另研，半两。

【用法】 上为细末，煮甘草水和丸，皂子大，温水化下服之。百日小儿，每丸分作三四服；五岁一二丸；大人三五丸。

【钩沉】钱乙说："治伤风瘟疫，身热昏睡，气粗风热，痰实壅嗽，惊风潮搐，及蛊毒中暑。"此是小儿急惊，痰热闭窍证。法宜清热化痰，开窍安神。方中胆南星清热化痰，息风定惊；麝香辛香走窜，通关开窍，共为君药。天竺黄清热豁痰，镇心定惊，用为臣药。雄黄燥湿祛痰，辰砂镇心安神，均为佐药。甘草水调和诸药，用为使。

第二节　温　开

苏合香丸 （原名吃力伽丸）《广济方》，录自《外台秘要》

【方歌】

苏合香丸麝冰安，青木丁附乳沉檀，

荜犀朱砂诃白术，行气止痛寒闭痊。

【组成】苏合香半两　麝香当门子，一两　龙脑香一两，研　安息香一两　青木香一两　丁子香二两　香附子中白，一两　熏陆香半两　沉香重者，一两　白檀香一两　荜茇上者，一两　犀角（水牛角代）一两　光明砂研，一两　诃黎勒皮一两　吃力伽即白术是也，一两。

【用法】上十五味，捣筛极细，白蜜煎，去沫，和为丸。每朝取进华水，服如梧子四丸，于净器中研破服，老小每碎一丸服之。仍取一丸如弹丸，蜡纸裹，绯袋盛，当心带之。

【钩沉】本方用于寒闭证。《外台秘要》："疗传尸骨蒸，殗殜肺痿，疰忤鬼气，卒心痛，霍乱吐痢，时气鬼魅瘴疟，赤白暴疾，瘀血月闭，痃癖疔肿，惊痫鬼忤中人，吐乳狐魅。"其病机是寒邪或寒痰等秽浊之气，闭阻气机，蒙蔽清窍。主症是突然昏倒，牙关紧闭，不省人事，或卒暴心痛。法宜芳香开窍，行气止痛。方中苏合香、麝香、龙脑香（冰片）、安息香，四者芳香开窍，辟秽化浊，共为君药。青木香、丁香、香附、熏陆香（乳香）、沉香、白檀香，六者行气止痛，温通血脉，共为臣药。荜茇散寒止痛；犀角清心解毒；光明砂（朱砂）镇心安神；吃力伽（白术）益气健脾，燥湿化浊；诃黎勒（诃子）敛气，防止辛香之药温散太过，均为佐药。

紫金锭 <small>（原名太乙神丹，又名追毒丹、紫金丹）《丹溪心法附余》</small>

【方歌】
> 紫金锭中麝慈菇，千金戟倍雄黄朱，
> 辟秽解毒消肿痛，秽恶痰浊胀泻吐。

【组成】麝香<small>三钱</small>　山慈菇<small>去皮，洗净，焙，二两</small>　千金子<small>一名续随子，去壳，研，去油取霜，一两</small>　红芽大戟<small>去皮，洗净，焙干，一两半</small>　文蛤<small>一名五倍子，锤碎，洗净，焙，三两</small>　雄黄<small>一两</small>　朱砂<small>五钱</small>。

【用法】上除雄黄、朱砂、千金子、麝香另研外，其余三味为细末，却入前四味，再研匀，以糯米糊和剂，杵千余下，作饼子四十个，如钱大，阴干。体实者，一饼作二服，体虚者，一饼作三服。凡服此丹，但得通利一二行，其效尤速。如不要行，以米粥补之。若用涂疮，立消。孕妇不可服。

【钩沉】《丹溪心法附余》："治一切医所不疗之疾。"如药毒、虫毒、瘟疫、大人中风、小儿惊厥等，见脘腹胀闷疼痛，呕吐泄泻者。其病机是感受秽恶痰浊之邪，气机闭塞。法宜辟秽解毒，化痰开窍，消肿止痛。方中山慈菇清热解毒，化痰散结；麝香芳香开窍，行气止痛，共为君药。千金子、大戟逐水消肿，化痰散结，共为臣药。文蛤（五倍子）涩肠止泻；雄黄辟秽解毒；朱砂重镇安神，均为佐药。诸药配伍，"解诸毒，疗诸疮，利关窍，通治百病。"（《外科正宗》）

第十二章　理气剂

第一节　行　气

越鞠丸（又名芎术丸）《丹溪心法》

【方歌】

越鞠丸治六种郁，气血痰火湿食聚，

香附川芎栀苍曲，行气解郁胸脘痞。

【组成】香附　川芎　栀子　苍术　神曲各等分。

【用法】上为末，水丸如绿豆大（原书未著用法用量）。

【钩沉】本方用于六郁证。《丹溪心法》："戴云：郁者，结聚而不得发越也。当升者不得升，当降者不得降，当变化者不得变化也，此为传化失常，六郁之病见矣。气郁者，胸胁痛，脉沉涩；湿郁者，周身走痛，或关节痛，遇阴寒则发，脉沉细；痰郁者，动则喘，寸口脉沉滑；热郁者，瞀闷，小便赤，脉沉数；血郁者，四肢无力，能食便红，脉沉；食郁者，嗳酸，腹饱不能食，人迎脉平和，气口脉紧盛者是也。"朱丹溪说："气血冲和，万病不生，一有怫郁，诸病生焉。"故治六郁者，应以气血为先。方中香附行气解郁，宽中除满，为君药。川芎乃血中气药，既能活血，又能行气，为臣药。君臣相须为用，使气行则血行，血通则气畅。栀子清热泻火；苍术健脾燥湿；神曲和胃消食，均为佐药。诸药配伍，共奏行气解郁之功。痰之因不外气滞、血瘀、火炼、湿聚、食积，五者即解，则痰郁自除。

《医方考》："越鞠者，发越鞠郁之谓也。香附理气郁，苍术开湿郁，抚芎调血郁，栀子治火郁，神曲疗食郁。此以理气为主，乃不易之品也。"

柴胡疏肝散 《证治准绳》引《统旨》方

【方歌】

柴胡疏肝香附芎，陈皮枳壳芍草同，

木郁达之行气血，胸闷太息胁肋痛。

【组成】柴胡二钱　香附一钱半　川芎一钱半　陈皮醋炒，二钱　枳壳麸炒，一钱半　芍药一钱半　甘草炙，五分。

【用法】水二盅，煎八分，食前服。

【钩沉】《杂病证治准绳》："左胁痛，枳芎散，或柴胡疏肝散。"《景岳全书》："治胁肋疼痛，寒热往来。"其病机是肝气郁滞。主症是胁肋疼痛，伴有胸闷太息，情志抑郁者。法宜疏肝解郁，行气止痛。方中柴胡苦辛微寒，条达肝气而解郁，用为君药。香附疏肝解郁，川芎活血散瘀，二者合用，行气活血止痛，共为臣药。陈皮、枳壳行气化滞；芍药敛阴养血，合甘草酸甘化阴，柔肝止痛，均为佐药。甘草调和诸药，兼为使药。

肝藏血，其体属阴；主疏泄，其用为阳。凡治疗肝郁气滞者，均以柴胡、香附、川芎等疏肝行气之品，以助肝用；以芍药、当归等敛阴养血之味，以补肝体。两组药配伍，兼顾其"体阴用阳"之性，是疏肝调木之大法。

方歌中为了避免重复，用"木郁达之"代肝郁气滞，治以疏肝解郁。

木香顺气散 《证治准绳》引《医学统旨》

【方歌】

　　木香顺气用香附，青陈枳壳朴苍术，

　　砂榔草姜化湿滞，疏肝和胃胸胁腹。

【组成】 木香　香附　青皮醋炒　陈皮　枳壳麸炒　厚朴姜汁炒　苍术米泔浸一宿，炒　砂仁　槟榔各一钱　甘草炙，五分。

【用法】 水二盅，姜三片，煎八分，食前服。

【钩沉】《类方证治准绳》："治气滞腹痛。"《景岳全书》："治气滞腹痛胁痛。"其病机是气滞不舒，肝胃不和。法应行气止痛，疏肝和胃。方中木香行气止痛，疏肝和胃；香附行气宽中，疏肝解郁，共为君药。青皮助香附行气疏肝；陈皮、枳壳助木香行气和胃，共为臣药。厚朴、苍术、砂仁、槟榔、生姜化湿滞，和脾胃，均为佐药。甘草调和诸药，用为使。诸药配伍，以行气开郁为主，化湿和胃为辅，适用于气滞兼有湿阻的胸胁脘腹疼痛。

金铃子散 《太平圣惠方》，录自《袖珍方》

【方歌】

　　金铃子散延胡索，用酒调下疏肝热，

　　活血止痛胸胁腹，肝郁化火脉弦数。

【组成】 金铃子　延胡索各一两。

【用法】 上为细末，每服三钱，酒调下。

【钩沉】《袖珍方》："治热厥心痛，或发或止，久不愈。"其病机是肝郁化火。症见心胸、胁肋、脘腹诸痛，时发时止者。法宜疏肝泄热，活血止痛。方中金铃子苦寒，疏肝泄热，行气止痛，用为君药。延胡索活血行气，"专治一身上下诸痛"，用为臣佐。用酒服药，辛以散郁，温以祛寒，既助延胡索活血止痛，又防金铃子苦寒伤中，用为佐使。

瓜蒌薤白白酒汤 《金匮要略》

【方歌】

瓜蒌薤白白酒汤，通阳散结行气良，

胸痹喘咳不得卧，祛痰宽胸半夏长。

【组成】瓜蒌实一枚，捣　薤白半升　白酒七升。

【用法】三味同煮，取二升，分温再服。

【钩沉】《金匮要略·胸痹心痛短气病脉证治第九》："胸痹之病，喘息咳唾，胸背痛，短气，寸口脉沉而迟，关上小紧数，瓜蒌薤白白酒汤主之。"其病机是胸阳不振，痰气互结。法宜通阳散结，行气祛痰。方中瓜蒌甘寒，宽胸散结，理气涤痰，用为君。薤白辛温，通阳散结，行气导滞，用为臣。白酒辛散温通，以助药力，为佐使。诸药配伍，适用于胸痹而痰浊气滞较轻者。

《金匮要略·胸痹心痛短气病脉证治第九》："胸痹不得卧，心痛彻背者，**瓜蒌薤白半夏汤**主之。"其病机是胸阳不振，痰气互结。治以通阳散结，祛痰宽胸。方由瓜蒌薤白白酒汤加半夏而成，适用于胸痹而痰浊较甚者。

枳实薤白桂枝汤 《金匮要略》

【方歌】

枳实薤白桂枝汤，蒌薤厚实桂成行，

通阳散结□痰气，胸痹心痞胁下抢。

【组成】瓜蒌实一枚，捣　薤白半斤　厚朴四两　枳实四枚　桂枝一两。

【用法】上五味，以水五升，先煎枳实、厚朴，取二升，去滓，内诸药，煮数沸，分温三服。

【钩沉】《金匮要略·胸痹心痛短气病脉证治第九》："胸痹心中痞，留气结在胸，胸满，胁下逆抢心，枳实薤白桂枝汤主之。"其病机是胸阳不振，痰结气逆。法宜通阳散结，祛痰下气。方中瓜蒌涤痰散结，理气宽胸；薤白通阳散结，行气导滞，二者配伍，通阳散结，豁痰宽胸，共为君药。枳实破气消积，化痰散结；厚朴燥湿化痰，下气除满，二者合用，消痞除满，降逆平冲，共为臣药。桂枝辛温，既助薤白温通胸阳，又助枳、朴平冲降逆，用为佐药。诸药相伍，适用于胸痹而痰结气逆较甚者。

方歌中为了再现君臣佐使，重新排列了药物顺序。

半夏厚朴汤《金匮要略》

【方歌】
　　　　半夏厚朴茯苓苏，生姜梅核窝不出，
　　　　四七姜枣七情郁，散结降逆痰气阻。

【组成】半夏一升　厚朴三两　茯苓四两　苏叶二两　生姜五两。

【用法】上五味，以水七升，煮取四升，分温四服，日三夜一服。

【钩沉】本方用于梅核气。《金匮要略·妇人杂病脉证并治第二十二》："妇人咽中如有炙脔，半夏厚朴汤主之。"其病机是七情郁结，痰气相搏，阻于咽喉。法宜行气散结，降逆化痰。方中半夏辛温，燥湿化痰，散结消痞，和中降逆，用为君。厚朴苦温，燥湿化痰，下气除满，用为臣。君臣相伍，以除痰气结聚。茯苓甘淡渗湿，以去生痰之源；苏叶芳香行气，疏肝解郁；生姜辛温散饮，和胃止呕，兼解半夏之毒，均为佐药。

四七汤（《太平惠民和剂局方》引《易简方》），即半夏、厚朴、茯苓、紫苏四味为散，每服四钱，加生姜七片，枣一个，水煎热服。"治喜、怒、悲、思、忧、恐、惊之结成痰涎，状如破絮，或如梅核，在咽喉之间，咯不出，咽不下，此七气所为也，或中脘痞满，气不舒快，或痰涎壅盛，上气喘急，或因痰饮中结，呕逆恶心，并宜服之。"此处指明梅核气的病机，七情郁结，痰气交阻。

枳实消痞丸（又名失笑丸）《兰室秘藏》

【方歌】

> 枳实消痞厚朴连，干姜麦芽四君半，
> 行气消痞又和胃，脾虚气滞寒热缠。

【组成】枳实五钱　厚朴炙，四钱　黄连五钱　干生姜二钱　麦蘖面二钱　人参三钱　白术二钱　白茯苓二钱　炙甘草二钱　半夏曲三钱。

【用法】上为细末，汤浸蒸饼为丸，梧桐子大，每服五七十丸，白汤下，食远服。

【钩沉】《兰室秘藏》："治右关脉弦，心下虚痞，恶食，懒倦。"其病机是脾虚气滞，寒热互结。法宜行气消痞，健脾和胃。方中枳实辛行苦降，破气消积，重用为君。厚朴苦温燥湿，行气除满；黄连清热燥湿，降泄消痞，共为臣。干姜温中散寒；半夏曲降逆开痞；人参、白术、茯苓、甘草健脾；麦蘖面（麦芽曲）消食，均为佐药。甘草调和诸药，兼为使。

方中既有枳术汤之形，消补并用，以除虚实并见之满；又有半夏泻心汤之影，辛开苦降，以除寒热互结之痞。吴昆说："痞，虚中之实也。许学士云：邪之所凑，其气必虚，留而不去，其病则实，故治痞者一补一消。"

厚朴生姜半夏甘草人参汤《伤寒论》

【方歌】

　　厚姜半甘人参汤，健脾祛湿宽中乡，

　　虚实互见腹胀满，七消三补气滞康。

【组成】厚朴炙，去皮，半斤　生姜切，半斤　半夏洗，半升　甘草炙，二两　人参一两。

【用法】上五味，以水一斗，煮取三升，去滓，温服一升，日三服。

【钩沉】《伤寒论》第66条："发汗后，腹胀满者，厚朴生姜半夏甘草人参汤主之。"其病机是脾虚气滞，痰湿内生。见腹胀满，欲呕吐，上午轻，下午重，不喜温，不喜按者。法宜健脾祛湿，宽中除满。方中厚朴苦温，燥湿化痰，行气除满，为君药。生姜散饮和胃；半夏降逆开痞，共为臣药。人参、甘草健脾助运，均为佐药。

　　虚实夹杂，实多虚少，痰湿气滞明显，脾虚气弱较轻，故燥湿化痰除满药，多于益气健脾扶正药，刘渡舟教授称之为三补七消之法。

厚朴温中汤《内外伤辨惑论》

【方歌】

　　厚朴温中草蔻木，陈草干姜生姜茯，

　　行气除满又燥湿，脾胃寒湿气滞舒。

【组成】厚朴姜制，一两　草豆蔻仁五钱　木香五钱　橘皮去白，一两　干姜七分　茯苓去皮，五钱　甘草炙，五钱。

【用法】上为粗散，每服五钱匕，水二盏，生姜三片，煎至一盏，去滓，温服，食前。忌一切冷物。

【钩沉】《内外伤辨惑论》："治脾胃虚寒，心腹胀满，及秋冬客寒犯胃，时作疼痛。"其病机是脾胃寒湿气滞。原著说："戊火已衰，不能运化，又加客寒，聚为满痛。"法宜行气除满，温中燥湿。方中厚朴苦温燥湿，下气除满，重用为君。草豆蔻行气燥湿，温中止呕，少用为臣。木香、陈皮行气止痛，化滞宽中；干姜、生姜辛温散寒，温中止呕；茯苓渗湿健脾以和中；甘草益气补脾以缓急，均为佐。甘草调和诸药，兼为使。

良附丸《良方集腋》

【方歌】
> 良附丸是独步散，米饮姜汁盐一捻，
> 行气疏肝能止痛，肝胃气滞寒凝脘。

【组成】高良姜酒洗七次，焙，研　香附子醋洗七次，焙，研。

【用法】上二味，须各焙、各研、各贮，否则无效。如病因寒而得者，用高良姜二钱，香附末一钱；如病因怒而得者，用高良姜一钱，香附末二钱；如病因寒怒兼有者，用高良姜一钱五分，香附末一钱五分。以米饮加入生姜汁一匙，盐一撮，为丸。服之立止。

【钩沉】《良方集腋》："治心口一点痛，乃胃脘有滞，或有虫。多因恼怒及受寒而起，遂至终身不瘥。俗云心头痛者非也。"其病机是肝胃气滞寒凝。见胃脘冷痛，喜温喜按，伴胸胁胀闷者。法宜行气疏肝，祛寒止痛。方中高良姜辛热，温胃止呕，散寒止痛；香附子辛平，疏肝解郁，行气止痛。寒凝偏重者，倍用高良姜为君；气滞偏重者，倍用香附子为君。生姜汁温中止呕；米饮和中益胃，食盐"止心腹卒痛"，均为佐使。

《本草纲目》引《方外奇方》云："凡人胸膛软处一点痛者，多因气及寒起，或至终身，或子母相传。俗名心气痛，非也，乃胃脘有滞尔。惟此独步散，治之甚妙。"良附丸的组成及用法与之相同，可见良附丸就是独步散。

天台乌药散 （原名乌药散）《圣济总录》

【方歌】

> 天台乌药木青良，小茴去巴楝槟榔，
>
> 行气疏肝温酒下，散寒止痛疝瘕康。

【组成】 乌药半两　木香半两　青橘皮汤浸，去白，焙，半两　高良姜炒，半两　茴香子微炒，半两　巴豆微炒，打碎，同楝实二味，用麸一升炒，候麸黑色，去巴豆并麸不用，七十枚　楝实十枚　槟榔锉，二枚。

【用法】 上八味，除炒巴豆不用外，捣罗为散。每服一钱匕，温酒调下，空心食前服，痛甚，炒生姜热酒调下。

【钩沉】 本方用于小肠疝气，少腹痛引睾丸者。《圣济总录》："治控睾痛引少腹。"《灵枢·邪气脏腑病形》："小肠病者，小腹痛，腰脊控睾而痛。"其病机是肝经寒凝气滞。法宜行气疏肝，散寒止痛。方中乌药行气止痛，温肾散寒，是治疗寒凝气滞之要药，用为君。青皮、木香行气疏肝止痛；小茴香、高良姜暖肝散寒止痛，共为臣。槟榔行气破坚；川楝子与巴豆同炒，去豆不用，是制其苦寒之性，取其行气之用，均为佐药。温酒送下，辛散温通，以助药力。诸药配伍，亦治妇女痛经、瘕聚。

乌药汤 《兰室秘藏》

【方歌】
> 乌药汤里香附乌，木香当草行气疏，
> 加味无归延砂姜，少腹胀痛经前初。

【组成】香附子炒，二两　乌药一两　木香五钱　当归五钱
甘草五钱。

【用法】上㕮咀，每服五钱，水二大盏，去滓，温服
食前。

【钩沉】《兰室秘藏》："治妇人血海疼痛。"其病机是气
血不和，经前及经行胀痛。法宜行气疏肝，调经止痛。方中香
附子是疏肝解郁，调经止痛之要药，重用为君。乌药行气疏
肝，散寒止痛，用为臣。木香行气止痛，当归养血和血，调经
止痛，甘草缓急止痛，均为佐药。甘草调和诸药，兼为使。

加味乌药汤（原名加味乌沉汤）《奇效良方》方由乌药汤
去当归，加延胡索、缩砂、生姜组成。有行气活血，调经止痛
之功。用于肝郁气滞引起的经前或经初少腹胀痛，原著说：
"治妇人经水欲来脐腹疞痛。"

　　方歌中乌药重复出现，以示其居君位，为臣药。

正气天香散 《医学纲目》引河间方

【方歌】
> 正气天香散香附，乌药干姜陈皮苏，
> 行气温中调经痛，妇人诸气胸胁腹。

【组成】香附末，八两　乌药二两　干姜一两　陈皮一两　苏
叶一两。

【用法】上为细末，每服一钱匕，盐汤调服。

【钩沉】《医学纲目》："治妇人一切诸气，或上凑心胸，或攻筑胁肋，腹中结块，发渴，刺痛，月水不调，或眩晕呕吐，往来寒热。"《杂病证治准绳》："河间云：妇人性执，故气疾为多，宜正气天香散先导之。"其病机是寒滞肝脉，气机不调。法宜行气温中，调经止痛。方中重用香附为君，疏肝理气，调经止痛。乌药为臣，温中散寒，行气止痛。干姜助乌药温中散寒；陈皮、苏叶助香附行气宽中，均为佐药。

暖肝煎 《景岳全书》

【方歌】

　　　　暖肝肉桂茴沉香，乌药当枸苓生姜，

　　　　温补肝肾又行气，寒凝肝脉疝痛康。

【组成】肉桂一二钱　小茴香二钱　沉香一钱，或木香亦可　乌药二钱　当归二三钱　枸杞三钱　茯苓二钱。

【用法】水一盅半，加生姜三五片，煎七分，食远温服。

【钩沉】张景岳说："治肝肾阴寒，小腹疼痛，疝气等证。"其病机是肝肾不足，寒滞肝脉。法宜温补肝肾，行气止痛。方中肉桂、小茴香暖肝散寒，温中止痛，共为君药。沉香、乌药温中散寒，行气止痛；当归、枸杞滋阴养血，补益肝肾，均为臣药。茯苓渗湿健脾；生姜散寒和胃，共为佐药。

原著方后云"寒甚者加吴茱萸、干姜；再甚者加附子"，可见，病有浅深，药有轻重，随证治之。

橘核丸 《济生方》

【方歌】

　　　　橘核川楝木延桃，枳实厚朴昆带藻，

　　　　木通桂心酒糊盐，行气软坚癫疝偏。

【组成】橘核炒，一两　川楝子去肉，炒，一两　木香不见火，半两　延胡索炒，去皮，半两　桃仁麸炒，一两　枳实麸炒，半两　厚朴去皮，姜汁炒，半两　昆布洗，一两　海带洗，一两　海藻洗，一两　木通半两　桂心不见火，半两。

【用法】上为细末，酒糊为丸，如桐子大。每服七十丸，空心盐酒、盐汤任下。

【钩沉】严氏说："治四种癫病，卵核肿胀，或成疮毒，轻则时出黄水，甚则成痈溃烂。"他在"阴癫论治"中说："卵核肿胀，偏有大小，或坚硬如石，或脐腹绞痛。"其病机是寒湿内浸，客于肝脉，气血郁滞。汪昂说："疝病由于寒湿，或在气，或在血，证虽见乎肾，病实本乎肝。"法当行气止痛，软坚散结。方中橘核苦平，行气止痛，疏肝散结，用为君药。川楝子、木香行气止痛，川楝子兼能疏肝；延胡索、桃仁活血散结，延胡索兼能行气，共为臣药。枳实破气散结；厚朴行气燥湿；昆布、海带、海藻软坚散结；木通利水通经以祛湿；桂心温肾暖肝以散寒，均为佐药。用酒糊丸，辛散温通，以助药力，亦为佐；盐汤下，引药入肾，用为使。

第二节　降　气

苏子降气汤《太平惠民和剂局方》

【方歌】
苏子降气夏朴前，肉桂当草姜枣煎，
苏叶平喘祛痰咳，上实下虚多少短。

【组成】紫苏子二两半　半夏汤洗七次，二两半　厚朴去粗皮，姜汁拌炒，一两　前胡去芦，一两　肉桂去皮，一两半　川当归去芦，两半甘草_爁，二两。

【用法】上为细末，每服二大钱，水一盏半，入生姜二片，枣子一个，苏叶五叶，同煎至八分，去滓热服，不拘时候。

【钩沉】本方用于上实下虚之喘咳。《太平惠民和剂局方》："治男、女虚阳上攻，气不升降，上盛下虚，膈壅痰多，咽喉不利，咳嗽，虚烦引饮，头目昏眩，腰疼脚弱，肢体倦怠，腹肚疗刺，冷热气泻，大便风秘，涩滞不通，肢体浮肿，有妨饮食。"其病机是上有痰涎壅肺之标实，下有肾阳不足之本虚。上实则咳喘痰多，胸膈痞满；下虚则呼多吸少、短气倦怠。法宜降气平喘，祛痰止咳。方中苏子辛温，止咳化痰，降气平喘，为君药。半夏、厚朴燥湿化痰，降气平喘；前胡降气化痰，共为臣药。肉桂大热，补火助阳，纳气平喘；当归养血补虚，《神农本草经》说它主咳逆上气；甘草、大枣益气和中；生姜、苏叶宣肺散寒，均为佐药。甘草调和诸药，兼为使。

方歌中的"多少短"，指肾不纳气所致的呼多吸少、短气。

定喘汤 《摄生众妙方》

【方歌】

> 定喘麻黄白果桑，芩半杏仁不用姜，
>
> 苏子款冬草宣降，痰热内蕴风寒伤。

【组成】麻黄_{三钱} 白果_{二十一枚，去壳，砸碎炒黄} 桑白皮_{三钱，蜜炙} 黄芩_{一钱五分，微炒} 法制半夏_{三钱，如无，用甘草汤泡七次，去脐用} 杏仁_{一钱五分，去皮尖} 苏子_{二钱} 款冬花_{三钱} 甘草_{一钱}。

【用法】水三盅，煎二盅，作二服。每服一盅，不用姜，不拘时，徐徐服。

【钩沉】原著说："专治齁疾。"《医方考》："肺虚感寒，气逆膈热作哮喘者，此方主之。"其病机是痰热内蕴，风寒外束。法当宣降肺气，清热化痰。吴昆说："声粗者为哮，外感有余之疾也，宜用表药。气促者为喘，肺虚不足之证也，宜用里药。"方中麻黄辛温，宣肺平喘，发散风寒；白果敛肺定喘，兼能化痰，共为君药。桑白皮、黄芩清肺泻火，止咳平喘，共为臣药。半夏、杏仁、苏子降气化痰，止咳平喘；款冬花润肺化痰，止咳平喘，均为佐药。生甘草止咳祛痰，调和诸药，兼为佐使。

生姜辛温，能解表散寒，温中止呕，温肺止咳。本方证是风寒外束，痰热内蕴，已有麻黄发散外寒，若再用生姜，恐怕助热生火，故曰"不用姜"。

四磨汤 《济生方》

【方歌】

几磨都有乌沉槟，行气降逆胸结畅，

四磨人参兼扶正，五磨实木七情伤，

六磨木香壳大黄，通便导滞痞满胀。

【组成】天台乌药　沉香　槟榔　人参（原著本方无用量）。

【用法】四药各浓磨水，和作七分盏，煎三五沸，放温服。

【钩沉】严氏说："治七情伤感，上气喘急，妨闷不食。"其病机是肝气郁结，横逆胸膈。方中乌药辛温散结，行气疏肝以解郁，为君药。沉香辛苦微温，下气降逆以平喘，为臣药。槟榔辛散苦泄，下气导滞以开痞，为佐药。三者配伍，行气降逆，宽胸散结，是四磨汤、五磨饮子、六磨饮子之基础。四磨汤佐以人参，益气扶正，适用于气逆较轻兼体质偏弱者。

五磨饮子（《医便》），由乌药、沉香、槟榔，加枳实、木香而成，在行气降逆，宽胸散结的基础上，加大行气破结之力，王三才说："治七情郁结等气，或胀痛，或走注攻冲。"

六磨汤（《世医得效方》），由乌药、沉香、槟榔，加木香、枳壳、大黄而成，有行气降逆，通便导滞之效，用于"气滞腹急，大便秘涩"，兼有热者。

旋覆代赭汤 《伤寒论》

【方歌】

旋覆代赭重生姜，半夏人参草枣尝，

降逆化痰益和胃，心下痞硬噫气康。

【组成】旋覆花三两　代赭石一两　生姜五两　半夏半升，洗　人参二两　大枣十二枚，擘　甘草三两，炙。

【用法】以水一斗，煮取六升，去滓再煎，取三升，温服一升，日三服。

【钩沉】《伤寒论》第 161 条："伤寒发汗，若吐，若下，解后，心下痞硬，噫气不除者，旋覆代赭汤主之。"其病机是胃虚气逆，痰浊中阻。法应降逆化痰，益气和胃。方中旋覆花质虽轻而性沉降，辛能开痞，苦能降逆，长于降气消痰而止呕噫，为君药。代赭石苦寒，质重沉降，善于镇逆止呃，为臣药。半夏降逆止呕，燥湿化痰；重用生姜温胃止呕，散水祛痰；人参、甘草、大枣甘温益气，扶中虚之本，均为佐药。甘草调和诸药，兼为使。

橘皮竹茹汤 《金匮要略》

【方歌】

橘皮竹茹重生姜，人参草枣止呃降，

胃虚有热或济生，夏苓麦枇无枣方。

【组成】橘皮二升　竹茹二升　生姜半斤　人参一两　甘草五两　大枣三十枚。

【用法】上六味，以水一斗，煮取三升，温服一升，日三服。

【钩沉】《金匮要略·呕吐哕下利病》："哕逆者，橘皮竹茹汤主之。"其病机是胃虚有热，气逆不降。法应降逆止呃，益气清热。方中橘皮理气和胃而降逆，竹茹清热除烦而止呕，共为君药。生姜降逆止呕，人参益气扶正，共为臣药。甘草、大枣益气和胃，均为佐药。甘草调和诸药，兼为使。以药测证，可知本条所述之呃逆，当伴有虚烦不安、口干、少气、手足心热等症状。

《济生方》里也有一首**橘皮竹茹汤**，严氏在仲景的基础上，减去大枣，加半夏、茯苓、麦冬、枇杷叶而成，有降逆止呕，和胃清热的功效，"治胃热多渴，呕哕不食"者。

丁香柿蒂汤 《症因脉治》

【方歌】

　　　　丁香□蒂顺气汤，降逆止呃温中乡，

　　　　济生柿蒂只加姜，症因参姜胃虚凉，

　　　　或加青陈名为散，宝鉴行气呕噫康。

【组成】丁香　柿蒂　人参　生姜。（原书未著药量）

【用法】水煎服。

【钩沉】《症因脉治》："治胃寒呃逆脉迟者。""见呃声发作，或三四声而即止，或呃数声之外，或连续而不已者。"其病机是胃气虚寒。法应降逆止呃，温中益气。方中丁香辛温，温胃散寒，降逆止呃，为治胃寒呕逆之要药，用为君。柿蒂苦涩，专入胃经，善降胃气，为止呃要药；生姜温中止呕，是呕家圣药，共为臣。人参益气补虚，为佐药。

《卫生家宝》里的**顺气汤**，只有丁香、柿蒂两味，有降逆止呃，温中散寒之效，治"呃逆神验"。以它为基础，《济生方》只加生姜，名为**柿蒂汤**，"治胸满，呃逆不止"；《症因脉治》又加人参，称丁香柿蒂汤，治疗胃气虚寒之呃逆；《卫生宝鉴》既不用生姜，也不用人参，却加青皮、陈皮，名为**丁香柿蒂散**，有降逆止呃，温中行气之功，"治诸种呃噎，呕吐痰涎"。

四张方放在同一首方歌里，确实有些乱，但是，若能细心玩味，既能了解方剂的发展变化，又能体会活学活用的奥妙。方歌中用"胃虚凉"，代胃气虚寒。

第十三章　理血剂

第一节　活血祛瘀

桃核承气汤《伤寒论》

【方歌】

　　桃核承气大黄硝，逐瘀泻热桂枝草，

　　　　下焦蓄血小便利，少腹急结如狂躁。

【组成】桃仁五十个，去皮尖　大黄四两　芒硝二两　桂枝二两，去皮　甘草二两，炙。

【用法】上四味，以水七升，煮取二升半，去滓，内芒硝，更上火，微沸，下火，先食，温服五合，日三服，当微利。

【钩沉】本方用于下焦蓄血之轻症。《伤寒论》第106条："太阳病不解，热结膀胱，其人如狂，血自下，下者愈。其外不解者，尚未可攻，当先解其外。外解已，但少腹急结者，乃可攻之，宜桃核承气汤。"其病机是瘀热互结于下焦。法宜逐瘀泻热。方中桃仁苦平，破血逐瘀，为血瘀血闭之专药；大黄苦寒，攻积泻热，活血逐瘀，共为君药。桂枝温经通脉，助桃仁祛瘀；芒硝软坚，助大黄泻热，共为臣药。炙甘草益气和中，缓和诸药之峻烈，兼为佐使。

《伤寒论》第 125 条："太阳病身黄，脉沉结，少腹硬，小便不利者，为无血也。小便自利，其人如狂者，血证谛也。抵当汤主之。"小便利与不利，是仲景鉴别有无下焦瘀血的一个辨证要点。

抵当汤 《伤寒论》

【方歌】

> 抵当汤里水蛭虻，桃仁大黄破瘀良，
> 下焦蓄血小便利，少腹硬满人发狂；
> 减量为丸水煎服，满而不硬不喜忘。

【组成】 水蛭三十个，熬　虻虫三十个，去翅足，熬　桃仁二十个，去皮尖　大黄酒洗，三两。

【用法】 上四味，以水五升，煮取三升，去滓，温服一升，不下，更服。

【钩沉】 本方用于下焦蓄血之重症。《伤寒论》第 124 条："太阳病，六七日表证仍在，脉微而沉，反不结胸，其人发狂者，以热在下焦，少腹当硬满，小便自利者，下血乃愈。所以然者，以太阳随经，瘀热在里故也。抵当汤主之。"其病机是瘀热互结于下焦。法宜破血逐瘀。方中水蛭、虻虫均是破血逐瘀之峻剂，且能消癥通经，二者合用，相辅相成，共为君药。桃仁活血化瘀，润肠通便；大黄攻积泻热，逐瘀通经，用为臣佐。诸药配伍，药力峻猛，用时应中病即止，"瘀血下，勿更服。"

《伤寒论》第 126 条："伤寒有热，少腹满，应小便不利，今反利者，为有血也，当下之，不可余药，宜**抵当丸**。"此方与抵当汤的组成相同，减少水蛭、虻虫用量，分别用二十个，桃仁二十五个，大黄三两，捣为四丸，以水一升煮一丸，取七合服之，晬时当下血，若不下者，更服。有破血逐瘀之效，用于下焦蓄血，瘀结不甚，病势较缓，其人少腹满而不硬，无喜忘、发狂等神志异常者。是峻药缓消之法，所谓"汤者荡，丸者缓"也。

下瘀血汤 《金匮要略》

【方歌】

下瘀血汤用䗪虫，桃仁大黄蜜缓中，

逐瘀泻热酒煎服，干血着脐产后痛；

枳实芍药大麦粥，烦满不卧气血攻。

【组成】 䗪虫二十枚　桃仁二十枚　大黄二两。

【用法】 上三味，末之，炼蜜和为四丸，以酒一升，煎一丸，取八合，顿服之，新血下如豚肝。

【钩沉】《金匮要略·妇人产后病脉证治第二十一》："产妇腹痛，法当以枳实芍药散，假令不愈者，此为腹中有干血着脐下，宜下瘀血汤主之；亦主经水不利。"其病机是产后瘀血，瘀久化热，瘀热互结。《金匮要略·惊悸吐衄下血胸满瘀血病脉证治第十六》："病者如热状，烦满，口干燥而渴，其脉反无热，此为阴伏，是瘀血也，当下之。"法当逐瘀泻热。方中䗪虫咸寒，破血逐瘀，《神农本草经》说它主"血积，癥瘕，破坚，下血闭"，为治疗血瘀经闭、癥瘕积聚之要药，用为君。桃仁活血祛瘀，润肠通便；大黄攻积泻热，逐瘀通经，共为臣药。"用蜜丸者，缓其性不使骤发，恐伤上二焦也。酒煎顿服者，补下治下制以急，且去疾惟恐不尽也。"（《金匮要略心典》），均为佐使。

《金匮要略·妇人产后病脉证治第二十一》："产后腹痛，

烦满不得卧，枳实芍药散主之。"方中枳实烧黑，入血分，行血中之气；芍药"除血痹，破坚积"，兼能止痛；以大麦粥服之，安中扶正，共奏破气和血之功。用于气滞血瘀所致的腹满、腹痛，若是瘀热互结引起的腹痛，则非其所宜。

血府逐瘀汤 《医林改错》

【方歌】

血府逐瘀桃红膝，川芎赤芍归生地，

柴胡枳壳桔梗草，行气止痛头胸已。

【组成】桃仁四钱　红花三钱　牛膝三钱　川芎一钱半　赤芍二钱　当归三钱　生地黄三钱　枳壳二钱　桔梗一钱半　柴胡一钱甘草二钱。

【用法】水煎服。

【钩沉】王清任说："治胸中血府血瘀之症。"其病机是血瘀气滞，清阳不升。主症有胸痛、头痛日久不愈，痛有定处，或急躁、瞀闷、呃逆、不眠、"灯笼病"等属于血瘀气滞者。法宜活血化瘀，行气止痛。方中桃仁、红花活血祛瘀，通经止痛，共为君药。牛膝逐瘀通经，引血下行；川芎、赤芍活血止痛，川芎兼能行气，共为臣药。当归、生地养血和血；柴胡疏肝解郁；桔梗、枳壳升降气机；均为佐药。甘草调和诸药，用为使；柴胡、桔梗载药上行，兼为使。

通窍活血汤 《医林改错》

【方歌】

通窍活血好麝香，桃红芎芍枣葱姜，

瘀阻头面晕或痛，久聋发落黄酒汤。

【组成】麝香五厘，绢包　桃仁三钱，研泥　红花三钱　川芎一

钱　赤芍一钱　老葱三根，切碎　鲜姜三钱，切碎　红枣七个，去核。

【用法】用黄酒半斤，将后七味煎一盅，去滓，将麝香入酒内，再煎二沸，临卧服。

【钩沉】王清任说："治头面四肢、周身血管血瘀之症。"其病机是瘀阻头面。主症是头晕头痛，或耳聋耳鸣、头发脱落等属于瘀血阻滞者。法宜活血通窍。方中麝香芳香开窍，活血通经，消肿止痛，用为君药。桃仁、红花活血化瘀，通经止痛，共为臣药。川芎、赤芍助臣药活血；老葱助麝香通窍；生姜、大枣调和营卫，均为佐药。黄酒煎药，增强通经活络之效，用为佐使。诸药配伍，使瘀血去，新血生，则诸症自除。

会厌逐瘀汤 《医林改错》

【方歌】

会厌逐瘀桃红芍，当归生地玄梗草，

柴胡枳壳利咽结，喉暗喉痹气血调。

【组成】桃仁炒，五钱　红花五钱　赤芍二钱　当归二钱　生地四钱　玄参一钱　桔梗三钱　甘草三钱　柴胡一钱　枳壳二钱。

【用法】水煎服。

【钩沉】本方用于慢喉暗、喉痹等属于气滞血瘀者。王清任说"此方治痘五六天后，饮水即呛。"其病机是"痘毒烧炼，会厌血凝，不能盖严气门，故饮水渗入即呛。食不呛者，因微微小缝，能渗水而食不能入，故不呛。化开会厌中瘀血，其呛立止。"方中桃仁、红花活血化瘀，消肿散结，重用为君。赤芍散瘀止痛；当归补血活血；生地、玄参清热凉血，养阴生津；玄参兼解毒散结，共为臣药。桔梗、甘草解毒利咽，止咳化痰；柴胡、枳壳宣降气机，使气行则血行，均为佐药。柴胡、桔梗引药上行，甘草调和药性，三者兼为使药。诸药配伍，共奏活血化瘀，散结利咽之功。

膈下逐瘀汤 《医林改错》

【方歌】

　　膈下逐瘀桃红芎，归芍丹皮索五灵，
　　香附枳壳乌药草，腹中积聚行气痛。

【组成】桃仁三钱，研泥　红花三钱　川芎三钱　当归三钱　赤芍二钱　丹皮二钱　元胡一钱　五灵脂二钱，炒　香附钱半　枳壳钱半　乌药二钱　甘草三钱。

【用法】水煎服。

【钩沉】王清任说："治肚腹血瘀之症。"主症是膈下积块，或肚腹疼痛，痛处不移者。其病机是膈下瘀血。法宜活血祛瘀，行气止痛。方中桃仁、红花破血逐瘀，共为君药。川芎活血祛瘀，行气止痛；当归养血和血；赤芍、丹皮凉血祛瘀；元胡、五灵脂祛瘀止痛，共为臣药。香附、枳壳、乌药疏肝解郁，行气止痛，使气行则血行，均为佐药。甘草调和诸药，为使药。

王清任说："无论积聚成块在左肋、右肋、脐左、脐右、脐上、脐下，或按之跳动，皆以此方主之，无不应手取效。病轻者少服，病重者多服。总以病去药止，不可多服。"

少腹逐瘀汤 《医林改错》

【方歌】

　　少腹逐瘀蒲五灵，元胡没药归芍芎，
　　干姜肉桂小茴香，寒凝血瘀温经痛。

【组成】蒲黄三钱，生　五灵脂二钱，炒　元胡一钱　没药二钱，研　当归三钱　赤芍二钱　川芎二钱　干姜二分，炒　官桂一钱小茴香七粒，炒。

【用法】水煎服。

【钩沉】王清任说："此方治少腹积块疼痛，或有积块不疼痛，或疼痛而无积块，或少腹胀满，或经血见时，先腰酸少腹胀，或经血一月见三、五次，接连不断，断而又来，其色或紫、或黑、或块，或崩漏兼少腹疼痛，或粉红兼白带，皆能治之。"又说："此方去疾、种子、安胎。"其病机是少腹寒凝血瘀。法宜活血祛瘀，温经止痛。方中生蒲黄、五灵脂合用，为失笑散，能活血祛瘀，散结止痛，共为君药。元胡、没药、当归、赤芍、川芎活血化瘀止痛，当归兼养血调经，共为臣药。干姜、肉桂、小茴香温经散寒止痛，均为佐药。

身痛逐瘀汤《医林改错》

【方歌】
　　身痛逐瘀桃红芎，五灵没膝归地龙，
　　　　羌秦香附草行气，瘀阻经络宣痹通。

【组成】桃仁三钱　红花三钱　川芎二钱　五灵脂二钱,炒
没药二钱　牛膝三钱　当归三钱　地龙去土,二钱　羌活一钱　秦艽
一钱　香附一钱　甘草二钱。

【用法】水煎服。

【钩沉】王清任说："凡肩痛、臂痛、腰痛、腿痛、或周身疼痛，总名曰痹症。""痛不移处"者，用身痛逐瘀汤。其病机是瘀血痹阻于经络。法当活血行气，祛瘀通络，宣痹止痛。方中桃仁、红花活血祛瘀止痛，为君药。川芎、五灵脂、没药、当归活血止痛；牛膝、地龙逐瘀通经，牛膝兼补肝肾、强筋骨，共为臣药。羌活、秦艽祛风止痛；香附子行气止痛，均为佐药。甘草调和诸药，用为使；地龙引药入络，兼为使。

补阳还五汤《医林改错》

【方歌】

　　　补阳还五四两芪，归尾桃红芎芍地，

　　　补气活血又通络，半身不遂缓无力。

【组成】 黄芪四两，生　归尾二钱　桃仁一钱　红花一钱　川芎一钱　赤芍钱半　地龙一钱，去土。

【用法】 水煎服。

【钩沉】 本方用于气虚血瘀之中风。王清任说："此方治半身不遂，口眼歪斜，语言謇涩，口角流涎，大便干燥，小便频数，遗尿不禁。"其病机是气虚血滞，脉络瘀阻。法宜补气活血通络。方中黄芪甘温补气，生津养血，使营卫气血充足，令气旺推动血行，而收行滞通痹之功，重用为君。当归甘温而质重，故能补血，辛温而气轻，故能行血；归身主守，补血之力强，归尾主通，逐瘀之力雄，故用归尾为臣。君臣配伍，补气生血，行滞通络，有祛瘀生新之妙。桃仁、红花、川芎、赤芍助归尾活血祛瘀，均为佐药。地龙咸寒，长于通经活络，又能引药入络，兼为佐使。

　　王氏认为：元气足则有力，元气衰则无力，元气绝则死矣。人身之元气，左、右各五成，如果亏五成剩五成，左、右各有二成半，虽未病半身不遂，必有气亏无力之症。若余气归于左，则右半身气绝，不能动；余气归于右，则左半身气绝，不能动；余气归于上，则两腿瘫痪。设补阳还五汤，以补所亏五成之元气。

复元活血汤 《医学发明》

【方歌】

> 复元活血柴大黄，桃红山甲花粉当，
> 甘草黄酒疏肝络，胁下瘀血跌打伤。

【组成】 大黄酒浸，一两 柴胡半两 桃仁酒浸，去皮尖，研如泥，五十个 红花二钱 穿山甲炮，二钱 瓜蒌根三钱 当归三钱 甘草二钱。

【用法】 除桃仁外，锉如麻豆大，每服一两，水一盏半，酒半盏，同煎至七分，去滓，大温服之，食前，以利为度，得利痛减，不尽服。

【钩沉】《医学发明》："治从高坠下，恶血留于胁下及疼痛不可忍。"其病机是跌打损伤，瘀血阻滞。法宜活血祛瘀，疏肝通络。方中酒大黄入血分，下瘀血，清郁热，逐瘀生新；柴胡疏肝理气，使气行则血行，共为君药。桃仁、红花活血祛瘀，消肿止痛；穿山甲活血通络，破瘀消癥，共为臣药。瓜蒌根清热消肿，《神农本草经》说它"补虚安中，续绝伤"；当归养血活血，使祛瘀而不伤正，均为佐药。甘草缓急止痛，调和诸药，用为佐使。柴胡能引药入肝经，兼为使药。用酒煎药，以助活血逐瘀之力。

七厘散 《良方集腋》

【方歌】

> 七厘血竭红没乳，麝香冰片儿茶朱，
> 散瘀消肿止血痛，跌打损伤烧酒服。

【组成】 血竭一两 红花一钱五分 没药一钱五分 乳香一钱五分 麝香一分二厘 冰片一分二厘 儿茶二钱四分 上朱砂一钱二分，

水飞净。

【用法】上八味，研极细末，收贮瓷瓶，黄腊封口。

【钩沉】《良方集腋》："专治跌打损伤，骨断筋折，血流不止，或金刃重伤，食嗓割断。不须鸡皮包扎，急用此药干掺，定痛止血。先以药七厘，冲烧酒服之，量伤之大小，复用烧酒调敷立时见效。并治一切无名肿毒，汤炮火灼，亦如前法。伤轻者不必服，只用敷。"方中血竭活血化瘀，止血定痛，重用为君药。红花活血化瘀，通经止痛；乳香、没药活血散瘀，行气止痛，共为臣药。麝香、冰片辛香走窜，通络止痛；儿茶活血散瘀，收涩止血；朱砂镇惊安神，均为佐药。用酒服药，以助药力。诸药配伍，共奏散瘀消肿，止血定痛之功。

清代一斤等于十六两，一两等于十钱，一钱等于十分，一分等于十厘。按一斤等于500克计算，一钱等于3.125克，七厘约等于0.22克。

失笑散 《太平惠民和剂局方》

【方歌】

失笑散中五灵蒲，饮用黄酒或米醋，

活血祛瘀又散结，心腹刺痛经产露。

【组成】五灵脂酒研，淘去砂土　蒲黄炒香，各等分，为末。

【用法】上先用酽醋调二钱，熬成膏，入水一盏，煎七分，食前热服。

【钩沉】《太平惠民和剂局方》："治产后心腹痛欲死。"《本草纲目》："治男女老少，心痛腹痛，少腹痛，小肠疝气，诸药不效者，能行能止。"其病机是瘀血停滞。症见心腹刺痛，或产后恶露不行，或月经不调，少腹急痛者。法宜活血祛瘀，散结止痛。方中五灵脂苦咸，活血化瘀，止血定痛，是治疗血瘀诸痛之要药；蒲黄甘平，消瘀血，止疼痛，炒香能止血，二者相须为用，是化瘀散结止痛的基础方。酒研能活血通络，醋调能收涩止血，且能矫味，均为佐使。

丹参饮 《时方歌括》

【方歌】
> 丹参饮用砂檀香，活血祛瘀行气良，
> 血瘀气滞心胃痛，胸痹丹七冰复方。

【组成】丹参一两　檀香　砂仁各一钱。

【用法】水一杯半，煎七分服。

【钩沉】陈修园说："治心痛、胃脘诸痛多效，妇人更效。"其病机是血瘀气滞。法应活血祛瘀，行气止痛。方中丹参活血祛瘀，通经止痛，其药性平和，祛瘀而不伤正，是活血祛瘀要药，重用为君。檀香、砂仁行气止痛，温胃安中，使气行则血行，共为臣佐。

《中国药典》里的**复方丹参片**和**复方丹参滴丸**，均由丹参、三七、冰片组成。功效也是活血化瘀，行气止痛。与丹参饮相比，二者化瘀之力略胜，药性偏凉，用于血瘀气滞引起的胸痹心痛。

活络效灵丹 《医学衷中参西录》

【方歌】
> 活络效灵乳没药，丹参当归温酒调，
> 气血凝滞诸般痛，跌打疮疡□积消。

【组成】生明乳香五钱　生明没药五钱　丹参五钱　当归五钱。

【用法】上四味作汤服。若为散，一剂分作四次服，温酒送下。

【钩沉】《医学衷中参西录》："治气血凝滞，疮癖癥瘕，心腹疼痛，腿疼臂疼，内外疮疡，一切脏腑积聚，结络湮淤。"其病机是气血凝滞，经络不通。初病气滞于经，久病血凝于络。法宜活血祛瘀，通络止痛。乳香、没药活血祛瘀，行气止痛，共为君药。张锡纯说："二药并用，为宣通脏腑，流通经络之要药。故凡心胃、胁腹、肢体、关节诸疼痛皆能治之。"丹参活血祛瘀，通经止痛，为臣药。当归活血养血，使祛瘀而不伤正，为佐药。四者配伍，"于流通气血之中，大具融化气血之力"。

温经汤 《金匮要略》

【方歌】

温经吴萸桂枝芎，归芍丹皮阿胶冬，

参草半姜能养血，冲任虚寒瘀阻痛。

【组成】吴茱萸三两　桂枝二两　芎䓖二两　当归二两　芍药二两　牡丹皮二两，去心　阿胶二两　麦冬一升，去心　人参二两　甘草二两　半夏半升　生姜二两。

【用法】上十二味，以水一斗，煮取三升，分温三服。

【钩沉】《金匮要略·妇人杂病脉证并治第二十二》："问曰：妇人年五十所，病下利数十日不止，暮即发热，少腹里急，腹满，手掌烦热，唇口干燥，何也？师曰：此病属带下。何以故？曾经半产，瘀血在少腹不去。何以知之？其证唇口干燥，故知之。当以温经汤主之。"其病机是冲任虚寒，瘀血阻滞。主症是崩漏不止，或月经不调，少腹疼痛，或久不受孕者。治宜温经散寒，养血祛瘀。方中吴茱萸温经散寒，疏肝止痛；桂枝温经散寒，通脉止痛，共为君药。川芎、当归、芍药祛瘀止痛，养血调经，共为臣药。丹皮活血化瘀，兼清虚热；麦冬养阴润燥，清心除烦；阿胶养血止血；人参、甘草健脾安中，以滋气血生化之源；半夏降逆散结；生姜温胃散寒，均为佐药。甘草调和诸药，兼为使药。

艾附暖宫丸 《仁斋直指方论》

【方歌】

艾附暖宫肉桂吴，当归生地芎芍醋，

黄芪续断温经血，宫寒带下子息无。

【组成】艾叶大叶者，去枝梗，三两　香附去毛，六两。俱要合时采者，用醋五升，以瓦罐煮一昼夜，捣烂分饼，慢火焙干　官桂五钱　吴茱萸去枝梗，二两　当归酒洗，三两　生地黄生用，一两，酒洗，焙干　大川芎雀脑者，二两　白芍药用酒炒，二两　黄芪黄色、白色软者，各二两　续断去芦，一两五钱。

【用法】上为细末，上好米醋打糊为丸，如梧桐子大，每服五七十丸，淡醋汤食远送下。

【钩沉】《仁斋直指》："治妇人子宫虚冷，带下白淫，面色萎黄，四肢酸痛，倦怠无力，饮食减少，经脉不调，血无颜色，肚腹时痛，久无子息。"其病机是子宫虚寒，血虚血瘀。法应温经暖宫，养血活血。方中艾叶辛温散寒，温经止痛，是治疗下焦虚寒或寒客胞宫之要药；香附疏肝理气，是调经止痛要药，共为君。肉桂、吴茱萸温经散寒，通脉止痛，共为臣。当归、白芍、川芎养血和血，调经止痛；生地养阴生津；黄芪益气生血；续断补肝肾，调冲任，均为佐药。米醋糊丸，淡醋汤服药，一是引药入肝经，二是增强祛瘀止痛之功，兼为佐使。

原著组成是"川椒酒洗，三两"，《济阴纲目》等后世方书引用时，多用当归而无川椒。

生化汤 《傅青主女科》

【方歌】

生化汤里归芎桃，炮姜黄酒童便草，

恶露不行少腹痛，血虚寒凝温经好。

【组成】 当归八钱　川芎三钱　桃仁十四粒，去皮尖，研　黑姜五分　炙草五分。

【用法】用黄酒、童便各半，煎服。

【钩沉】本方用于产后恶露不行，小腹冷痛。傅青主说它"治产后血块"；唐宗海说它"血瘀能化之，则所以生之也。产后多用。"其病机是血虚寒凝，瘀血阻滞。法应化瘀生新，温经止痛。方中当归活血养血，正合化瘀生新之意，重用为君。川芎活血行气；桃仁活血通经，共为臣。黑姜（炮干姜）温经散寒；黄酒温通血脉，均为佐。炙甘草缓急止痛，调和诸药；童便既能散瘀，又能引血下行，均为佐使。

傅山说：惟生化汤系血块圣药也；世以四物汤治产，地黄性寒滞血，芍药微酸无补，伐伤生气，误甚。故傅氏不用四物，而用生化汤加减，治疗产后诸病。

桂枝茯苓丸 《金匮要略》

【方歌】

桂枝茯苓桃丹皮，芍药茯苓缓消蜜，

瘀阻胞宫宿有□，经闭产露腹痛悸。

【组成】桂枝　桃仁去皮尖，熬　丹皮去心　芍药　茯苓各等分。

【用法】上五味，末之，炼蜜和丸，如兔屎大，每日食前服一丸，不知，加至三丸。

【钩沉】《金匮要略·妇人妊娠病脉证并治第二十》："妇人宿有癥病，经断未及三月，而得漏下不止，胎动在脐上者，为癥痼害。……所以血不止者，其癥不去故也，当下其癥，桂枝茯苓丸主之。"本论是癥、胎鉴别，此处漏下是癥痼之害，并非胎漏。癥痼之害，桂枝茯苓丸主之。其病机是瘀阻胞宫。法宜活血化瘀，缓消癥块。方中桂枝温经通脉，平冲降逆，既助消癥，又安动悸，为君药。桃仁活血化瘀，调经止痛；丹皮凉血活血，《神农本草经》说它"主寒热，除癥坚"，共为臣药。芍药除血痹，破坚积，止疼痛；茯苓祛湿，利腰脐间血，合桂枝温化痰结，均为佐药。用白蜜为丸，能缓和诸药破泄之力；丸者缓也，且从小量开始，不知渐加，均是缓消之意。本方还能用于血瘀经闭，经行腹痛，以及产后恶露不尽，而见腹痛拒按者。

桂枝、桃仁、丹皮都是妊娠慎用药，尽管有"有故无殒"之旨，医者仍需谨慎。后世医家多用此方治癥瘕，而非疗胎漏。方歌中茯苓重复出现，是为了强调它非君非臣，而是佐药。经闭未及三月，胎动在脐上者，绝非胎动，而是水气上冲引起的悸动，故方歌中取一个"悸"字。

大黄䗪虫丸 《金匮要略》

【方歌】

> 大黄䗪虫虻蛭蛴，桃漆杏芩草地芍，
>
> 蜜丸酒饮缓消□，五劳虚极干血生。

【组成】大黄十分，蒸　䗪虫半升　虻虫一升　水蛭百枚　蛴螬一升　桃仁一升　干漆一两　杏仁一升　黄芩二两　干地黄十两　芍药四两　甘草三两。

【用法】上十二味，末之，炼蜜和丸小豆大，酒饮服五丸，日三服。

【钩沉】本方用于五劳虚极。《金匮要略·血痹虚劳病脉证并治第六》："五劳虚极羸瘦，腹满不能饮食，食伤、忧伤、饮伤、房室伤、饥伤、劳伤、经络营卫气伤，内有干血，肌肤甲错，两目黯黑。缓中补虚，大黄䗪虫丸主之。"其病机是五劳七伤，瘀血内停，瘀久化热，致肌肤失养，而成"干血痨"。治以活血消癥，祛瘀生新。方中大黄清热凉血，逐瘀攻积；䗪虫破血逐瘀，消癥散结，共为君药。虻虫、水蛭、蛴螬破血逐瘀，消癥散结；桃仁、干漆破瘀通经，共为臣药。杏仁宣降气机以利血行；黄芩泻火解毒以清瘀热；生地、芍药滋阴养血以扶正，均为佐药。甘草、蜂蜜缓中补虚，调和诸药，同为佐使。峻药丸服，意在缓攻；用酒服药以助药势。

方歌中的"干血生"，本应是"干血痨"，为了避免与"劳"字重复，而选一个"生"字，代祛瘀生新。

鳖甲煎丸 《金匮要略》

【方歌】

鳖甲煎丸妇䗪蜣，军硝丹桃紫蜂房，

射葶夏朴瞿石芍，参胶芩柴桂干姜，

软坚消□气血痰，疟母□瘕灰酒襄。

【组成】鳖甲炙，十二分　鼠妇熬，三分　䗪虫熬，五分　蜣螂熬，六分　大黄三分　赤硝十二分　牡丹去心，五分　桃仁二分　紫葳三分　蜂窠炙，四分　乌扇（射干）烧，三分　葶苈熬，一分　半夏一分　厚朴三分　瞿麦二分　石韦去毛，三分　芍药五分　人参一分　阿胶炙，三分　黄芩三分　柴胡六分　桂枝三分　干姜三分。

【用法】上二十三味，为末，取煅灶下灰一斗、清酒一斛五斗，浸灰，候酒尽一半，着鳖甲于中，煮令泛烂如胶漆，绞取汁，内诸药，煎为丸，如梧子大，空心服七丸，日三服。

【钩沉】本方用于疟母、癥瘕。《金匮要略·疟病脉证并治第四》："病疟以月一日发，当以十五日愈，设不差，当月尽解；如其不差，当云何？师曰：此结为癥瘕，名曰疟母，急治之，宜鳖甲煎丸。"其病机是疟疾日久不愈，假血依痰，结为痞块，而成疟母；或寒热痰湿与气血相博，形成癥瘕。《内经》说：坚者削之，结者散之。法宜行气活血，祛湿化痰，软坚消癥。方中鳖甲味咸入肝，软坚消癥，散结除痞，为君药。鼠妇、䗪虫、蜣螂破血消癥；大黄、赤硝下血攻积；丹皮、桃仁、紫葳、蜂窠活血化瘀，共为臣药。乌扇（射干）、葶苈子、半夏、厚朴行气化痰以散结；瞿麦、石韦利水祛湿以消肿；柴胡、黄芩清热，以解少阳之邪；桂枝、干姜温脾阳，以化厥阴之痰；人参、阿胶、芍药益气养血，以扶正祛邪，均为佐药。煅灶下灰主癥瘕坚积，清酒活血通经，二者助鳖甲软坚消癥，亦为佐。诸药为丸，是大方缓治。

第二节 止 血

十灰散 《十药神书》

【方歌】

十灰散中大小蓟，荷柏茅茜棕榈皮，

丹栀大黄藕萝墨，□血止血上焦急。

【组成】大蓟 小蓟 荷叶 侧柏叶 茅根 茜根 棕榈皮 牡丹皮 山栀 大黄各等分。

【用法】上药各烧灰存性，研极细末，用纸包，碗盖于地上一宿，出火毒。用时先将白藕捣汁，或萝卜汁，磨京墨半碗，调服五钱，食后服下。

【钩沉】《十药神书》："治呕血、吐血、咯血、嗽血。"其病机是血热妄行。法宜凉血止血。方中大蓟、小蓟凉血止血，散瘀解毒，共为君药。荷叶、柏叶、茅根、茜根凉血止血，茜根兼能祛瘀；棕榈皮收敛止血，共为臣药。丹皮合大黄凉血祛瘀；栀子合大黄凉血解毒，均为佐药。各药烧灰存性，以增强止血之力。藕汁凉血散瘀，萝卜汁清热降气，京墨收敛止血，皆为佐药。

四生丸 《妇人大全良方》

【方歌】

四生侧柏生地黄，生荷艾叶止血凉，

血热妄行吐或衄，口干咽燥舌红绛。

【组成】生柏叶 生地黄 生荷叶 生艾叶各等分。

【用法】共研，丸如鸡子大，每服一丸，水三盏，煎至一盏，去滓温服，无时候。

【钩沉】陈自明说："疗吐血。凡吐血、衄血，阳乘于阴，血热妄行，宜服此药。"既然是血热妄行，当伴有口干咽燥，舌红或舌绛等热象。法宜凉血止血。方中生柏叶凉血止血，为君药。生地黄、生荷叶清热凉血，生地黄兼养阴生津，生荷叶兼能散瘀，共为臣药。艾叶止血，《名医别录》说它"生寒熟热"，且配伍在大队凉血药中，是去性取用之法，为佐药。

柏叶汤 《金匮要略》

【方歌】

柏叶汤里艾干姜，马通童便温中阳，

脾不统血吐不止，血色暗淡面色㿠。

【组成】柏叶三两　艾叶三把　干姜三两。

【用法】上三味，以水五升，取马通汁一升，合煮取一升，分温再服。

【钩沉】《金匮要略·惊悸吐衄下血胸满瘀血病脉证治第十六》："吐血不止者，柏叶汤主之。"其病机是中焦虚寒，脾不统血。除吐血之外，还应伴有血色暗淡，面色无华等虚寒表现。法宜温中止血。方中柏叶苦寒，清肃而降，能折呕逆之势；其性涩，能收敛止血，用为君药。艾叶温经止血，用为臣。干姜温建中阳，以复脾统摄之权，为佐药。马通汁微温，能引血下行，多用童便代替，用为使药。

咳血方 《丹溪心法》

【方歌】

咳血青黛栀海粉，蒌仁诃子蜜姜噙，

清肝宁肺凉而止，胁痛心烦木刑金。

【组成】青黛　山栀　海粉（现多用海浮石）　瓜蒌仁　诃子（原著本方无用量）。

【用法】上为末，以蜜同姜汁丸，噙化。咳甚者，加杏仁去皮尖，后以八珍汤加减调理。

【钩沉】本方用于咳血。丹溪说咳血："俱是热证，但有虚实新旧之不同，或妄言为寒者，误也。"其病机是肝火犯肺。吴仪洛说："肝火上逆，能烁肺金，故咳嗽痰血。"是木火刑金，当有胸胁作痛，心烦易怒等表现。法宜清肝宁肺，凉血止血。方中青黛咸寒，归肝经，清热泻火，凉血止血；栀子苦寒，清热凉血，泻火除烦，共为君药。瓜蒌仁、海粉清肺化痰，共为臣药。诃子敛肺止咳，清肺利咽，为佐药。蜜能润肺，调和诸药；姜汁辛温，防止诸药凉遏之弊，均为佐使。

小蓟饮子《济生方》

【方歌】

小蓟生地蒲藕节，滑石木通淡竹叶，

栀子当归生甘草，热结下焦淋尿血。

【组成】小蓟　生地黄　蒲黄　藕节　滑石　木通　淡竹叶　山栀子　当归　甘草各等分。

【用法】上㕮咀，每服半两，水煎，空心服。

【钩沉】《玉机微义》："治下焦结热，尿血成淋。"严氏说："血淋为病，热即发，甚则尿血，候其鼻头色黄者，小便难也。"其病机是热聚膀胱。《内经》说："胞移热于膀胱，则癃溺血。"法宜凉血止血，利水通淋。方中小蓟凉血止血，利尿通淋，又能化滞，使止血而不留瘀，为君药。生地凉血止血，清热滋阴；蒲黄化瘀止血，利尿通淋；藕节收敛止血，兼能化瘀，共为臣药。滑石、木通、竹叶、栀子清热利尿通淋；当归养血和血，均为佐药。生甘草清热解毒，和里缓急，调和药性，兼为佐使。

槐花散《普济本事方》

【方歌】

槐花柏叶壳荆芥，米饮调下清肠血，

疏风行气肠风鲜，脏毒瘀晦湿热结。

【组成】槐花炒　柏叶烂杵，焙　枳壳去穰，细切、麸炒　荆芥穗各等分。

【用法】上为细末，用清米饮调下二钱，空心食前服。

【钩沉】《普济本事方》："治肠风、脏毒。"肠风下血新鲜，直出四射，先血后便，属于近血，是因风热之邪损伤血络；脏毒下血瘀晦，先便后血，属远血，或不分前后，是因湿热蕴结肠道，损伤血络。法应清肠止血，疏风行气。方中槐花凉血止血，"凉血之功独在大肠"，善清大肠湿热，为君药。柏叶苦寒性涩，既能凉血止血，又能收涩止血，为臣药。荆芥穗疏风止血；枳壳行气宽中，使气和则血和，均为佐药。米饮服药，和中益胃。

槐角丸 《太平惠民和剂局方》

【方歌】

　　　槐角丸里地榆芩，归防枳壳用米饮，
　　　清肠疏风又凉血，五种肠风湿热结。

【组成】槐角_{夫枝梗，炒，一斤} 地榆 黄芩 当归_{酒浸一宿，}焙 防风_{去芦} 枳壳_{去瓤，麸炒，各半斤。}

【用法】上为末，酒糊丸，如梧桐子大。每服三十丸，米饮下，不拘时候。

【钩沉】本方用于肠风下血，或痔疮、脱肛属于风热或湿热者。《太平惠民和剂局方》："治五种肠风泻血：粪前有血，名外痔；粪后有血，名内痔；大肠不收，名脱肛；谷道四面弩肉如奶，名举痔；头上有乳，名瘘，并皆治之。"方后说"此药治肠风疮内小虫，里急下脓血，止痒痛，消肿聚，驱湿毒。"其病机是风热之邪损伤肠络，或湿热蕴结于大肠。法宜清肠疏风，凉血止血。方中槐角苦寒，善清大肠湿热，凉血止血，重用为君。地榆收湿敛疮，凉血止血；黄芩清热燥湿，凉血止血，共为臣。当归养血活血，使止血而不留瘀；防风祛风除湿，升发清阳；枳壳行气宽肠，使"气调则血调"，均为佐药。用酒糊丸，能引药入络；米饮下，和中护胃，均为佐使。

第十三章　理血剂

201

黄土汤 《金匮要略》

【方歌】

> 黄土白术附阿胶，黄芩生地并甘草，
>
> 温阳健脾养而止，脾不统血暗淡调。

【组成】 灶心黄土半斤　白术　附子炮　阿胶　黄芩　干地黄　甘草各三两。

【用法】 上七味，以水八升，煮取三升，分温二服。

【钩沉】《金匮要略·惊悸吐衄下血胸满瘀血病脉证治第十六》："下血，先便后血，此远血也，黄土汤主之。"其病机是脾阳不足，脾不统血。治宜温阳健脾，养血止血。灶心土"具土之质，得火之性"，暖中焦，摄脾气，收敛止血，为君药。附子温脾阳，白术补脾气，以复其统血之权，共为臣药。阿胶养血止血；黄芩清热止血；生地滋阴凉血，均为佐药。甘草益气健脾，调和诸药，兼为佐使。诸药配伍，既能用于便血，也能用于吐血、衄血，以及妇人崩漏，见血色暗淡，四肢不温，面色萎黄者。

《医宗金鉴》："先便后血，此远血也，谓血在胃也，即古之所谓结阴，今之所谓便血也。先血后便，此近血也，谓血在肠也，即古之所谓肠澼，为痔下血，今之所谓脏毒、肠风下血也。"

第十四章 治风剂

第一节 疏散外风

川芎茶调散《太平惠民和剂局方》

【方歌】

川芎茶调薄荷荆，羌活白芷草细风，

疏风止痛各引经，外感偏正或巅顶；

菊花茶调蜕僵蚕，风热上犯头目清。

【组成】川芎四两　薄荷不见火，八两　荆芥去梗，四两　羌活二两　白芷二两　细辛去芦，一两　防风去芦，一两半　甘草爁，二两。

【用法】上为细末，每服二钱，食后，茶清调下。

【钩沉】《太平惠民和剂局方》："治丈夫、妇人诸风上攻，头目昏重，偏正头疼，鼻塞声重，伤风壮热，肢体烦疼，肌肉蠕动，膈热痰盛，妇人血风攻注，太阳穴疼。"其病机是外感风邪，循经上扰。法宜疏风止痛。方中川芎辛温，活血行气，祛风止痛，是治疗头痛之要药，用为君。薄荷辛凉，疏散风热，清利头目；荆芥辛而不烈，微温不燥，长于祛风，共为臣。羌活、白芷、辛细、防风性俱辛温，能祛风止痛，均为佐药。甘草调和诸药，用为使。茶叶清利头目，合薄荷共同制约风药辛散之性，亦为佐。

川芎长于治少阳、厥阴经头痛；羌活长于治太阳经头痛；白芷善于治阳明经头痛；细辛善于治少阴经头痛；防风是风药之卒徒，走十二经。临证时，应根据疼痛部位有所侧重。

菊花茶调散（《丹溪心法附余》），是在川芎茶调散的基础上，加菊花、蝉蜕、僵蚕而成，有疏风止痛，清利头目之功，用于风热上犯，头痛头晕者。方广说："治诸风头目昏重，偏正头痛，头风，鼻塞。"

苍耳子散 《重订严氏济生方》

【方歌】

苍耳子散用辛夷，苍芷薄荷葱茶沏，

疏风止痛利鼻窍，鼻渊鼻塞流浊涕。

【组成】辛夷仁半两　苍耳子炒，二钱半　香白芷一两　薄荷叶半钱。

【用法】并晒干，为细末，每服二钱，用葱茶清，食后调服。

【钩沉】严氏说："治鼻流浊涕不止，名曰鼻渊。"其病机是风邪上攻。法宜疏风止痛，通利鼻窍。方中苍耳子、辛夷性俱辛温，散风寒，通鼻窍，都是治疗鼻渊鼻塞之要药，辛夷安全无毒，重用为君，苍耳子有毒，少用为臣。白芷辛温，祛风寒，通鼻窍，长于止阳明经头痛，亦为臣。薄荷辛凉，疏散风热，清利头目，又能制约辛温药物燥烈之性，为佐药。葱白宣通鼻窍；茶叶清利头目，亦为佐。

苍耳子在方歌中重复出现，是因为它居君位，为臣药。

辛夷散 《重订严氏济生方》

【方歌】

> 辛夷白芷细羌风，藁本升麻芎草通，
> 疏风散寒祛湿窍，涕出不已调茶清。

【组成】 辛夷仁　白芷　细辛洗去土叶　羌活去芦　防风去芦
藁本去芦　升麻　川芎　木通　甘草炙，各等分。

【用法】 上为细末，每服二钱，食后茶清调服。

【钩沉】 严氏说："治肺虚，风寒湿热之气加之，鼻内壅
塞，涕出不已，或气息不通，或不闻香臭。"《医方考》："鼻
生息肉，气息不通，香臭莫辨者，此方主之。"其病机是外感
风寒湿邪，引起窍窒不通。法宜疏风散寒，祛湿通窍。方中辛
夷散风寒，通鼻窍，是治疗鼻塞流涕，鼻渊鼻鼽之要药，故为
君。白芷、细辛散风寒，通鼻窍，白芷兼燥湿排脓，细辛兼温
肺化饮，共为臣。羌活、防风、藁本祛风散寒，除湿止痛；川
芎祛风通络止痛，升麻升发清阳之气；木通利水通经，《神农
本草经》说它"通利九窍"，均为佐药。甘草调和诸药，用为
使药。

大秦艽汤 《素问病机气宜保命集》

【方歌】

> 大秦艽汤防羌独，辛芷四物草苓术，
> 生地膏芩能清热，风邪初中血不濡。

【组成】 秦艽三两　防风一两　羌活一两　独活二两　细辛半
两　白芷一两　熟地一两　当归二两　白芍二两　川芎二两　甘草
二两　白茯苓一两　白术一两　生地一两　石膏二两　黄芩一两。

【用法】 上十六味锉，每服一两，水煎，去滓温服，无时。

【钩沉】刘完素说："中风，外无六经之形证，内无便溺之阻格，知血弱不能养筋，故手足不能运动，舌强不能言语，宜养血而筋自柔，大秦艽汤主之。"其病机是风邪初中经络，筋脉失于濡养。法宜祛风清热，养血活血。方中秦艽祛风清热，舒筋通痹，重用为君。防风、羌活、独活、细辛、白芷均为辛温发散药，都能祛风通络，共为臣。"血弱不能养筋"，故用熟地、当归、白芍、川芎养血活血，柔筋缓急，又有"治风先治血"之意；白术、茯苓、甘草健脾，使气血生化有源；生地、石膏、黄芩清热，生地兼凉血，黄芩兼止血，均为佐药。甘草调和诸药，兼为使。

小续命汤《备急千金要方》

【方歌】

小续命汤麻桂风，生姜己杏芩芍芎，

参草附子祛风寒，阳气不足邪中经；

麻桂杏草亦还魂，宣肺补心卫阳通。

【组成】麻黄一两　桂心一两　防风一两半　生姜五两　防己一两　杏仁一两　黄芩一两　芍药一两　川芎一两　人参一两　甘草一两　附子一枚。

【用法】上十二味，㕮咀，以水一斗二升，先煮麻黄三沸，去沫，内诸药，煮服三升，分三服，甚良。不瘥，更合三四剂必佳，取汗随人风轻重虚实也。

【钩沉】《备急千金要方》："治卒中风欲死，身体缓急，口目不正，舌强不能语，奄奄忽忽，神情闷乱，诸风服之皆验，不令人虚方。"又说："治中风冒昧，不知痛处，拘急不得转侧，四肢缓急，遗矢便利，此与大续命汤同，偏宜产后失血并老小人方。"其病机是阳气不足，风中经络。法应祛风散寒，益气温阳。方中麻黄祛风散寒，宣肺通卫，《神农本草经》说它"主中风，伤寒，头痛"；桂心发散风寒，温经通脉，共为君药。生姜俗称还魂草，辛温助阳，祛风散寒；防风、防己祛风除湿，通络止痛，共为臣药。杏仁降肺气，助麻黄宣通卫阳；芍药、川芎养血活血，协桂枝调和营卫；黄芩清热燥湿；人参、甘草益气健脾，扶正补虚；附子辛热助阳，散寒祛湿，均为佐药。甘草调和诸药，兼为使。诸药配伍，祛风散寒以攘外为主，益气温阳以安内为辅。

《备急千金要方》里的**还魂汤**，组成与麻黄汤相同，麻黄三两、桂心二两、杏仁七十粒、甘草一两。有起死回生之效，主治卒感忤、鬼击、飞尸、暴死、奄忽气绝。方中麻黄宣肺气，通卫阳；桂心通血脉，补心阳；杏仁助麻黄宣降肺气以通卫；甘草合桂枝辛甘化阳以补心，兼能缓急。清吴谦说："通表者，扶诸阳气也。"由此能更好地理解小续命汤的方义。

在《备急千金要方》和《外台秘要》中，桂心与桂枝常常混用，例如麻黄汤、葛根汤两者都用桂心，大青龙汤、阳旦汤在《备急千金要方》里用桂心，《外台秘要》却用桂枝。据此，小续命汤与还魂汤中的桂心，也应该是桂枝。

消风散 《外科正宗》

【方歌】

消风荆防蝉牛蒡，苦参甘草木通苍，

膏母生地当胡麻，风疹湿疹清热养。

【组成】 荆芥一钱　防风一钱　蝉蜕一钱　牛蒡子一钱　苦参一钱　木通五分　苍术一钱　石膏一钱　知母一钱　生地一钱　当归一钱　胡麻一钱　甘草五分。

【用法】 水二盅，煎八分，食远服。

【钩沉】本方用于风疹、湿疹。《外科正宗》："治风湿浸淫血脉，致生疥疮，瘙痒不绝，及大人小儿风热瘾疹，遍身云片斑点，乍有乍无，并效。"其病机是风湿或风热之邪，浸淫血脉，郁于肌腠。法宜疏风除湿，清热养血。方中荆芥、防风、蝉蜕、牛蒡子疏散风邪，透疹止痒，共为君药。苦参、木通、苍术祛湿止痒，共为臣药。石膏、知母清热泻火；生地、当归、胡麻养血活血，取"血行风自灭"之意，均为佐药。甘草清热解毒，调和诸药，兼为佐使。

当归饮子 《济生方》

【方歌】

　　当归饮子用生地，首乌芎芍荆防蒺，

　　黄芪草姜能止痒，血虚有热风外袭。

【组成】当归去芦，一两　生地黄洗，一两　何首乌半两　川芎一两　白芍药一两　荆芥穗一两　防风去芦，一两　白蒺藜炒，去尖，一两　黄芪去芦，半两　甘草炙，半两。

【用法】上㕮咀，每服四钱，用水一盏半，加生姜五片，煎至八分，去滓温服，不拘时候。

【钩沉】严氏说："治心血凝滞，内蕴风热，发见皮肤遍身疮疥，或肿，或痒，或脓水浸淫，或发赤疹痞瘟。"其病机是血虚有热，风邪外袭。严氏说："治之，内则当理心血，祛散风热，外则加以敷洗，理无不愈。"方中当归补血活血，《景岳全书·本草正》："其味甘而重，故专能补血；其气轻而辛，故又能行血。补中有动，行中有补，诚血中之气药，亦血中之圣药也。"用为君药。生地滋阴清热凉血；首乌、白芍、川芎补血活血，共为臣药。君臣配伍，正合"医风先医血，血行风自灭也"。荆芥、防风、蒺藜祛风止痒；黄芪益气固表，补气生血；生姜化湿和中，均为佐药。甘草益气扶正，调和诸药，兼为佐使。诸药配伍，共奏养血活血，祛风止痒之功。

牵正散 《杨氏家藏方》

【方歌】

牵正白附白僵蚕，全蝎热酒□口眼，

祛风化痰能通络，全蝎蜈蚣止痉散。

【组成】白附子　白僵蚕　全蝎去毒，各等分，并生用。

【用法】上为细末。每服一钱，热酒调下，不拘时候。

【钩沉】杨倓说"治口眼㖞斜。"其病机是风痰阻于头面经络。法宜祛风化痰，通络止痉。方中白附子辛散温通，长于祛风痰，止惊搐，是治疗风痰之要药，用为君。僵蚕、全蝎均能祛风止痉，全蝎又能通络，僵蚕又能化痰，共为臣药。热酒调服，宣通血脉，引药入络，兼为佐使。

止痉散 （《流行性乙型脑炎中医治疗法》），只用全蝎、蜈蚣，有祛风止痉，通络止痛的功效，治疗内风引起的痉厥，四肢抽搐，或顽固性头痛、偏头痛、关节疼痛。

玉真散 《外科正宗》

【方歌】

玉真散中白附南，羌活防芷天麻便，

祛风化痰定搐酒，紧强反抽破伤痉。

【组成】白附子　天南星　羌活　防风　白芷　天麻各等分。

【用法】上为末，每服二钱，热酒一盅调服，更敷伤处。若牙关紧急、腰背反张者，每服三钱，用热童便调服。

【钩沉】《外科正宗》："治破伤风牙关紧急，角弓反张，甚则咬牙缩舌。"其病机是"因皮肉损破，复被外风袭入经络，渐传入里。"法宜祛风化痰，定搐止痉。方中白附子祛风痰，定惊搐，止疼痛；天南星燥湿化痰，祛风解痉，共为君药。羌活、防风、白芷疏散太阳、阳明之风邪，共为臣药。天麻息风止痉，祛风通络，为佐药。热酒行药势，通经络；童便滋阴泻火，均为佐使。

方歌中的"便"指童便；"强"指身体强直；"抽"指四肢抽搐。

五虎追风散 《史全恩家传方》

【方歌】

五虎追风蜕天南，天麻全蝎白僵蚕，
朱砂黄酒五心汗，解痉止痛破伤痉。

【组成】蝉蜕一两　天南星二钱　明天麻二钱　全蝎带尾，七个　僵蚕炒，七条。

【用法】为末，水煎服。用黄酒二两为引，服前先将朱砂面五分冲下。每服后五心出汗即有效，但出汗与否，应于第二日再服，每日一副，服完三副后，第二日用艾灸伤口。

【钩沉】本方治破伤风，牙关紧急，手足抽搐，角弓反张者。其病机是风毒之邪，通过创口侵入经络。风为阳邪，风性劲急，风胜则动。法宜祛风解痉止痛。方中重用蝉蜕为君，既能疏风清热以解外，又能凉肝定惊以安内。天南星祛风化痰解痉；天麻祛风通络止痉，共为臣药。全蝎、僵蚕息风止痉，通络止痛；朱砂镇惊安神，均为佐药。黄酒引药入络，用为使。

小活络丹 （原名活络丹）《太平惠民和剂局方》

【方歌】

> 小活络丹草川乌，南星地龙酒没乳，
>
> 祛风除湿化痰络，活血止痛三痹除。

【组成】 草乌炮，去皮脐　川乌炮，去皮脐　天南星炮　地龙去土，各六两　没药研　乳香研，各二两。

【用法】 上为细末，入研药和匀，酒面糊为丸，如梧桐子大，每服二十丸，空心，日午冷酒送下，荆芥茶下亦得。

【钩沉】 本方用于风寒湿痹。《太平惠民和剂局方》："治丈夫元脏气虚，妇人脾血久冷，诸般风邪湿毒之气留滞经络，流注脚手，筋脉挛拳，或发赤肿，行步艰辛，腰腿沉重，脚心吊痛，及上冲腹胁膨胀，胸膈痞闷，不思饮食，冲心闷乱，及一切痛风走注，浑身疼痛。"其病机是风寒湿邪，或痰浊瘀血痹阻经络。法宜祛风除湿，化痰通络，活血止痛。方中草乌、川乌辛苦大热，祛风除湿，温经止痛，共为君药。天南星燥湿化痰，祛风止痛，为臣药。地龙通经活洛；乳香、没药化瘀通络，行气止痛，均为佐药。用酒调服，辛以散寒，温以通脉，并能引药直达病所，兼为佐使。

第二节　平息内风

羚角钩藤汤《通俗伤寒论》

【方歌】

> 羚角钩藤桑菊芍，生地茹贝茯神草，
>
> 凉肝息风液舒筋，高热痉厥人烦躁。

【组成】 羚角片钱半，先煎　双钩藤三钱，后入　霜桑叶二钱　滁菊花三钱　生白芍三钱　鲜生地五钱　淡竹茹五钱，鲜刮，与羚角先煎代水　京川贝四钱，去心　茯神木三钱　生甘草八分。

【用法】 水煎服。

【钩沉】《重订通俗伤寒论》邪热传入厥阴脏证："若火旺生风，风助火势，头晕目眩，胸胁胀痛，四肢厥冷，烦闷躁扰，甚则手足瘛疭，状如痫厥，便泄不爽，溺赤涩痛，舌焦紫起刺，脉弦而劲。此肝风上翔。"其病机是肝热生风。法宜凉肝息风，增液舒筋。方中羚羊角凉肝息风，清热止痉；钩藤平肝息风，清热定惊，二者相须为用，共为君。桑叶、菊花疏散风热，平抑肝阳，共为臣。生地、白芍养阴增液，柔肝舒筋；竹茹、川贝清热化痰，竹茹兼能除烦；茯神宁心安神，均为佐。甘草调和诸药，用为使。

钩藤饮 《医宗金鉴》

【方歌】

> 钩藤饮用羚羊角，全蝎天麻人参草，
>
> 清热息风益解痉，惊悸瘛□小天钓。

【组成】 钩藤钩　羚羊角　全蝎　天麻　人参　甘草。（原著无用量。）

【用法】 水煎服。

【钩沉】《医宗金鉴》："小儿天钓证，由邪热痰涎壅塞胸间，不得宣通而成。发时惊悸壮热，眼目上翻，手足瘛疭，爪甲青色，证似惊风，但目多仰视，较惊风稍异。"法当清热息风，益气解痉。方中钩藤甘寒，清热定惊，平肝息风；羚羊角咸寒，清热解毒，凉肝息风，二者相须为用，共为君。全蝎息风止痉，通络止痛；天麻息风止痉，平抑肝阳，共为臣。人参、甘草益气扶正，用为佐。甘草调和诸药，兼为使。

《天钓心法要诀》里说"瘛疭减参钩藤饮"；方后按曰："天钓乃内热痰盛，应减人参。"

镇肝熄风汤 《医学衷中参西录》

【方歌】

> 镇肝牛膝赭龙牡，龟芍玄天熄风伍，
>
> 茵陈川楝麦芽草，滋阴潜阳类中疏。

【组成】 怀牛膝一两　生赭石轧细，一两　生龙骨捣碎，五钱　生牡蛎捣碎，五钱　生龟板捣碎，五钱　生杭芍五钱　玄参五钱　天冬五钱　茵陈二钱　川楝子捣碎，二钱　生麦芽二钱　甘草钱半。

【用法】 水煎服。

【钩沉】《医学衷中参西录》："治内中风证（亦名类中风，即西人所谓脑充血证），其脉弦长有力（即西人所谓血压过高），或上盛下虚，头目时常眩晕，或脑中时常作疼发热，或目胀耳鸣，或心中烦热，或时常噫气，或肢体渐觉不利，或口眼渐形歪斜，或面色如醉，甚或眩晕，至于颠仆，昏不知人，移时始醒，或醒后不能复原，精神短少，或肢体痿废，或成偏枯。"张锡纯说："风名内中，言风自内生，非风自外来也。"其病机是肝肾阴虚，肝阳化风。法宜镇肝息风，滋阴潜阳。方中牛膝引血下行，补益肝肾；代赭石平肝阳，降逆气，是重镇降逆之要药，二者合用，标本兼治，直折气血上逆之势，共为君药。龙骨、牡蛎平肝潜阳；龟板、白芍、玄参、天冬滋水涵木，柔肝息风，均为臣药。茵陈、川楝子、生麦芽清肝泄热，疏肝理气，以顺其条达之性，共为佐药。甘草和中调药，兼为佐使。

为了与建瓴汤的方歌对比，把方名分开，用一个"伍"

字，既是"熄风"与"镇肝"相伍，又是"滋阴药"与"潜阳药"相伍。全方药味可分三组，平肝潜阳、滋阴息风和清肝疏肝，方歌中的"疏"字，既指疏肝药，又指疏通气血经络的功效。

建瓴汤 《医学衷中参西录》

【方歌】

建瓴牛膝赭龙牡，山药芍地柏锈煮，

镇肝息风滋阴神，头晕脉弦充血除。

【组成】怀牛膝一两　生赭石轧细，八钱　生龙骨捣碎，六钱　生牡蛎捣碎，六钱　生怀山药一两　生杭芍四钱　生地黄六钱　柏子仁四钱。

【用法】磨取铁锈浓水，以之煎药。

【钩沉】《医学衷中参西录》："脑充血证即《内经》之所谓厥证，亦即后世之误称中风证。"它的征兆有：头目时常眩晕，心中常觉烦躁不宁，或舌胀、言语不利，或口眼歪斜，或半身麻木不遂，或头重脚轻，时欲眩仆，脉必弦硬而长。病机是肝肾阴虚，肝阳上亢。法宜镇肝息风，滋阴安神。方中重用牛膝补益肝肾，引血下行；代赭石平肝阳，降逆气，二者合用，直折气血上逆之势，共为君。龙骨、牡蛎平肝潜阳，镇惊安神；生山药、白芍、生地滋水涵木，柔肝息风，共为臣。柏子仁养心安神；铁锈镇心平肝，磨水煎药，借金之余气以镇肝胆之木，均为佐药。

方名建瓴，是"高屋建瓴"的简称，张氏说："服后能使脑中之血如建瓴之水下行，脑充血之证自愈。"

天麻钩藤饮 《中医内科杂病证治新义》

【方歌】

> 天麻钩藤石决膝，栀芩益母杜仲寄，
>
> 夜藤茯神平肝风，清热活血兼补益。

【组成】 天麻　钩藤后下　生决明先煎　川牛膝　山栀　黄芩　益母草　杜仲　桑寄生　夜交藤　朱茯神。（原著本方无用量。）

【用法】 水煎服。

【钩沉】 胡光慈说："治高血压头痛、晕眩、失眠。"其病机是肝肾不足，肝阳偏亢，肝风上扰。法应平肝息风，清热活血，补益肝肾。方中天麻平肝息风，通络止痛，为治疗眩晕、头痛之要药；钩藤平肝息风，清热定惊，二者相须为用，共为君药。石决明潜镇肝阳，清泄肝火；牛膝补益肝肾，引血下行，兼活血利水，共为臣药。栀子、黄芩清肝泻火；杜仲、寄生助牛膝补益肝肾；益母草助牛膝活血利水；夜交藤、朱茯神宁心安神，均为佐药。诸药配伍，"为用于肝厥头痛、晕眩、失眠之良剂"。

大定风珠 《温病条辨》

【方歌】

> 大定风珠蛋胶地，芍麦麻草龟鳖蛎，
>
> 滋阴息风五味子，神倦□□脉气虚。

【组成】 鸡子黄生, 二枚　阿胶三钱　干地黄六钱　生白芍六钱　麦冬连心, 六钱　麻仁二钱　生龟板四钱　生鳖甲四钱　生牡蛎四钱　五味子二钱　炙甘草四钱。

【用法】 水八杯，煮取三杯，去滓，入阿胶烊化，再入鸡子黄，搅令相得，分三次服。

【钩沉】《温病条辨》："热邪久羁，吸烁真阴，或因误表，或因妄攻，神倦瘛疭，脉气虚弱，舌绛苔少，时时欲脱者，大定风珠主之。"其病机是阴虚风动。法宜滋阴息风。方中鸡子黄安中焦，滋补心肾，通上彻下；阿胶滋阴润燥，二者合用，"预息内风之振动"，共为君药。生地、白芍、麦冬滋水涵木，养阴舒筋，共为臣药。麻仁滋阴润燥；龟板、鳖甲、牡蛎滋阴潜阳，重镇息风；五味子敛阴宁神，均为佐药。甘草益气和中，调和诸药，兼为佐使。诸药配伍，用于阴虚风动重证。吴瑭说："此邪气已去八九，真阴仅存一二之治也。"

加减复脉汤 《温病条辨》

【方歌】

加减复脉阿胶地，芍麦麻草邪久羁，

滋阴养血能润燥，手足心热脉大虚；

脉沉舌干手指蠕，二甲防痉鳖牡蛎；

热深厥甚脉细促，三甲龟板心动剧。

【组成】阿胶三钱　干地黄六钱　生白芍六钱　麦冬不去心，五钱　麻仁三钱　炙甘草六钱。

【用法】上以水八杯，煮取三杯，分三次服。

【钩沉】《温病条辨》："风温、温热、温疫、温毒、冬温，邪在阳明久羁，或已下，或未下，身热面赤，口干舌燥，甚则齿黑唇裂，脉沉实者，仍可下之；脉虚大，手足心热甚于手足背者，加减复脉汤主之。"其病机是温邪久羁，阴液亏虚。法当滋阴养血，生津润燥。方中阿胶滋阴润燥，养血复脉，黄宫绣说它"气味俱阴，既入肝经养血，复入肾经滋水"，故为君药。生地黄滋阴养血，清热生津；白芍敛阴养血，柔肝缓急；

麦冬养阴生津，清心润燥，均为臣药。麻仁滋阴润燥；炙甘草益气养心，合芍药酸甘化阴，共为佐药。

《温病条辨》："热邪深入下焦，脉沉数，舌干齿黑，手指但觉蠕动，急防痉厥，**二甲复脉汤**主之。"此为痉厥前兆，其病机是阴虚风欲动。于加减复脉汤内加生牡蛎五钱，生鳖甲八钱，以育阴潜阳，防止痉厥发作。

《温病条辨》："下焦温病，热深厥甚，脉细促，心中憺憺大动，甚则心中痛者，**三甲复脉汤**主之。"其病机是阴虚风动，血不养心。治以滋阴复脉，潜阳息风。于二甲复脉汤内，加生龟板一两，以滋阴补血，养心安神。

吴氏认为温邪久羁阳明，土实则水虚，水虚则木强。病以阴亏阳亢为主，治以滋阴复脉为要。用炙甘草汤去人参、桂枝、生姜、大枣，加芍药而成加减复脉汤，以滋阴润燥，用于脉虚大者，并为"热邪劫阴之总司"。加生牡蛎、生鳖甲，组成二甲复脉汤，用于手指蠕动，欲发痉厥者；又加生龟板而成三甲复脉汤，用于热深厥甚，脉细促，心中大动者；再加鸡子黄、五味子而成大定风珠，用于神倦瘛疭，脉虚弱，时时欲脱者。四张方剂，是随着病情变化，逐渐加味，充分体现了中医辨证论治的观点。

小定风珠 《温病条辨》

【方歌】

    小定风珠蛋黄胶，龟板淡菜童子尿，

    滋阴息风平冲逆，既厥又哕细劲调。

【组成】鸡子黄生用，一枚　真阿胶二钱　生龟板六钱　淡菜三钱　童便一杯。

【用法】水五杯，先煮龟甲、淡菜，得二杯，去滓，入阿胶，上火烊化，内鸡子黄，搅令相得，再冲童便，顿服之。

【钩沉】《温病条辨》："即厥且哕，脉细而劲，小定风珠主之。"其病机如吴瑭所说："温邪久踞下焦，烁肝液为厥，扰冲脉为哕，脉阴阳俱减则细，肝木横强则劲。"法当滋阴息风，平冲止哕。方中鸡子黄实土而定内风；阿胶补液而息肝风，共为君药。龟甲滋阴补任，潜阳平冲，用为臣药。淡菜也是介类，滋肝阴而潜肝阳，用为佐药。童便滋阴降火，以平阳亢，用为佐使。诸药配伍，适用于阴虚风动之轻证，伴有呃逆者。旧文之哕，俗名呃忒。

吴鞠通说："名定风珠者，以鸡子黄宛如珠形，得巽木之精，而能息肝风，肝为巽木，巽为风也。"

阿胶鸡子黄汤《通俗伤寒论》

【方歌】

阿胶鸡子黄生地，芍药钩藤石决蛎，

神草络石虚风动，滋阴养血柔肝息。

【组成】陈阿胶烊冲，二钱 鸡子黄二枚，先煎代水 大生地四钱 生白芍三钱 双钩藤二钱 石决明杵，五钱 生牡蛎杵，四钱 茯神木四钱 络石藤三钱 清炙草六分。

【用法】水煎服

【钩沉】《重订通俗伤寒论》邪传少阴脏证："水为火烁，心烦不寐，肌肤枯燥，神气衰弱，咽干溺短，舌红尖降，脉左细数，按之搏指，右反大而虚软。……若兼筋脉拘挛，手足瘛疭者，此水亏火亢，液涸动风，缪仲淳所谓内虚暗风是也。治宜滋阴息风，阿胶鸡子黄主之。"何秀山说："血虚生风者，非真有风也，实因血不养筋，筋脉拘挛，伸缩不能自如，故手足瘛疭，类似风动，故名曰内虚暗风，通称肝风。湿热病末路多见此症者，以热伤血液故也。"其病机是邪热久羁，阴血不足，虚风内动。法宜滋阴养血，柔肝息风。方中阿胶滋阴养血，滋水涵木；鸡子黄镇定中焦，实土荣木，共为君。生地、白芍滋阴养血，共为臣。君臣配伍，养血柔肝以息风，养阴柔筋以缓急。钩藤清热定惊，平肝息风；石决明、牡蛎滋阴潜阳，平肝息风；茯神木宁心安神；络石藤舒筋通络，均为佐药。炙甘草合白芍酸甘化阴，调和药性，兼为佐使。

第十五章 治燥剂

第一节 轻宣外燥

杏苏散《温病条辨》

【方歌】

杏苏前胡桔梗壳，夏陈茯苓草姜枣，

轻宣凉燥又理肺，恶寒无汗稀痰消。

【组成】杏仁 苏叶 前胡 苦桔梗 枳壳 半夏 橘皮 茯苓 甘草 生姜 大枣去核。（原著无用量。）

【用法】水煎服。

【钩沉】《温病条辨》："燥伤本脏，头微痛，恶寒，咳嗽稀痰，鼻塞，嗌塞，脉弦，无汗，杏苏散主之。"其病机是外感凉燥，肺失宣降，痰湿内阻。法宜轻宣凉燥，理肺化痰。方中苏叶辛温，解表散寒，利肺消痰；杏仁苦温，降泄肺气，止咳平喘，共为君药。前胡散风解表，降气化痰；桔梗、枳壳宣降肺气，止咳化痰，共为臣药。半夏、橘皮、茯苓、生姜、甘草、大枣，是二陈汤减去乌梅，有理气化痰和中之效，均为佐药。甘草止咳祛痰，调和诸药，兼为使药。

燥为秋邪，容易伤肺。深秋近于冬，气候偏寒，此时外感多为凉燥；初秋近于夏，秋阳以曝，彼时外感多为温燥。

桑杏汤 《温病条辨》

【方歌】

　　桑杏豆豉大象贝，沙参栀皮梨润肺，

　　清宣温燥止干咳，微寒口渴身低热。

【组成】桑叶_{一钱}　杏仁_{一钱五分}　香豉_{一钱}　象贝_{一钱}　沙参_{二钱}　栀皮_{一钱}　梨皮_{一钱}。

【用法】水二杯，煮取一杯，顿服之，重者再作服。

【钩沉】本方用于温燥伤肺之轻证。《温病条辨》："秋感燥气，右脉数大，伤手太阴气分者，桑杏汤主之。"其病机是外感温燥，邪袭肺卫。见身热不甚，干咳无痰者。法宜清宣温燥，润肺止咳。方中桑叶甘苦而寒，疏散风热，清肺润燥；杏仁苦温，肃降肺气，止咳化痰，共为君药。豆豉辛凉解表，清宣肺热；象贝清热化痰，润肺止咳，共为臣药。沙参养阴生津，润肺止咳；栀子皮苦寒，清热泻火；梨皮生津润肺，清心降火，均为佐药。

　　吴氏说"治上焦如羽"，药取轻清之品，剂量亦小，煎煮时间也不宜过长，所谓"轻药不得重用，重用必过病所"。

清燥救肺汤 《医门法律》

【方歌】

　　清燥救肺桑叶膏，麦冬杏仁枇阿胶，

　　胡麻参草益气阴，温燥伤肺喘咳消。

【组成】桑叶_{经霜者，去枝梗，三钱}　石膏_{煅，二钱五分}　麦门冬_{去心，一钱二分}　杏仁_{炮，去皮尖，炒黄，七分}　枇杷叶_{一片，刷去毛，蜜涂，炙黄}　真阿胶_{八分}　胡麻仁_{炒，研，一钱}　人参_{七分}　甘草_{一钱}。

【用法】水一碗，煎六分，频频二三次，滚热服。

【钩沉】本方用于温燥伤肺之重证。《医门法律》："治诸气膹郁，诸痿喘呕。"《内经》说"诸气膹郁，皆属于肺"；"诸痿喘呕，皆属于上。"喻昌说："诸气膹郁之属于肺者，属于肺之燥也……；诸痿喘呕之属于上者，亦属于肺之燥也。"其病机是温燥伤肺，气阴不足。见头痛身热，干咳无痰，气逆而喘，口渴心烦者。法当清燥润肺，益气养阴。方中桑叶苦寒清金，甘寒润燥，肃肺止咳，透邪外出，重用为君。煅石膏清肺热，润肺燥；麦冬清肺热，养肺阴，共为臣。杏仁、枇杷叶肃降肺气，止咳平喘；阿胶、胡麻仁养阴润燥；人参、甘草益气健脾，培土生金，均为佐药。

沙参麦冬汤 《温病条辨》

【方歌】

沙参麦冬玉花粉，桑叶扁豆草生津，
清养肺胃热咳轻，咽干口渴燥伤阴。

【组成】沙参三钱　麦冬三钱　玉竹二钱　花粉一钱五分　冬桑叶一钱五分　生扁豆一钱五分　生甘草一钱。

【用法】水五杯，煮取二杯，日再服。久热久咳者，加地骨皮三钱。

【钩沉】《温病条辨》："燥伤肺胃阴分，或热或咳者，沙参麦冬汤主之。"其病机是外感温燥，肺胃阴伤。见咽干口渴者。法宜清养肺胃，生津润燥。吴氏说"以甘寒救其津液"。方中沙参、麦冬甘寒生津，清养肺胃，重用为君。玉竹甘而微寒，养阴润肺，生津止渴；花粉甘苦微寒，清热泻火，生津止渴，少用为臣。桑叶轻宣外燥，清肺止咳；扁豆、生甘草益气和胃，培土生金，均为佐药。甘草调和诸药，兼为使。

第二节　滋润内燥

养阴清肺汤《重楼玉钥》

【方歌】

养阴清肺地麦玄，芍贝薄荷草牡丹，

解毒利咽治白喉，起白如腐鼻唇干。

【组成】大生地二钱　麦冬一钱二分　玄参钱半　炒白芍八分　贝母八分，去心　薄荷五分　丹皮八分　生甘草五分。

【用法】水煎服。

【钩沉】本方用于白喉。《重楼玉钥》："喉间起白如腐一症，其害甚速。……初起者发热，或不发热，鼻干唇燥，或咳或不咳，鼻通者轻，鼻塞者重，音声清亮，气息调匀易治，若音哑气急，即属不治。"其病机是阴虚肺燥，复感疫毒。法宜养阴清肺，解毒利咽。方中生地甘寒，养阴生津，清热润燥，重用为君。麦冬养阴生津，清金润肺；玄参滋阴清热，解毒利咽，共为臣药。白芍敛阴泻热，缓急止痛；贝母清热润肺，化痰散结；薄荷疏风利咽；丹皮凉血消肿，均为佐药。生甘草清热解毒，调和诸药，兼为佐使。

百合固金汤《慎斋遗书》

【方歌】

百合固金两地冬，百元贝芍当草梗，

滋肾润肺止咳喘，痰中带血虚火升。

【组成】生地三钱　熟地三钱　麦冬一钱半　百合一钱半　玄参八分　贝母一钱半　白芍一钱　当归身三钱　桔梗八分　甘草

一钱。

【用法】水煎服。

【钩沉】《慎斋遗书》："手太阴肺病，有因悲哀伤肺，患背心前胸肺募间热，咳嗽咽痛，咯血，恶寒，手大拇指循白肉际间上肩背，至胸前如烙，宜百合固金汤。"汪昂说："治肺伤咽痛，喘嗽痰血。"其病机是肺肾阴亏，虚火上炎。法宜滋肾润肺，止咳化痰。方中生地、熟地滋肾润肺，生地兼清热凉血，熟地兼养血和营，共为君药。百合清金止咳；麦冬清心除烦；玄参清热降火，三者都能养阴润肺，共为臣药。贝母清热润肺，止咳化痰；白芍、当归敛阴养血，《神农本草经》说当归"主咳逆上气"，均为佐药。桔梗宣肺止咳，载药上行；生甘草清热祛痰，调和诸药，二者相合，解毒利咽，均为佐使。

方歌中，百合重复出现，以示其在君位，是臣药。

琼玉膏 《洪氏集验方》引申铁瓮方

【方歌】

> 琼玉膏中生地汁，白蜜参苓温酒吃，
>
> 滋阴润肺益补脾，肺痨干咳咯血时。

【组成】生地黄十六斤，九月采、捣　白沙蜜十斤　新罗人参二十四两，春一千下，为末　雪白茯苓四十九两，木春千下，为末。

【用法】人参、茯苓为细末，蜜用生绢滤过，地黄取自然汁，捣时不得用铁器，取汁尽，去滓，用药一处，拌和匀，入银、石器或好瓷器内封用。每晨服二匙，以温酒化服，不饮酒者，白汤化之。

【钩沉】本方用于肺痨。《古今名医方论》："治虚劳干咳。"其病机是肺肾阴虚，脾虚气弱。主症是干咳少痰，咽燥咯血。法当滋阴润肺，益气补脾。方中生地黄汁清热凉血，养阴生津，为君药。白蜜补脾益气，润肺止咳，为臣药。人参、茯苓益气健脾，人参兼能润燥，茯苓兼能化痰，共为佐药。温酒化服，以助药势。洪氏说："此膏填精补髓，肠化为筋，万神具足，五脏盈溢，髓实血满，发白变黑，返老还童。"

肺属金，肾属水。肺为气之主，肾为气之根，肾为水之主，肺为水之源，即"金水同源"；金能生水，水能润金，即"金水相生"。

麦门冬汤《金匮要略》

【方歌】
> 麦门冬汤七半一，人参草枣与粳米，
> 清养肺胃降逆气，虚热肺痿胃阴虚。

【组成】麦门冬七升　半夏一升　人参三两　甘草二两　大枣十二枚　粳米三合。

【用法】上六味，以水一斗二升，煮取六升，温服一升，日三夜一服。

【钩沉】本方用于虚热肺痿，咳唾涎沫，短气喘促者。《金匮要略·肺痿肺痈咳嗽上气病脉证并治第七》："大逆上气，咽喉不利，止逆下气者，麦门冬汤主之。"其病机是肺胃阴虚，气逆不降。法当清养肺胃，降逆下气。方中麦门冬甘寒质润，既能清金润肺，又能清胃生津，是滋阴润燥之要药，重用为君。半夏辛温，下气止咳，降逆和胃，又能防止麦冬腻膈，轻用为臣。人参补脾益肺，生津益气；甘草、大枣、粳米，益胃和中，四味合用，培土生金，均为佐药。甘草调和诸药，兼为使药。诸药配伍，还可用于胃阴不足，气逆呕吐，口渴咽干者。

方歌中的"七半一"，指麦冬七升，半夏一升。

玉液汤 《医学衷中参西录》

【方歌】

> 玉液汤中山药芪，知母花粉味葛鸡，
>
> 益气生津又固肾，消渴尿频脉虚细。

【组成】 生山药一两　生黄芪五钱　知母六钱　天花粉三钱　五味子三钱　葛根钱半　生鸡内金捣细，二钱。

【用法】 水煎服。

【钩沉】《医学衷中参西录》："治消渴。"张锡纯说："消渴之证多由于元气不升，此方乃升元气以止渴者也。"其病机是气阴不足，脾肾两虚。脾虚，气不布津，则口渴引饮，饮水不解；肾虚，摄纳无权，小便频数量多，或小便浑浊。法当益气生津，固肾止渴。方中生山药补脾固肾以涩尿，益气生津以止渴；黄芪补气升阳，生津止渴，共为君药。知母清热泻火，滋阴润燥；天花粉清热泻火，生津止渴，共为臣药。五味子益气生津，固肾涩尿；葛根生津止渴，又能助黄芪升阳益胃；鸡内金健脾消谷，化水生津，均为佐药。

二冬汤 《医学心悟》

【方歌】

> 二冬知母天花粉，黄芩荷叶草人参，
>
> 渴而多饮咳痰少，养阴清热又生津。

【组成】 天冬二钱　麦冬去心，三钱　知母一钱　花粉一钱　黄芩一钱　荷叶一钱　人参五分　甘草五分。

【用法】 水煎服。

【钩沉】 程国彭说："《经》云：渴而多饮为上消，消谷善饥为中消，口渴小水如膏者，为下消。三消之证，皆燥热结聚也。大法：治上消者，宜润其肺，兼清其胃，二冬汤主之；治中消者，宜清其胃，兼滋其肾，生地八物汤主之；治下消者，宜滋其肾，兼补其肺，地黄汤、生脉散并主之。"上消的病机是肺热津伤。法宜养阴清热，生津止渴。方中天冬、麦冬甘寒，养阴润肺，清胃生津，共为君药。知母、天花粉滋阴润燥，清热止渴，共为臣药。黄芩清肺胃之热，荷叶清胃醒脾，人参益气生津，共为佐药。甘草益气，调和诸药，兼为佐使。诸药配伍，有养阴清肺之功，用于消渴，或肺热咳嗽。

增液汤 《温病条辨》

【方歌】

增液汤中玄地冬，润燥通便需重用，

阳明热结阴亏证，硝黄承气微和中。

【组成】玄参一两　细生地八钱　麦冬连心，八钱。

【用法】水八杯，煮取三杯，口干则与饮，令尽；不便，再作服。

【钩沉】《温病条辨》："阳明温病，无上焦证，数日不大便，当下之。若其人素虚，不可行承气者，增液汤主之。"其病机是阳明温病，津亏肠燥。法宜增液润燥。方中玄参甘寒质润而生津，苦寒清热而泻火，重用为君。生地甘寒质润，滋阴壮水，清热生津，用为臣药。麦冬甘寒养阴，生津润燥，用为佐药。"三者合用，作增水行舟之计，故汤名增液，但非重用不为功。"

《温病条辨》："阳明温病，下之不通，其证有五：……津液不足，无水舟停者，间服增液，再不下者，**增液承气汤**主之。"在增液汤的基础上加大黄、芒硝，兼有泻热通便之功，吴瑭说"合调胃承气汤微和之"。

第十六章　祛湿剂

第一节　化湿和胃

平胃散《简要济众方》

【方歌】

平胃散用苍术朴，陈皮甘草姜枣和，

燥湿运脾又行气，胀满不食呕利多。

【组成】苍术四两，去黑皮，捣为粗末，炒黄色　厚朴三两，去粗皮，涂生姜汁，炙令香熟　陈橘皮二两，洗令净，焙干　甘草一两，炙黄。

【用法】上为散，每服二钱，水一中盏，加生姜二片，大枣二枚，同煎至六分，去滓，食前温服。

【钩沉】《简要济众方》："治胃气不和，调气进食。"（《杂病广要》）《太平惠民和剂局方》："治脾胃不和，不思饮食，心腹胁肋胀满刺痛，口苦无味，胸满短气，呕哕恶心，噫气吞酸，面色萎黄，肌体瘦弱，怠惰嗜卧，体重节痛，常多自利，或发霍乱，及五噎八痞，膈气反胃，并宜服之。"其病机是湿滞脾胃。法宜燥湿运脾，行气和胃。方中苍术苦温燥湿，辛香运脾，是湿家要药，重用为君。厚朴苦温燥湿，辛香行气，为消胀除满之要药，用为臣。陈皮理气化滞，燥湿运脾；

甘草、生姜、大枣和中益胃，均为佐药。甘草调和诸药，兼为使。

不换金正气散《太平惠民和剂局方》

【方歌】

不换金·正气散，藿香苍朴陈草半，

解表化湿和止呕，外寒内浊姜枣煎。

【组成】藿香去枝、土　苍术米泔浸　厚朴去皮，姜汁制　陈皮去白　半夏煮　甘草爁。

【用法】上等分，锉为散，每服三钱，水一盏半，生姜三片，枣子二枚，煎至八分，去滓，食前，稍热服。

【钩沉】《太平惠民和剂局方》："治四时伤寒、瘴疫时气。头疼壮热，腰背拘急，五劳七伤，山岚瘴气，寒热往来，五膈气噎，咳嗽痰涎，行步喘乏，或霍乱吐泻，脏腑虚寒，下痢赤白，并宜服之。"其病机是外感风寒，内停湿浊。法宜解表化湿，和胃止呕。方中藿香辛温，芳化湿浊，和中止呕，发散表寒，为暑湿时令之要药，用为君。苍术燥湿运脾；厚朴行气除满，共为臣。陈皮理气和中，燥湿醒脾；半夏、生姜降逆止呕，半夏兼燥湿散痞，生姜兼解表散寒，均为佐药。甘草补脾益气，调和诸药，兼为佐使。

藿香正气散《太平惠民和剂局方》

【方歌】

藿香正气厚朴半，紫苏白芷苓术甘，

腹皮陈梗生姜枣，解表化湿和中乱。

【组成】藿香去土，三两　厚朴去粗皮，姜汁炙，二两　半夏曲二两　紫苏一两　白芷一两　茯苓去皮，一两　白术二两　大腹皮一两陈皮_{去白，二两}　桔梗_{二两}　甘草_{炙，二两半}。

【用法】上为细末，每服二钱，水一盏，姜三片，枣一枚，同煎至七分，热服。如欲出汗，衣被盖，再煎并服。

【钩沉】《太平惠民和剂局方》："治伤寒头疼，憎寒壮热，上喘咳嗽，五劳七伤，八般风痰，五般膈气，心腹冷痛，反胃呕恶，气泻霍乱，脏腑虚鸣，山岚瘴疟，遍身虚肿；妇人产前、产后，血气刺痛；小儿疳伤，并宜服之。"其病机是外感风寒，内伤湿滞。法宜解表化湿，理气和中。方中藿香辛温，是芳化湿浊之要药；和中止呕，"止呕吐尤效"；发散表寒，为暑湿时令之要药，重用为君。厚朴、半夏曲燥湿和胃，降逆止呕；紫苏、白芷化湿和胃，解表散寒，共为臣药。君臣合用，内化湿浊，外散风寒，表里兼顾。茯苓、白术健脾运湿，和中止泻；大腹皮、陈皮行气化湿，和中除满；桔梗宣肺利膈；生姜解表祛湿，均为佐药。甘草调脾胃，和诸药，兼为佐使。

方歌中的"乱"字，指霍乱吐泻等湿滞脾胃的症状。

六和汤 《太平惠民和剂局方》

【方歌】

　　　　六和香薷藿半厚，木瓜砂仁杏扁豆，

　　　　参苓草枣姜散寒，化湿和中乱泻呕。

【组成】香薷_{四两}　藿香叶_{拂去尘，二两}　半夏_{汤泡七次，一两}厚朴_{姜汁制，四两}　木瓜_{二两}　缩砂仁_{一两}　杏仁_{去皮、尖，一两}　白扁豆_{姜汁略炒，二两}　人参_{一两}　赤茯苓_{去皮，二两}　甘草_{炙，一两}。

【用法】上锉，每服四钱，水一盏半，生姜三片，枣子一枚，煎至八分，去滓，不拘时候服。

【钩沉】《太平惠民和剂局方》："治心脾不调，气不升降，霍乱转筋，呕吐泄泻，寒热交作，痰喘咳嗽，胸膈痞满，头目昏痛，肢体浮肿，嗜卧倦怠，小便赤涩，并伤寒阴阳不分，冒暑伏热烦闷，或成痢疾，中酒烦渴畏食。妇人胎前、产后，并宜服之。"其病机是夏月感寒伤湿，脾胃不和。法宜解表散寒，化湿和中。吴昆说："六和者，和六腑也。"汪昂说："六和者，和六气也。"方中香薷辛温，发散表寒，其气芳香，化湿和中，是夏月祛暑解表之要药；藿香发表解暑，和中止呕，是芳化湿浊之要药，共为君。半夏、厚朴燥湿消痞，降逆除满，半夏兼能止呕；木瓜、砂仁化湿和胃，缓急止泻，共为臣。杏仁宣肺利气，使气化则湿亦化；白扁豆、茯苓健脾渗湿；人参、甘草、大枣补脾益气；生姜解表散寒，化湿止呕，均为佐药。甘草调和诸药，兼为使。

第二节　清热祛湿

茵陈蒿汤 《伤寒论》

【方歌】
　　　　茵陈蒿汤栀大黄，清热利湿能退阳，
　　　　一身面目橘色鲜，渴呕微满溲不爽；
　　　　阴黄晦暗冷稀溏，茵陈四逆附草姜。

【组成】 茵陈蒿六两　栀子十四枚，擘　大黄二两，去皮。

【用法】 上三味，以水一斗二升，先煮茵陈，减六升，内二味，煮取三升，去滓，分三服。小便当利，尿如皂荚汁状，色正赤，一宿腹减，黄从小便去也。

【钩沉】 本方用于湿热黄疸。《伤寒论》第236条："阳明病，发热，汗出者，此为热越，不能发黄也。但头汗出，身无汗，剂颈而还，小便不利，渴引水浆者，此为瘀热在里，身必发黄，茵陈蒿汤主之。"第 260 条："伤寒七八日，身黄如橘子色，小便不利，腹微满者，茵陈蒿汤主之。"其病机是湿热蕴结，郁蒸发黄。法宜清热利湿退黄。方中茵陈蒿苦寒，清热利湿，利疸退黄，重用为君。栀子苦寒，清三焦湿热，泻火除烦，轻用为臣。大黄泻火通便，利湿退黄，用为佐药。三者合用，使湿热之邪从前后分消，适用于湿热俱重之阳黄。阳黄的特征是黄色鲜明，如橘子之亮，伴有发热，口渴欲饮，大便秘结，小便短赤，舌红苔黄腻，脉沉数或滑数有力等湿热的表现。

茵陈蒿是治疗黄疸之要药，无论是湿热郁蒸之阳黄，还是寒湿郁滞之阴黄，"总以茵陈为君，随佐使之寒热，而理黄疸之阴阳"。如**茵陈四逆汤**（《伤寒微旨论》），"治病人脉沉细迟，肢体逆冷，腰以上自汗出"者。方由茵陈、附子、甘草、干姜组成，有温中助阳，利湿退黄之效，用于阴黄证。阴黄的特征是：黄色晦暗，皮肤冷，背恶寒，手足不温，口不渴，或渴喜热饮，大便稀溏，舌淡苔白，脉紧细，或沉细无力。

把两首方放在一起，一是为了鉴别阴黄与阳黄，二是为了强调治疗黄疸时茵陈蒿的重要作用。

栀子柏皮汤 《伤寒论》

【方歌】
　　栀子柏皮炙甘草，口渴心烦或用蒿，
　　湿热黄疸分轻重，茵陈五苓不利小。

【组成】肥栀子十五个，擘　黄柏二两　甘草一两，炙。

【用法】上三味，以水四升，煮取一升半，去滓，分温再服。

【钩沉】本方用于湿热黄疸，热重于湿者。《伤寒论》第261条："伤寒，身黄，发热者，栀子柏皮汤主之。"其病机是湿热郁遏于里，不得宣发于外。既无腑实之内结，如茵陈蒿汤；又无表证之恶寒，如麻黄连翘赤小豆汤。除身黄，发热之外，或有心烦懊侬，口渴，苔黄等表现。法应清热利湿。方中栀子苦寒，清利三焦湿热，而泻火除烦，为君药。黄柏苦寒，清热燥湿，为臣药。甘草甘缓和中，防止栀、柏苦寒伤胃，用为佐使。《医宗金鉴》："此方之甘草，当是茵陈蒿。"

茵陈五苓散（《金匮要略》）由茵陈蒿末十分，五苓散五分组成。有利湿退黄之功，用于湿热黄疸，湿重于热，小便不利者。

方歌中的"分轻重"，指湿热黄疸，应分辨湿与热熟轻熟重。湿重者，用茵陈五苓散；热重者，用栀子柏皮汤；湿热俱重的，用茵陈蒿汤。

麻黄连轺赤小豆汤 《伤寒论》

【方歌】

> 麻黄连轺赤豆汤，梓皮杏仁草枣姜，
> 解表散寒清热湿，阳黄无汗荨麻痒；
> 诸病黄家利小便，桂枝加芪表虚良。

【组成】麻黄去节，二两　　连轺二两　　赤小豆一升　　生梓白皮切，一升　　杏仁去皮尖，四十个　　甘草炙，二两　　大枣擘，十二枚　　生姜切，二两。

【用法】上八味，以潦水一斗，先煮麻黄再沸，去上沫，内诸药，煮取三升，去滓。分温三服，半日服尽。

【钩沉】本方用于湿热黄疸，兼有表证者。《伤寒论》第262条："伤寒，瘀热在里，身必黄，麻黄连轺赤小豆汤主之。"其病机是风寒客于表，郁闭不宣，湿热遏于里，郁蒸发黄。除身黄发热，小便不利之外，还应伴有头痛，恶寒，无汗，脉浮等表实证。法宜解表散寒，清热除湿。方中麻黄辛温，发汗解表，宣利肺气，通调水道；连轺（连翘根）苦寒，轻清升散，清宣郁热，透散表邪，共为君药。赤小豆甘酸，利水除湿；生梓白皮苦寒，清热利湿（可用桑白皮代替），共为臣药。杏仁宣利肺气，助麻黄通调水道；生姜解表散饮，和中止呕；甘草、大枣健脾和营，共为佐药。甘草调和药性，兼为使。诸药配伍，既能治疗表里俱实之阳黄，又能治疗湿热型荨麻疹、皮肤瘙痒。

《金匮要略·黄疸病脉证并治第十五》："诸病黄家，但利其小便；假令脉浮，当以汗解之，**宜桂枝加黄芪汤**主之。"黄疸病的病机，关键在于湿热，湿性下流，故其治疗大法是利小便，使湿热从下焦而解。假若脉浮，是邪近于表，当以汗解，《内经》说"其在皮者，汗而发之"。表实无汗者，用麻黄连轺赤小豆汤；表虚有汗者，用桂枝加黄芪汤，桂枝汤解肌和营，发散水湿，黄芪固表实卫，利水祛湿，诸药配伍可收益气解表，祛湿退黄之效。

以上三首方歌，都与黄疸有关。一首辨阴阳，一首辨湿热，一首辨虚实，只有细心玩味，才能寓学于乐。

三仁汤《温病条辨》

【方歌】

三仁甘澜苡杏蔻，滑石通草竹半厚，

宣畅气机清湿热，湿温初起湿重瘳。

【组成】生薏苡仁六钱　杏仁五钱　白蔻仁二钱　飞滑石六钱
白通草二钱　竹叶二钱　半夏五钱　厚朴二钱。

【用法】甘澜水八碗，煮取三碗，每服一碗，日三服。

【钩沉】《温病条辨》："头痛恶寒，身重疼痛，舌白不渴，脉弦细而濡，面色淡黄，胸闷不饥，午后身热，状若阴虚，病难速已，名曰湿温。汗之则神昏耳聋，甚则目瞑不欲言，下之则洞泄，润之则病深不解。长夏深秋冬日同法，三仁汤主之。"其病机是湿温初起，湿重于热。法宜宣畅气机，清利湿热。方中杏仁"轻开上焦肺气，盖肺主一身之气，气化则湿亦化也"；白蔻仁芳香化湿，宣畅中焦气机；薏苡仁渗湿健脾，导湿热从下焦而去，共为君药。滑石、通草、竹叶甘寒淡渗，清热利湿，均为臣药。半夏、厚朴燥湿行气，宽胸畅中，用为佐药。甘澜水又名劳水，味甘性轻，益脾胃而不助水湿。

藿朴夏苓汤 《感证辑要》引《医原》

【方歌】

藿朴夏苓苡杏□，藿豉二苓泻半厚，

化湿解表有通草，湿温初起湿重瘳。

【组成】生苡仁四钱　杏仁三钱　白蔻仁一钱　藿香二钱　淡豆豉三钱　赤苓三钱　猪苓三钱　泽泻钱半　半夏钱半　厚朴一钱通草一钱。

【用法】水煎服。

【钩沉】《感证辑要》："头目胀痛，昏重如裹如蒙，身痛不能屈伸，身重不能转侧，肢节肌肉疼而且烦，腿足痛而且酸，胸膈痞满，渴不引饮，或竟不渴……法以轻开肺气为主，肺主一身之气，肺气化则脾湿自化，即有兼邪，亦与之俱化，宜用藿朴夏苓汤。"其病机是湿温初起，湿重热微，兼有表证。方中三仁通利三焦，共为君药，其中杏仁宣上焦肺气，气化则湿亦化；白蔻仁芳香化湿，畅中焦气机；薏苡仁利水渗湿，导湿热从下焦而去。藿香芳香化浊，祛暑解表；淡豆豉轻宣郁热，解表除烦，二者共助杏仁"轻开肺气"，均为臣药。赤苓、猪苓、泽泻、通草助苡仁渗利下焦水湿；半夏、厚朴燥湿行气，助白蔻仁畅中焦脾胃，均为佐药。诸药配伍，共奏化湿解表之功。

方歌中重新排列药物，以示君臣佐使之序。

黄芩滑石汤《温病条辨》

【方歌】

> 黄芩滑石猪茯苓，腹蔻通草湿温病，
> 身痛汗解又复热，渴不多饮宜两清。

【组成】 黄芩三钱　滑石三钱　猪苓三钱　茯苓皮三钱　大腹皮二钱　白蔻仁一钱　通草一钱。

【用法】 水六杯，煮取二杯，渣再煮一杯，分温三服。

【钩沉】 本方用于湿温病。《温病条辨》："脉缓身痛，舌淡黄而滑，渴不多饮，或竟不渴，汗出热解，继而复热，内不能运水谷之湿，外复感时令之湿，发表攻里，两不可施，误认伤寒，必转坏证，徒清热则湿不退，徒祛湿则热愈炽，黄芩滑石汤主之。"其病机是湿热蕴结中焦，湿热并重。湿热相蒸则汗出，汗出则热退；湿为阴邪，不因汗解，故继而复热。湿热两伤，不可偏治，法宜清热利湿。方中黄芩清热燥湿；滑石清热利湿，共为君药。猪苓、茯苓利水渗湿，共为臣药。大腹皮行气利水，白蔻仁行气化湿；通草清热利水除湿，均为佐药。

甘露消毒丹《医效秘传》

【方歌】

> 甘露消毒滑茵芩，藿香菖蒲白蔻仁，

薄荷贝翘射木通，化浊解毒疫湿温。

【组成】飞滑石十五两　绵茵陈十一两　淡黄芩十两　藿香四两　石菖蒲六两　白蔻仁四两　薄荷四两　贝母五两　川连翘四两　射干四两　木通五两。

【用法】生晒研末，每服三钱，开水调下；或神曲糊丸，如弹子大，开水化服。

【钩沉】《医效秘传》："凡人之脾胃虚者，乃应其厉气，邪从口鼻皮毛而入。病从湿化者，发热目黄，胸满，丹疹，泄泻。当察其舌色，或淡白，或舌心干焦者，湿邪犹在气分，用甘露消毒丹治之。"其病机是湿温时疫，湿热并重。法宜利湿化浊，清热解毒。方中重用滑石、茵陈、黄芩为君，共奏清热利湿，化浊解毒之功。藿香、石菖蒲、白豆蔻行气化湿，醒脾畅中，俱为臣。薄荷、贝母、连翘、射干解毒利咽，协黄芩宣散上焦热毒；木通利尿通淋，助滑石、茵陈导湿热从下焦而出，均为佐药。诸药合用，使湿热之邪从三焦分消。

连朴饮 《霍乱论》

【方歌】

连朴饮中石菖蒲，半夏栀子豆豉芦，

清热化湿和理气，湿热霍乱痞泻吐。

【组成】川连姜汁炒，一钱　制厚朴二钱　石菖蒲一钱　制半夏一钱　焦栀三钱　香豉炒，三钱　芦根二两。

【用法】水煎温服。

【钩沉】本方用于湿热霍乱。《重订霍乱论》："治湿热蕴伏而成霍乱，兼能行食涤痰。"病机是湿热内蕴，清浊相干，挥霍之间，气机逆乱。主症是上吐下泻，胸脘痞闷，口渴心烦。法当清热化湿，理气和中。方中黄连清热燥湿，厚肠止痢；厚朴苦温燥湿，行气宽中，共为君药。石菖蒲芳香化湿，醒脾和胃；半夏降逆止呕，燥湿和胃，共为臣药。栀子、豆豉清宣胸膈郁热，利湿除烦；芦根清热利尿，止呕除烦，均为佐药。

八正散《太平惠民和剂局方》

【方歌】

八正滑石木通前，□瞿大黄栀子甘，

清热泻火入灯心，利水通淋湿热痊。

【组成】滑石　木通　车前子　萹蓄　瞿麦　大黄面裹煨，去面，切，焙　山栀子仁　甘草炙，各一斤。

【用法】上为散，每服二钱，水一盏，入灯心，煎至七分，去滓，温服，食后临卧。小儿量力少少与之。

【钩沉】本方用于湿热淋证。《太平惠民和剂局方》："治大人、小儿心经邪热，一切蕴毒，咽干口燥，大渴引饮，心忡面热，烦躁不宁，目赤睛疼，唇焦鼻衄，口舌生疮，咽喉肿痛。又治小便赤涩，或癃闭不通，及热淋、血淋，并宜服之。"其病机是湿热下注，蕴结膀胱。法宜清热泻火，利水通淋。方中滑石体滑利窍，清热利湿，利尿通淋；木通清心经火，导小肠热，利尿通淋，共为君药。车前子、萹蓄、瞿麦清热利尿通淋，共为臣药。大黄泻火利湿导滞；栀子清泻三焦湿热；入灯心草煎药，清心利水除烦，均为佐药。甘草和中缓急，调和诸药，兼为佐使。

方名八正，是散中有八味正治药，用时加灯心草煎服，方中共有九味药。

五淋散 《太平惠民和剂局方》

【方歌】

五淋栀子赤芍药，茯苓当归生甘草，

清热凉血又利水，湿热血淋豆汁尿。

【组成】山栀子仁二十两　赤芍药去芦，锉，二十两　赤茯苓六两　当归去芦，五两　甘草生用，五两。

【用法】上为细末，每服二钱，水一盏，煎至八分，空心，食前服。

【钩沉】本方用于血淋。《太平惠民和剂局方》："治肾气不足，膀胱有热，水道不通，淋沥不宣，出少起多，脐腹急痛，蓄作有时，劳倦即发，或尿如豆汁，或如砂石，或冷淋如膏，或热淋便血，并皆治之。"其病机是湿热蕴结膀胱。法宜清热凉血，利水通淋。方中栀子苦寒，通三焦，入血分，清热利湿，凉血止血，为君药。赤芍药清热凉血，散瘀止痛，为臣药。茯苓利水渗湿；当归养血和血；生甘草清热解毒，均为佐药。

淋证是以小便频数，淋沥刺痛，欲出未尽，小腹拘急，或痛引腰腹为主症的泌尿系疾病。《外台秘要》分气、热、石、膏、劳五种；《济生方》分气、血、石、膏、劳五种。

石韦散 《外台秘要》引《集验方》

【方歌】

石韦散里滑石韦，车前瞿麦与冬葵，

或加三金王不留，通淋排石清热水。

【组成】滑石五两　石韦去毛，二两　车前子三两　瞿麦一两　葵子二两。

【用法】上五味，捣筛为散，服方寸匕，日三。

【钩沉】本方用于石淋、热淋。《外台秘要》："疗淋，小便不利，阴痛。"危亦林说："治热淋，多因肾气不足，膀胱有热，水道不通，淋沥不宣，出少起数，脐腹急痛，蓄作有时，劳倦则发。或尿如豆汁，或便出沙石，疼痛。"其病机是湿热蕴结膀胱，砂石阻于尿道。法宜清热利水，通淋排石。方中滑石体滑性寒味淡，滑能利窍，寒能清热，淡能渗湿，是治疗石淋之要药，重用为君。石韦凉血止血，利尿通淋；车前子甘寒清热，利尿通淋，共为臣药。瞿麦利尿通淋；冬葵子性滑利窍，清热利尿，均为佐药。

本方是治疗石淋的常用方，临证时可配伍金钱草、海金沙、鸡内金、王不留行等化石药。

二妙散 《丹溪心法》

【方歌】

二妙柏苍三妙膝，四妙苡仁治痿痹，

湿热下注姜汁盐，足麻肿痛软无力。

【组成】黄柏炒　苍术米泔水浸，炒。（原著无用量。）

【用法】上二味为末，沸汤，入姜汁调服。

【钩沉】朱丹溪说二妙散"治筋骨疼痛因湿热者"；吴仪洛说二妙散是"治痿正药"。其病机是湿热下注，见筋骨疼痛，或足软无力者。法当清热燥湿。方中黄柏苦寒沉降，直清下焦湿热以截流，为君药。苍术苦温燥湿，芳香健脾以清源，为臣药。入姜汁调服，辛散祛湿，和中调胃，用为佐使。

三妙丸（《医学正传》）由二妙散加牛膝而成。"牛膝补肝肾，强筋骨，领黄柏、苍术入下焦而祛湿热也。"空腹姜、盐汤送下，生姜辛散水湿，盐能引药入肾。用于"湿热下流，两脚麻木，或如火烙之热。"

四妙丸（《成方便读》）由三妙丸加薏苡仁而成。"苡仁独入阳明，祛湿热而利筋络，故四味合而用之，为治痿之妙药也。"

当归拈痛汤（又名拈痛汤）《医学启源》

【方歌】

当归拈痛茵羌活，猪泽苦芩防升葛，

苍白知母参归草，湿热相搏风外客。

【组成】茵陈五钱，酒炒　羌活半两　猪苓三钱　泽泻三钱　苦参二钱，酒浸　黄芩一钱，炒　防风三钱　升麻一钱　葛根二钱　苍术三钱　白术一钱　知母三钱，酒洗　人参二钱　当归身三钱　甘草五钱。

【用法】上锉，如麻豆大。每服一两，水二盏半，先以水拌湿，候少时，煎至一盏，去滓温服。待少时，美膳压之。

【钩沉】本方用于风湿热痹。《医学启源》："治湿热为病，肢节烦痛，肩背沉重，胸膈不利，遍身疼，下注于胫，痛不可忍。"其病机是湿热相搏，外受风邪。法宜利湿清热，疏风止痛。方中羌活散风除湿，通痹止痛；茵陈苦寒降泄，清热利湿，共为君药。猪苓、泽泻、苦参、黄芩助茵陈清热利水除湿；防风、升麻、葛根助羌活散风除湿止痛，共为臣药。苍术、白术燥湿健脾；人参、甘草益气健脾，防止苦药伤中；当归养血扶正，活血止痛；知母苦寒质润，既能清热，又能防止燥剂伤阴，均为佐药。

方歌中当归重复出现，以示其非是君药而是佐药。

越婢汤 《金匮要略》

【方歌】

> 越婢麻石草姜枣，发汗利水风水调，
> 一身悉肿浮不渴，续自汗出无大热；
> 面目黄肿沉不利，越婢加术水在皮。

【组成】 麻黄六两　　石膏半斤　　甘草二两　　生姜三两　　大枣十五枚。

【用法】 上五味，以水六升，先煮麻黄，去上沫，内诸药，煮取三升，分温三服。

【钩沉】《金匮要略·水气病脉证并治第十四》："风水恶风，一身悉肿，脉浮不渴，续自汗出，无大热，越婢汤主之。"其病机是风邪袭表，因风致水，故脉浮、恶风；水被风激，则水湿泛滥，故一身悉肿；身无大热，故不渴，不渴才能发汗，"渴而下利，小便数者，皆不可发汗"；风邪入里化热，故续自汗出，也正因为有汗出，才无大热。法宜发汗利水。与"汗出而喘，无大热者，可与麻黄杏仁甘草石膏汤"之义相同。方中重用辛温之麻黄为君，一是发汗解表，二是开腠理，使水从表出，即"开鬼门"；三是宣通肺气，通调水道，使水从下出，以"洁净府"。石膏甘寒，能清郁热，与麻黄相制为用，使辛而无过，凉而不遏，为臣药。生姜辛温，既助麻黄发汗以散水，又助麻黄宣肺以利水；甘草、大枣和中益气，以培土制水，均为佐药。甘草又能调和诸药，兼为使。"师曰：诸有水者，腰以下肿，当利小便；腰以上肿，当发汗乃愈。"

《金匮要略·水气病脉证并治第十四》："里水者，一身面目黄肿，其脉沉，小便不利，故令病水。假如小便自利，此亡津液，故令渴也。**越婢加术汤**主之。"此是皮水，郁而化热证。其病机是脾虚运化无权，加上肺气不宣，不能通调水道，水湿泛溢于肌表。虽然不是水被风激的风水，但是皮肤浮肿，《内经》说"其在皮者，汗而发之"。用越婢汤发汗利水，兼清内热，辅以白术健脾助运，培土制水，又能止汗，以防麻黄发汗太过。

己椒苈黄丸 《金匮要略》

【方歌】

　　　己椒苈黄治腹满，小大不利口舌干，

　　　分消水饮导邪下，痰饮沥沥走肠间。

【组成】 防己　椒目　葶苈熬　大黄各一两。

【用法】 上四味，末之，蜜丸如梧子大，先食饮服一丸，日三服，稍增，口中有津液。渴者加芒硝半两。

【钩沉】 本方用于痰饮证。《金匮要略·痰饮咳嗽病脉证并治第十二》："腹满，口舌干燥，此肠间有水气，己椒苈黄丸主之。"其病机是水走肠间，故腹满；水不化津，故口干舌燥。法应分消水饮，导邪下行。方中防己苦寒降泄，利水消肿，为君药。椒目、葶苈子降利肺气，开宣水之上源，而利水消肿，共为臣药。大黄苦寒，泻热通便，导水下行，用为佐药。四者配伍，使水热之邪从前后分消。《素问·标本病传论》："小大不利治其标，小大利治其本"，待衰其大半，再与"温药和之"，而收全功。

第三节　利水渗湿

五苓散 《伤寒论》

【方歌】

　　　五苓泽泻猪茯苓，白术桂枝水湿停，

温阳化气蓄水证，水逆痰饮霍乱平；

四苓去桂不解表，泻而不痛小不行。

【组成】 泽泻一两六珠　猪苓十八铢，去皮　茯苓十八铢　白术十八铢　桂枝半两，去皮。（注：一两等于四分，一分等于六铢。）

【用法】 上五味，捣为散，以白饮和服方寸匕，日三服，多饮暖水，汗出愈，如法将息。

【钩沉】 本方用于太阳蓄水证、水逆证、痰饮证、水湿内停证，以及霍乱吐泻等。太阳病，表邪未解，循经入腑，膀胱气化不利，水蓄膀胱，出现少腹满，小便不利，头痛微热，烦渴欲饮，脉浮数等经腑同病者，是太阳蓄水证；甚者水蓄下焦，水液布散失常，津不上承而口渴，渴欲饮水，水却没有出路，故水入即吐，而成水逆证；或者水停于下，则脐下动悸，水逆上行，则吐涎沫而头眩，或短气而咳者，为痰饮证；或见水肿，泄泻，小便不利者，则为水湿内停证；或上吐下泻，小便不利，头身疼痛，热多欲饮水者，是表未解里不和的霍乱。其病机均为膀胱气化不利，水湿内停。法当利水渗湿，温阳化气，属于异病同治。方中泽泻甘淡性寒，利水渗湿，泄热化浊，重用为君。茯苓、猪苓甘淡性平，助泽泻利水渗湿，共为臣。白术健脾燥湿，以除生湿之源；桂枝既能辛散风寒，以解太阳经表之余邪，又能辛温通阳，助膀胱气化，以除太阳经腑之水湿，还能平冲降逆，均为佐药。

《丹溪心法》里的**四苓散**，由五苓散去桂枝而成，既不会解表，也不会平冲降逆，更无温阳化气之功，只有利水渗湿之效，用于水湿内停，泻下如水，小便不利者。朱丹溪把泄泻分为"气、火、痰、湿、食"等多种，戴原礼说"凡泻水腹不痛者是湿。"

方歌中的"小不行"指小便不利，治以分利小便之法。

胃苓汤 《丹溪心法》

【方歌】

> 胃苓平胃五苓散，祛湿和胃姜枣煎，
> 行气利水泻不止，脾胃伤冷夏秋安；
> 暑湿渴饮下如水，小便不利苏梅痊。

【组成】 平胃散　五苓散。

【用法】 上剉，每服五钱，姜五片，枣二枚，水煎，空心服。

【钩沉】 朱丹溪说"暑泻，因中暑热者，宜胃苓汤。"在胃苓汤之后，又说"夏秋之间，脾胃伤冷，水谷不分，泄泻不止。"其病机是水湿内停，气机阻滞。法宜祛湿和胃，行气利水。方用平胃散燥湿运脾，行气和胃；五苓散利水渗湿，温阳化气。生姜温中散饮，和胃止呕；大枣益气和营。

朱丹溪守平胃散之法，仍用姜、枣煎服，以调和脾胃。在《世医得效方》中，危氏用本方治疗湿泻，或伤暑烦渴引饮，所下如水者，每服二钱，用紫苏、乌梅煎汤下，以助行气解表、止渴止泻之功。暑泻、湿泻只是提法不同，均是水湿内停，泻下如水，小便不利者。

方歌中的"暑湿"，即指暑天湿盛，又代朱、危所说的"暑泻""湿泻"。

猪苓汤 《伤寒论》

【方歌】

> 猪苓汤里泻茯苓，滑石阿胶药量平，
> 利水渗湿又养阴，水热互结渴饮轻。

【组成】 猪苓去皮　泽泻　茯苓　滑石碎　阿胶各一两。

【用法】上五味，以水四升，先煮四味，取二升，去滓，内阿胶烊消，温服七合，日三服。

【钩沉】《伤寒论》223条："若脉浮，发热，渴欲饮水，小便不利者，猪苓汤主之。"其病机是水热互结，热邪伤阴。法宜利水渗湿，养阴清热。方中猪苓甘淡性平，利水渗湿，"功专行水"，为君药。泽泻利水渗湿，泄热化浊；茯苓利水渗湿，健脾宁心，共为臣药。滑石甘寒，清热利水；阿胶甘平，滋阴润燥，均为佐药。

本方与五苓散均能治疗水蓄下焦，所不同的是，此为水热互结，热势较重，兼有阴亏者，是阴虚有热证；彼是表邪未解，热势较轻，阳不化气，水湿内停者，是阳虚有寒证。

此小便不利，是水邪没有出路，所以，渴不重，饮不多，故方歌中用一个"轻"字。若是阳明热盛，迫津外泄，也会出现小便不利，是汗多津伤而水少，其人大烦渴不解，欲饮水数升，宜白虎加人参汤清热生津，切不可复利其水。

防己黄芪汤 《金匮要略》

【方歌】

　　　　防己黄芪白术草，益气健脾生姜枣，
　　　　脉浮身重汗出恶，风水风湿不固表。

【组成】防己一两　黄芪一两一分，去芦　白术七钱半　甘草半两，炒。

【用法】上锉麻豆大，每抄五钱匕，生姜四片，大枣一枚，水盏半，煎八分，去滓，温服，良久再服。服后当如虫行皮中，从腰下如冰，后坐被上，又以一被绕腰以下，温令微汗，瘥。

【钩沉】本方用于表虚不固之风水、风湿证。《金匮要略·水气病脉证并治第十四》："风水，脉浮身重，汗出恶风者，防己黄芪汤主之。"《金匮要略·痉湿暍病脉证治第十二》："风湿，脉浮身重，汗出恶风者，防己黄芪汤主之。"其病机都是肺脾气虚，卫外不固，风邪外袭，水湿留着于肌腠、经络、关节。法当益气祛风，健脾利水。方中防己苦寒，祛风胜湿，利水消肿；黄芪甘温，益气固表，利水消肿，共为君药。白术补气健脾，燥湿利水，为臣药。生姜祛风寒，散水湿；甘草、大枣益气健脾，均为佐药。甘草调和诸药，兼为使。

脉浮为风邪袭表，身重为水湿泛溢，脉浮身重，是水湿在表，法当汗解。脉浮无汗者为实，可与麻黄剂，汗出则愈；浮而汗出者为虚，不得与麻黄，以免犯"虚虚"之戒。

防己茯苓汤 《金匮要略》

【方歌】

防己茯苓芪桂草，益气通阳皮水消，
卫阳不足四肢肿，聂聂动者轻轻跳。

【组成】 防己三两　茯苓六两　黄芪三两　桂枝三两　甘草二两。

【用法】 上五味，以水六升，煮取二升，分温三服。

【钩沉】《金匮要略·水气病脉证并治第十四》："皮水为病，四肢肿，水气在皮肤中，四肢聂聂动者，防己茯苓汤主之。"其病机是卫阳不足，水溢肌肤。法当利水消肿，益气通阳。方中防己苦寒，祛风胜湿，利水消肿；茯苓甘淡，健脾渗湿，利水消肿，共为君药。黄芪益肺固表，补脾助运，利水消肿，为臣药。桂枝温阳化气，合茯苓利水，配黄芪扶卫，为佐药。甘草助黄芪益气补脾，培土制水，兼调和诸药，用为佐使。

五皮散 《中藏经》

【方歌】

五皮茯苓大腹橘，生姜桑白能健脾，

水停气滞成皮水，一身悉肿胀喘急。

【组成】 茯苓皮　大腹皮　陈橘皮　生姜皮　桑白皮各

等分。

【用法】 上为粗末，每服三钱，水一盏半，煎至八分，去

滓，不计时候温服。

【钩沉】 本方用于皮水。《中藏经》："治男子、妇人脾胃

停滞，头面四肢悉肿，心腹胀满，上气促急，胸膈烦闷，痰涎

上壅，饮食不下，行步气奔，状如水病。"其病机是脾虚湿

盛，水停气滞。法当利水消肿，理气健脾。方中茯苓皮为君

药，利水消肿，健脾助运。大腹皮利水消肿，行气宽中；橘皮

健脾燥湿，行气化滞，共为臣药。生姜皮和胃健脾，行表散

水；桑白皮肃降肺气，利水消肿，均为佐药。诸药配伍，"能

疏理脾气，消退虚肿。"

汪昂说："皆用皮者，水溢皮肤，以皮行皮也。"

第四节　温化水湿

苓桂术甘汤 《金匮要略》

【方歌】

苓桂术甘痰饮悸，温阳化饮健脾利，

胸胁支满头目眩，气上冲胸心下逆。

【组成】茯苓四两　桂枝三两　白术二两　甘草炙，二两。

【用法】上四味，以水六升，煮取三升，去滓，分温三服，小便则利。

【钩沉】《金匮要略·痰饮咳嗽病脉证并治第十二》："心下有痰饮，胸胁支满，目眩，苓桂术甘汤主之。"其病机是中阳不足，饮停心下。法宜温阳化饮，健脾利水。方中茯苓甘淡，利水渗湿，健脾宁心，为君药。桂枝辛温，温阳化饮，平冲降逆，为臣药。白术苦温燥湿，配茯苓健脾助运，伍桂枝温阳化饮，为佐药。甘草益气和中，调和诸药，兼为佐使。

《伤寒论》第67条："伤寒，若吐若下后，心下逆满，气上冲胸，起则头眩，脉沉紧，发汗则动经，身为振振摇者，茯苓桂枝白术甘草汤主之。"其病机是中阳不足，水饮上冲，蒙蔽清窍，"当以温药和之"。

茯苓桂枝甘草大枣汤《伤寒论》

【方歌】

苓桂枣甘脐下悸，欲作奔豚心阳虚；
气从小腹上冲胸，桂苓五味甘草已，
温阳化饮平冲逆，或心或肾或因脾。

【组成】茯苓半斤　桂枝四两　大枣十五枚，擘　甘草二两，炙。

【用法】上四味，以甘澜水一斗，先煮茯苓减二升，内诸药，煮取三升，去滓。温服一升，日三服。

【钩沉】《伤寒论》第65条："发汗后，其人脐下悸者，欲作奔豚，茯苓桂枝甘草大枣汤主之。"其病机是心阳虚，心火不能镇摄肾水，水寒之气悸动，欲从少腹上冲心胸。法宜温通心阳，化气利水。方中茯苓健脾利水，宁心安神，重用为君。桂枝温阳化气，补火制水，为臣。君臣伍用，为平冲降逆的最佳组合。大枣、甘草健脾益气，合茯苓培土制水，伍桂枝辛甘合化，补益心阳，共为佐药。甘澜水味甘性轻，益脾胃而不助水湿。

《金匮要略·痰饮咳嗽病脉证并治第十二》："青龙汤下已，多唾口燥，寸脉沉，尺脉微，手足厥逆，气从小腹上冲胸咽，手足痹，其面翕热如醉状，因复下流阴股，小便难，时复冒者，**与茯苓桂枝五味甘草汤，治其气冲**。"茯苓桂枝五味甘草汤，又称桂苓五味甘草汤，简称苓桂味甘汤。其病机是下焦阳虚，虚阳上越，水气冲逆。法宜温阳化饮，敛气平冲。方由桂枝、茯苓各四两，五味子半升，甘草三两组成。桂枝温阳，平冲降逆，引火归元；茯苓培土制水；五味子敛气平冲；甘草助桂枝辛甘化阳，兼培土制水。因其水气已冲，奔豚已发，故方歌中用一个"已"字。

三个苓桂剂，都有温阳化饮，平冲降逆之效，不过三者病机略有不同，苓桂枣甘汤是心阳虚，苓桂味甘汤是肾阳虚，苓桂术甘汤是脾阳不足，故方歌中有"或心或肾或因脾"之说。

甘草干姜茯苓白术汤（又名肾着汤）《金匮要略》

【方歌】

> 甘姜苓术肾着汤，干姜苓术甘草尝，
> 暖土胜湿身体重，腰下冷痛寒湿伤。

【组成】干姜四两　茯苓四两　白术二两　甘草二两。

【用法】上四味，以水五升，煮取三升，分温三服，腰中即温。

【钩沉】《金匮要略·五脏风寒积聚病脉证并治第十一》："肾着之病，其人身体重，腰中冷，如坐水中，形如水状，反不渴，小便自利，饮食如故，病属下焦，身劳汗出，衣里冷湿，久久得之，腰以下冷痛，腰重如带五千钱，甘姜苓术汤主之。"其病机是寒湿外侵，痹着于腰部。法当暖土胜湿。尤在泾说："病不在肾之中脏，而在肾之外腑，故其治法，不在温肾以散寒，而在燠土以胜水。"方中干姜辛热，温中散寒，燠土胜水，为君药。茯苓甘淡，健脾渗湿，利水消肿，为臣药。白术苦温，健脾燥湿，为佐药。甘草甘温，益气健脾，合干姜辛甘化阳，亦为佐。

为了再现君臣佐使，方歌中重新排列了药物顺序。

真武汤 《伤寒论》

【方歌】
真武温阳利水方，附子苓术芍药姜，
心悸头眩身瞤动，畏寒体重溲不爽。

【组成】附子一枚,炮,去皮,破八片　茯苓三两　白术二两　芍药三两　生姜三两,切。

【用法】上五味，以水八升，煮取三升，去滓，温服七合，日三服。

【钩沉】《伤寒论》第82条："太阳病，发汗，汗出不解，其人仍发热，心下悸，头眩，身瞤动，振振欲擗地者，真武汤主之。"第316条："少阴病，二三日不已，至四五日，腹痛，小便不利，四肢沉重疼痛，自下利者，此为有水气。其人或咳，或小便利，或下利，或呕者，真武汤主之。"其病机是阳虚水泛。除以上主症之外，还应有畏寒肢冷等虚寒的表现。法宜温阳利水。方中附子为君，辛甘大热，补火助阳，既能温肾阳以化气行水，又能暖脾阳以运化水湿。茯苓甘淡渗湿；白术苦温燥湿，二者合用培土制水，共为臣药。生姜辛散水湿，且助附子温阳；芍药利小便，养阴舒筋，柔肝缓急，兼制附子燥烈之性，均为佐药。

玄武，北方之神。北方之色黑，气候寒冷，壬癸水也，故仲景把治疗寒水之方，取名玄武汤，后世为了避讳，改称真武汤。

附子汤 《伤寒论》

【方歌】

附子参术苓芍药，温经助阳寒湿调，

身痛骨痛手足凉，背冷脉沉口不燥。

【组成】 附子二枚，炮，去皮，破八片　人参二两　白术四两 茯苓三两　芍药三两。

【用法】 上五味，以水八升，煮取三升，去滓，温服一升，日三服。

【钩沉】 本方用于寒湿身痛证。《伤寒论》第305条："少阴病，身体痛，手足寒，骨节痛，脉沉者，附子汤主之。" 304条："少阴病，得之一二日，口中和，其背恶寒者，当灸之，附子汤主之。" 其病机是阳气虚衰，寒湿内侵。督脉受之，则背微恶寒；留着经脉骨节之间，则身体痛，骨节痛；阳气不达四末，则肢冷恶寒；"无热恶寒者，发于阴也"，故口中和，无燥渴；里阳不足，生阳之气陷，故脉沉而微。此外，还应该有气短乏力，语声低微，舌淡苔白等阳气不足的表现。法宜温经助阳，祛寒除湿。方中附子辛甘大热，扶先天之本，以壮元阳，祛湿散寒，温经止痛，重用为君。人参、白术甘温健脾，扶后天之本，以大补元气，运化水湿，共为臣药。茯苓甘淡，健脾渗湿；芍药酸甘，益阴和营，缓急止痛，又能制约附子燥烈伤阴，均为佐药。

实脾散 《重订严氏济生方》

【方歌】

　　　　实脾散中附炮姜，苓术木香朴槟榔，

　　　　木瓜草果草姜枣，温阳行气阴水溏。

【组成】 附子炮，去皮脐　干姜炮　白茯苓去皮　白术　木香不见火　厚朴去皮，姜制，炒　大腹子　木瓜去瓤　草果仁各一两　甘草炙，半两。

【用法】 上㕮咀，每服四钱，水一盏半，生姜五片，枣子一枚，煎至七分，去滓温服，不拘时候。

【钩沉】 严氏说："治阴水，先实脾土"，"阴水为病，脉来沉迟，色多青白，不烦不渴，小便涩少而清，大腑多泄。"其病机是脾肾阳虚，水气内停。法当温阳健脾，行气利水。方中附子温肾暖脾；干姜温中暖脾，二者合用，温肾阳以化气利水，暖脾土以运化水湿，共为君药。茯苓渗湿健脾；白术燥湿健脾，二者使用培土制水，共为臣药。木香、厚朴、槟榔行气化湿；木瓜醒脾化湿；草果温中燥湿；甘草、生姜、大枣益脾和中，均为佐药。甘草调和诸药，兼为使药。

　　方中大腹子，即槟榔，有的医家用大腹皮。方歌中的"溏"字，指"大腑多泄"。

鸡鸣散 《类编朱氏集验医方》

【方歌】

　　　　鸡鸣槟榔瓜陈皮，紫苏桔梗姜吴萸，

　　　　行气降浊宣寒湿，五更冷服湿脚气。

【组成】 槟榔七枚　木瓜一两　陈皮一两　紫苏茎叶三钱　桔梗半两　生姜和皮，半两　吴茱萸二钱。

【用法】上为粗末，分作八服。隔宿用水三大碗，慢火煎，留碗半，去滓；再用水二碗，煎滓取一小碗。两次以煎相和，安顿床头，次日五更分二三服。

【钩沉】本方用于湿脚气。《类编朱氏集验医方》："治脚第一支药，不问男女皆可服。如人感风湿，流注脚足，痛不可忍，用索悬吊，叫声不绝，筋脉肿大。"其病机是寒湿壅滞，三焦之气不得宣通。法当行气降浊，宣化寒湿。方中槟榔质重下达，辛以散邪，苦以破滞，疏通下焦，行气逐湿，重用为君。木瓜、陈皮行气导滞，畅中焦，醒脾胃，化湿浊，共为臣药。紫苏、桔梗开宣上焦肺气，以通调水道；吴茱萸、生姜温中散寒以除湿，降逆和胃以止呕，均为佐药。

五更时服药，在凌晨三点至五点之间，正是鸡鸣之时，故称之为鸡鸣散。此时阳升阴降，肺与大肠当令，利于寒湿之邪从谷道排出，朱佐说："服此药至天明，大便当下一碗许黑粪水，即是原肾家感寒湿，毒气下来也。"

第五节　祛湿化浊

萆薢分清饮 (原名萆薢分清散)《杨氏家藏方》

【方歌】

> 萆□分清杨家方，益智乌药盐引菖，
> 温肾利湿化白浊，下焦虚寒膏淋康。

【组成】川萆薢　益智仁　乌药　石菖蒲各等分。

【用法】上为细末，每服三钱，水一盏半，入盐一捻，同煎至七分，食前温服。

【钩沉】本方用于虚寒白浊、膏淋。杨倓说："治真元不足，下焦虚寒，小便白浊，频数无度，漩面如油，光彩不定，漩脚澄下，漩如膏糊。或小便频数，虽不白浊，亦能治疗。"其病机是下焦虚寒，水湿不化，清浊不分。法宜温肾利湿，分清化浊。方中萆薢利湿化浊，是治疗小便混浊、膏淋之要药，用为君。益智仁温肾固精，缩尿止遗，用为臣。乌药温肾散寒，行气止痛；石菖蒲芳香化湿，醒脾和胃，共为佐药。煎时入盐一撮，引药入肾，用为使。

萆薢分清饮 《医学心悟》

【方歌】

> 程氏萆□亦分清，黄柏车前菖蒲苓，
> 白术丹参莲子心，湿热白浊余沥行。

【组成】川萆薢二钱　黄柏炒褐色, 五分　车前子一钱五分　石菖蒲五分　茯苓一钱　白术一钱　丹参一钱五分　莲子心七分。

【用法】水煎服。

【钩沉】本方用于湿热白浊。程国彭说："浊之因有二种，一由肾虚败精流注，一由湿热渗入膀胱。肾气虚，补肾之中必兼利水。盖肾经有二窍，溺窍开，则精窍闭也。湿热者，导湿之中必兼理脾。盖土旺则能胜湿，且土坚凝则水自澄清也。补肾，菟丝子丸主之。导湿，萆薢分清饮主之。"其病机是湿热下注，清浊不分。见小便混浊，尿有余沥者。法宜清热利湿，分清化浊。方中萆薢利湿化浊，重用为君。车前子清热利湿，黄柏清热燥湿，共为臣药。石菖蒲醒脾化湿；茯苓、白术健脾渗湿；丹参、莲子心清心经火，泻小肠热，以分清别浊，均为佐药。

第六节　祛风胜湿

羌活胜湿汤《内外伤辨惑论》

【方歌】

　　　　羌活胜湿独活风，藁本甘草蔓荆芎，

　　　　风湿在表肩背痛，腰折项拔头身重。

【组成】羌活一钱　独活一钱　防风五分　藁本五分　蔓荆子三分　川芎五分　甘草炙，五分。

【用法】上㕮咀，都作一服，水二盏，煎至一盏，去滓，大温服，空心食前。

【钩沉】本方用于风湿在表之痹证。《内外伤辨惑论》："肩背痛不可回顾者，此手太阳气郁而不行，以风药散之。脊痛项强，腰似折，项似拔，此足太阳经不通行，以羌活胜湿汤主之。"其病机是风湿犯表，痹阻于太阳经脉。法宜祛风胜湿止痛。方中羌活入太阳经，"专主上部之风寒湿邪"；独活入少阴经，"专理下焦风湿"，二者合用，散风湿，止痹痛，共为君药。防风为风中之润剂，祛风胜湿，"行周身骨节疼痛"；藁本长于发散太阳经风寒湿邪，而止颠顶疼痛，共为臣。蔓荆子清利头目，祛风止痛；川芎活血行气，祛风止痛，共为佐药。甘草缓急止痛，调和诸药，用为佐使。

独活寄生汤《备急千金要方》

【方歌】

　　　　独活寄生辛防芁，肉桂寄杜牛膝草，

　　　　参苓四物补气血，痹证日久肝肾调。

【组成】独活三两　细辛　防风　秦艽　肉桂心　桑寄生　杜仲　牛膝　人参　茯苓　干地黄　当归　芍药　川芎　甘草各二两。

【用法】上十五味，叹咀，以水一斗，煮取三升，分三服，温身勿冷也。

【钩沉】《备急千金要方》："治腰背痛，独活寄生汤。夫腰背痛者，皆由肾气虚弱，卧冷湿地，当风所得也，不时速治，喜流入脚膝，为偏枯冷痹，缓弱疼重，或腰痛挛脚重痹，宜急服此方。"其病机是痹证日久，肝肾两虚，气血不足。法应祛风湿，止痹痛，益肝肾，补气血。方中独活为君，祛风湿，通经络，止痹痛。细辛祛风散寒止痛；防风、秦艽祛风胜湿止痛；肉桂温经散寒通脉，四者共为臣药。君臣相伍，以祛邪为主。寄生、杜仲、牛膝祛风湿，补肝肾，强筋骨；人参、茯苓、甘草益气健脾；地黄、当归、芍药、川芎补血活血，均为佐药。甘草调和诸药，兼为使药。

方歌中寄生重复出现，以示其非君非臣，而是佐药。

桂枝芍药知母汤 《金匮要略》

【方歌】

> 桂枝芍药知母汤，麻黄附子防生姜，
> 芍药知母白术草，风湿历节寒热□。

【组成】桂枝四两　麻黄二两　附子二枚，炮　防风四两　生姜五两　芍药三两　知母四两　白术五两　甘草二两。

【用法】上九味，以水七升，煮取二升，温服七合，日三服。

【钩沉】本方用于风湿历节病。《金匮要略·中风历节病脉证并治第五》："诸肢节疼痛，身体魁羸，脚肿如脱，头眩短气，温温欲吐，桂枝芍药知母汤主之。"其病机是风寒湿痹，郁久化热。风寒湿流注于筋脉关节，则肢节疼痛；痹久不愈，"荣气不通，卫不独行，荣卫俱微"，则身体尪羸；湿性下趋，则脚肿如脱，或"独足肿大"；风邪上扰，则头眩短气；湿困中焦，则蕴蕴欲吐；"假令发热，便为历节也。"法宜祛风除湿，温经散寒，养阴清热。方中桂枝辛温，发散风寒以攘外，助阳化气以利湿，温经通脉以止痛，故为君药。麻黄发散风寒；附子温经散寒；防风祛风胜湿，三者共助桂枝祛邪止痛，共为臣药。生姜和胃止呕；芍药敛阴养血，缓急止痛；知母滋阴清热，祛湿消肿；白术健脾燥湿，合甘草培土制水，均为佐药。甘草调和诸药，兼为使药。诸药配伍，补阴阳，益气血，调和荣卫；祛风湿，除寒热；通痹止痛。

第十七章　祛痰剂

第一节　燥湿化痰

二陈汤《太平惠民和剂局方》

【方歌】

　　二陈汤里半橘皮，苓草生姜乌梅一，

　　　　燥湿化痰和理气，量多易咯苔滑腻。

【组成】半夏汤洗七次，五两　橘红五两　白茯苓三两　甘草炙，一两半。

【用法】上药㕮咀，每服四钱，用水一盏，生姜七片、乌梅一个，同煎六分，去滓，热服，不拘时候。

【钩沉】本方用于湿痰证。《太平惠民和剂局方》："治痰饮为患，或呕吐恶心，或头眩心悸，或中脘不快，或发为寒热，或因食生冷，脾胃不和。"其病机是脾虚生湿，湿聚成痰。湿痰的特征是咳嗽痰多，色白易咯，伴胸闷呕恶，苔白滑或白腻。法宜燥湿化痰，理气和中。方中半夏燥湿化痰，降逆止呕，为君药。橘红燥湿化痰，理气宽中，为臣药。茯苓健脾渗湿，以杜生痰之源；生姜既助半夏降逆和胃，又解半夏之毒；乌梅收敛肺气，又防半夏辛散伤阴，均为佐药。甘草益气健脾，调和诸药，兼为佐使。

方中用两味宜陈久的中药，故名"二陈汤"。歌曰："六陈半夏壳橘皮，麻黄狼毒吴茱萸"。

导痰汤 《传信适用方》引皇甫坦方

【方歌】

> 导痰半夏天南星，橘红枳实草姜苓，
>
> 燥湿化痰痰厥晕，行气开郁痰饮平。

【组成】半夏四两，汤泡七次 天南星一两，细切，姜汁浸 橘红一两 枳实去瓤，一两 赤茯苓一两 甘草炙，半两。

【用法】上为粗末，每服三大钱，水二盏，姜十片，煎至一盏，去滓温服，食后。

【钩沉】《传信适用方》原著无甘草，"治痰厥，头昏晕"。严用和加炙甘草半两，更合二陈汤之法，"治一切痰厥，头目眩晕，或痰饮留积不散，胸膈痞塞，胁肋胀满，头痛吐逆，喘急痰嗽，涕唾稠黏，坐卧不安，饮食可思。"其病机是痰阻气滞。法宜燥湿化痰，行气开郁。方中半夏燥湿化痰，降逆和胃，散结消痞，"尤为治湿痰、寒痰之要药"，重用为君。天南星气温而燥，"功用与半夏相似，而燥烈过之"，能燥湿化痰，祛风止痉，轻用为臣。橘红理气健脾，燥湿化痰；枳实破气除满，消积化痰；茯苓渗湿健脾，以杜生痰之源；生姜辛散水气，助半夏降逆止呕，又解半夏、南星之毒，均为佐药。

本方既治痰厥，又治痰饮，故方歌中分别有两个证名。

涤痰汤 《奇效良方》

【方歌】

> 涤痰南星半菖蒲，橘红枳实苓姜茹，

参草开窍不能言，中风痰迷喉中辘。

【组成】南星姜制，二钱半　半夏汤洗七次，二钱半　菖蒲一钱　橘红一钱半　枳实麸炒，二钱　茯苓去皮，二钱　竹茹七分　人参一钱　甘草半钱。

【用法】上作一服，水二盅，生姜五片，煎至一盅，食后服。

【钩沉】《奇效良方》："治中风痰迷心窍，舌强不能言。"法宜涤痰开窍。方中天南星燥湿化痰，祛风解痉，为开涤风痰之专药，用为君。半夏燥湿化痰，降逆开痞；石菖蒲芳香开窍，豁痰醒神，共为臣。橘红、枳实燥湿化痰，降逆下气；竹茹清热化痰，除烦止呕；人参、茯苓、甘草益气健脾，以杜生痰之源；生姜散饮和胃，兼解半夏、南星之毒，均为佐药。甘草调和诸药，兼为使。

方歌中的"喉中辘"，指喉中痰鸣，辘辘有声。

温胆汤 《三因极一病证方论》

【方歌】

　　温胆半夏竹茹草，陈皮枳实苓姜枣，
　　理气化痰不得眠，清胆和胃惊悸了；
　　加入黄连更泻火，心烦欲呕痰热扰。

【组成】半夏汤洗七次，二两　竹茹二两　陈皮三两　枳实麸炒，去瓤，二两　茯苓一两半　甘草炙，一两。

【用法】上锉为散，每服四大钱，水一盏半，姜五片，枣一枚，煎七分，去滓，食前服。

【钩沉】陈无择说："治大病后，虚烦不得眠，此胆寒故也，此药主之。又治惊悸。"其病机是胆胃不和，痰热上扰。法宜理气化痰，清胆和胃。方中半夏辛温，燥湿化痰，降逆和胃，为君药。竹茹微寒，清热化痰，除烦止呕，为臣药。陈皮燥湿化痰；枳实破气消痰；茯苓健脾渗湿，以杜生痰之源；生姜降逆散饮，止咳化痰，兼解半夏之毒；甘草、大枣和中益气，均为佐药。甘草调和诸药，兼为使药。

本方加黄连，名**黄连温胆汤**（《六因条辨》），有清热化痰，止呕除烦之效。用于胆胃不和，痰热内扰，心烦欲呕者。原著说："伤暑汗出，身不大热，而舌黄腻，烦闷欲呕，此邪踞肺胃，留恋不解，宜用黄连温胆汤。"

两首方剂的功用、主治、病机均相似，只是前者热轻，后者热重。在方歌中，两者功用、主治、病机也是通用。

十味温胆汤 《世医得效方》

【方歌】

十味温胆半实陈，人参熟地远枣仁，

五味茯苓草姜枣，化痰宁心益养神。

【组成】半夏汤洗七次，三两　枳实去瓤，切，麸炒，三两　陈皮去白，三两　条参一两　熟地黄切，酒炒，一两　大远志去心，甘草汤煮，姜汁炒，一两　酸枣仁微炒，一两　北五味子一两　白茯苓去皮，两半　粉草五钱。

【用法】上挫散，每服四钱，水盏半，姜五片，枣一枚，煎，不以时服。

【钩沉】《世医得效方》："治心胆虚怯，触事易惊，梦寐不祥，异象感惑，遂致心惊胆慑，气郁生涎，涎与气搏，变生诸证。或短气悸乏，或复自汗，四肢浮肿，饮食无味，心虚烦闷，坐卧不安。"其病机是心虚胆怯，痰浊内扰。法宜化痰宁心，益气养血。方中半夏燥湿化痰，降逆和胃，为君药。枳实、陈皮燥湿化痰，行气导滞，共为臣药。人参、熟地黄益气养血安神；远志、酸枣仁益智养心安神；五味子收敛肺气，宁心安神；茯苓健脾渗湿，以杜生痰之源；生姜化痰和胃，兼解半夏之毒；大枣益气养血，均为佐药。甘草甘温益气，调和诸药，兼为佐使。

方歌中的"益养神"，指益气养血安神。

小半夏汤 《金匮要略》

【方歌】

小半夏汤用生姜，化痰散饮和胃降，

呕而不渴或茯苓，心下痞满眩悸康；

虚寒胃反朝与暮，大半人参白蜜扬。

【组成】半夏—升　生姜半斤。

【用法】上二味，以水七升，煮取一升半，分温再服。

【钩沉】本方为止呕之祖方，多用于痰饮呕吐。《金匮要略·痰饮咳嗽病脉证并治第十二》："呕家本渴，渴者为欲解，今反不渴，心下有支饮故也，小半夏汤主之。"《金匮要略·呕吐哕下利病脉证治第十七》："诸呕吐，谷不得下者，小半夏汤主之。"其病机是痰饮上逆，胃气不和。治宜化痰散饮，和胃降逆。方中半夏辛温，燥湿化痰，降逆止呕，为止呕要药，用为君。生姜温胃散寒，降逆止呕，是呕家圣药，且能解半夏之毒，兼为臣佐。二者配伍，适用于寒饮呕吐，若是胃热引起的，则非其所宜。

《金匮要略·痰饮咳嗽病脉证并治第十二》："卒呕吐，心下痞，膈间有水，眩悸者，**小半夏加茯苓汤**主之。"其病机是饮停于胃，胃失和降，故呕吐，心下痞；清阳不升，则头眩；水饮凌心，则心悸，用小半夏汤散饮和胃，加茯苓利水渗湿，健脾宁心。

《金匮要略·呕吐哕下利病脉证治第十七》："胃反呕吐者，**大半夏汤**主之。"其病机是中焦虚寒不能消谷，而出现朝食暮吐，暮食朝吐，宿谷不化等症状。方由半夏、人参、白蜜组成，有降逆止呕，补脾和胃之效。

方歌中的"扬"字，指大半夏汤的用法：以水一斗二升，和蜜扬之二百四十遍，煮取二升半。

茯苓丸 （原名治痰茯苓丸）《是斋百一选方》

【方歌】

　　茯苓丸里半茯苓，枳壳风硝生姜行，

　　软坚化痰两臂痛，痰伏中脘流络轻。

【组成】半夏二两　茯苓一两　枳壳麸炒，去瓤，半两　风化朴硝一分。

【用法】上四味，为细末，生姜自然汁煮糊为丸，如梧桐子大，每服三十丸，生姜汤下。

【钩沉】《是斋百一选方》："本治臂痛，具《指迷方》中云：有人臂痛不能举手，或左右时复转移，由伏痰在内，中脘停滞，脾气不流行，上与气搏。四肢属脾，滞而气不下，故上行攻臂，其脉沉细者是也。后人谓此臂痛乃痰症也，用以治痰，无不效者。"其病机是痰伏中脘，流注经络。法宜燥湿行气，软坚化痰。方中半夏为君，燥湿化痰。茯苓为臣，健脾渗湿。二者配伍，标本兼治。枳壳理气宽中行滞；风化硝软坚消痰散结；生姜化痰和胃，兼解半夏之毒，均为佐药。

《医方集解》："痰饮流入四肢，令人肩背酸痛，两手罢软，误以为风，则非其治，宜导痰加木香、姜黄各五分，轻者指迷茯苓丸，重者控涎丹。"故方歌中用一个"轻"字，是为了与控涎丹鉴别，二者均治伏痰，俱见身体疼痛，此为轻剂，治轻证，彼为重剂，治重证。

方歌中的"行"字，代指燥湿行气；茯苓重复出现，以示其非君而臣药。

控涎丹（又名妙应丸、子龙丸）《三因极一病证方论》

【方歌】

> 控涎妙应子龙丸，戟遂白芥姜汤淡，
> 痰伏胸膈上下痛，饮流经络症多端。

【组成】紫大戟去皮　甘遂去心　白芥子各等分。

【用法】上为末，煮糊丸如梧子大，晒干，食后，临卧，淡姜汤、或熟水下五七丸至十丸。如疾猛气实，加数丸不妨。

【钩沉】陈无择说："凡人忽患胸背、手脚、颈项、腰胯隐痛不可忍，连筋骨，牵引钓痛，坐卧不宁，时时走易不定，时医不晓，谓之走注，便用风药及针灸，皆无益。又疑是风毒结聚，欲为痈疽，乱以药贴，亦非也。此乃是痰涎伏在心膈上下，变为此疾，或令人头痛不可举，或神意昏倦多睡，或饮食无味，痰唾稠黏，夜间喉中如锯声，多流唾涎，手脚重，腿冷痹，气脉不通，误认为瘫痪，亦非也。"其病机是痰伏胸膈，饮流经络。法宜祛痰逐饮。方中甘遂、大戟苦寒有毒，泻水逐饮，共为君药。白芥子温肺豁痰，通络止痛，又能制约甘遂、大戟苦寒之性，用为臣佐。淡姜汤温肺散饮，和胃降逆，为佐使。

《本草纲目》："痰涎之为物，随气升降，无处不到。入于心，则迷窍而成癫痫，妄言妄见；入于肺，则塞窍而成咳唾稠黏，喘急背冷；入于肝，则留伏蓄聚，而成胁痛干呕，寒热往来；入于经络，则麻痹疼痛；入于筋骨，则颈项胸背腰胁手足牵引隐痛。陈无择《三因方》，并以控涎丹主之，殊有奇效。

此乃治痰之本。痰之本，水也，湿也。得气与火，则凝滞而为痰为饮为涎为涕为癖。大戟能泄脏腑之水湿，甘遂能行经隧之水湿，白芥子能散皮里膜外痰气，唯善用者，能收奇功也。"

《杂病源流犀烛》论述痰饮源流时说："在脾曰湿痰，其色黄，滑而易出，多倦怠，软弱喜卧，脉必缓宜白术丸，或挟虚宜六君子汤，挟食宜保和丸，挟暑宜消暑丸，挟惊宜妙应丸，各宜从脾分治。"

《外科正治全生集》里的子龙丸，即本方炼蜜为丸，淡姜汤送服，治疗瘰疬初起，不痛不痒，皮色不变者；并治横痃、贴骨疽。

第二节　清热化痰

清气化痰丸 《医方考》

【方歌】

　　清气化痰胆南星，蒌仁芩夏杏茯苓，

　　陈皮枳实生姜汁，痰热咳嗽理气行。

【组成】胆南星一两半　瓜蒌仁去油，一两　黄芩酒炒，一两　制半夏一两半　杏仁去皮尖，一两　茯苓一两　陈皮去白，一两　枳实麸炒，一两。

【用法】生姜汁为丸。淡姜汤下。

【钩沉】《医方考》："此痰火通用之方也。"《医方集解》："治热痰。"其病机是痰热互结。见咳嗽，痰稠色黄，胸膈痞闷者。法宜清热化痰，理气止咳。方中胆南星味苦性凉，清热化痰，为君药。瓜蒌仁清热化痰；黄芩清肺泻火；半夏燥湿化痰，降逆和胃，共为臣药。杏仁降气止咳；茯苓健脾渗湿，以杜生痰之源；陈皮、枳实理气化痰，宽胸散痞，均为佐药。生姜汁化痰和胃，又能解半夏、南星之毒，用为佐使。

清金化痰汤 《杂病广要》引《医学统旨》

【方歌】

清金化痰栀子芩，桑皮二母瓜蒌仁，

橘红桔梗苓冬草，痰热咳嗽肃肺神。

【组成】山栀子一钱半　黄芩一钱半　桑白皮一钱　贝母一钱　知母一钱　瓜蒌仁炒，一钱　橘红一钱　桔梗二钱　茯苓一钱　麦门冬去心，一钱　甘草四分。

【用法】水二盅，煎八分，食后服。如痰带血丝，加天门冬、阿胶各一钱。

【钩沉】本方用于痰热咳嗽。《杂病广要·咳嗽门》："因火者，咽喉干痛，面赤，鼻出热气，其痰嗽而难出，色黄且浓，或带血丝，或出腥臭。"其病机是痰热蕴肺，肺失清肃。法宜清热化痰，肃肺止咳。方中黄芩苦寒，善清肺经气分之热，而泻火解毒；栀子苦寒，善清三焦之热，而泻火除烦，共为君药。桑白皮泻肺利水，平喘止咳；知母、贝母、瓜蒌仁清热化痰，润肺止咳，共为臣药。橘红、桔梗宣降肺气，化痰止咳；茯苓健脾渗湿；麦冬清金润肺；甘草祛痰止咳，合桔梗解毒利咽，均为佐药。桔梗载药上行，甘草调和诸药，二者兼为使药。

小陷胸汤 《伤寒论》

【方歌】

小陷胸汤蒌连夏，宽胸散结痰热化，

心下痞闷小结胸，按之则痛脉浮滑。

【组成】瓜蒌实大者，一枚　黄连一两　半夏洗，半升。

【用法】上三味，以水六升，先煮瓜蒌，取三升，去滓，内诸药，煮取二升，去滓，分温三服。

【钩沉】《伤寒论》第138条："小结胸病，正在心下，按之则痛，脉浮滑者，小陷胸汤主之。"其病机是痰热互结。法宜清热化痰，宽胸散结。方中瓜蒌实甘寒，宽胸散结，清热涤痰，为君药。黄连苦寒，泻热开痞，清心除烦，为臣药。半夏辛温，散结开痞，降逆化痰，为佐药。

看见小陷胸汤，就能想到大陷胸汤。小结胸有三证："心下痞闷，按之则痛，脉浮滑"；大结胸也有三证："脉沉而紧，心下痛，按之石硬"。浮脉候表病位浅，滑脉为热，又主痰，浮滑即痰热互结，势轻位浅；沉脉候里，又主水，紧为邪实，又主痛，脉沉而紧，为水热互结，兼有疼痛。因为有热象，浮滑之脉必兼数，方歌中不用"脉滑数"，仍用"脉浮滑"，一是为了再现原文之貌，二是为了与"脉沉而紧"相对应。

滚痰丸（又名礞石滚痰丸）《泰定养生主论》，录自《玉机微义》

【方歌】

滚痰礞石军芩沉，实热老痰怪病因，

泻火逐痰苔黄厚，滑数有力癫狂昏。

【组成】礞石一两，捶碎，用焰硝一两，投入小砂罐内盖之，铁线缚定，盐泥固济，晒干，火煅红，侯冷取出　大黄酒蒸，八两　片黄芩酒洗净，八两　沉香半两。

【用法】上为细末，水丸如梧子大，每服四五十丸，量虚实加减服，清茶、温水送下，临卧食后服。

【钩沉】《玉机微义》："王隐君滚痰丸，括曰：甑里翻身甲挂金，于今头戴草堂深，相逢二八求斤正，硝煅青礞倍若沉，十七两中零半两，水丸桐子意常斟。千般怪证如神效，水泻双身却不任。"汪昂说它"治实热老痰，怪证百病。"其病机是火炼成痰，久积不去。法宜泻火逐痰。方中硝煅礞石咸平质重，下气坠痰，善逐陈积伏匿之痰，为君药。大黄通腑，泻有形之热；黄芩清肺，泻无形之火，二者合用，收正本清源之效，共为臣药。沉香降逆平喘，下气化痰，为佐药。

温胆汤、滚痰丸、指迷茯苓丸、控涎丹，均能治无形之伏痰。前两方治疗痰蒙清窍证：温胆汤药性温和，用于头晕、惊悸等轻证；滚痰丸药力峻猛，用于癫狂、昏迷等重证，兼有实热内结者。后两方治疗痰涎流注经络证：茯苓丸用于两臂疼痛，或双手麻木等轻证；控涎丹用于胸背、手脚、颈项、腰胯痛不可忍，走易不定等重证。

第三节　润燥化痰

贝母瓜蒌散《医学心悟》

【方歌】

贝母瓜蒌天花粉，茯苓桔梗橘红陈，

润肺清热又理气，燥痰咳嗽咽干人。

【组成】贝母一钱五分　瓜蒌一钱　花粉　茯苓　桔梗　橘红各八分。

【用法】水煎服。

【钩沉】本方用于燥痰证。《医学心悟》："大抵痰以燥湿为分，饮以表里为别。湿痰滑而易出，多生于脾。脾实则消之，二陈汤，甚则滚痰丸；脾虚则补之，六君子汤。兼寒、兼热，随症加药。燥痰涩而难出，多生于肺。肺燥则润之，贝母瓜蒌散。"其病机是燥热伤肺，灼津成痰。法宜润肺清热，理气化痰。方中贝母甘而微寒，清热化痰，润肺止咳，重用为君药。瓜蒌甘寒质润，清热涤痰，润肺宽胸，少用为臣药。天花粉微寒，清热润肺；茯苓健脾渗湿；橘红理气化痰，均为佐药。桔梗宣肺祛痰，止咳利咽，又能引药上行，兼为佐使。

方歌中的"橘红陈"是一味药，橘红之陈久者，为了顺口而未避狗尾之嫌。

第四节　温化寒痰

苓甘五味姜辛汤《金匮要略》

【方歌】

苓甘五味姜辛汤，干姜细苓味草行，

温肺化饮清稀白，寒饮咳嗽痰多良。

【组成】干姜三两　细辛三两　茯苓四两　五味子半升　甘草三两。

【用法】上五味，以水八升，煮取三升，去滓，温服半升，日三。

【钩沉】本方用于寒饮咳嗽。《金匮要略·痰饮咳嗽病脉证并治第十二》："冲气即低，而反更咳、胸满者，用桂苓五味甘草汤去桂加干姜、细辛，以治其咳满。"其病机是寒饮犯肺。见咳嗽痰多，清稀色白，胸膈痞满者。法宜温肺化饮。方中干姜辛热，温肺散寒，以化痰饮之标；温运脾阳，以祛生湿之本，为君药。细辛发散风寒，温肺化饮；茯苓健脾渗湿，以杜生痰之源，共为臣药。五味子敛肺止咳，与干姜、细辛收散相成，为佐药。甘草合干姜，辛甘化阳，又能调和诸药，兼为佐使。

为了再现君、臣、佐使，方歌中重新排列了药物顺序，其中的"行"字，读"hǎng"，是行列，排行之意。

冷哮丸 《张氏医通》

【方歌】

冷哮麻黄细乌椒，白矾皂荚胆星草，
半菀款杏姜汁汤，散寒涤痰喘咳消。

【组成】麻黄泡　细辛　川乌生　蜀椒　白矾生　牙皂去皮弦子，酢炙　陈胆星　半夏曲各一两　紫菀茸　款冬花各二两　杏仁去双仁者，一两　甘草生，一两。

【用法】上为细末，姜汁调神曲末打糊为丸，每遇发时，临卧生姜汤服二钱，羸者一钱，更以三建膏贴肺俞穴中，服后时吐顽痰，胸膈自宽。服此数日后，以补脾肺药调之，候发如前，再服。

【钩沉】本方用于寒痰冷哮。《张氏医通》："治背受寒气，遇冷即发喘嗽，顽痰结聚，胸膈痞满，倚息不得卧者。"其病机是素有沉寒痼冷，痰饮内伏，又遇寒邪外袭，外寒引动内饮，发为哮喘。法宜散寒涤痰。方中麻黄辛温，发散表寒，宣肺平喘，用为君药。细辛助麻黄解表散寒，兼温肺化饮；川乌、蜀椒温里寒，除痼冷，共为臣药。在《神农本草经》里，以上四味均主咳逆，共收散寒蠲饮之功。白矾、牙皂涌泄顽痰；胆星、半夏燥湿化痰；款冬、紫菀、杏仁止咳化痰，降气平喘，均为佐药。生姜汁调糊，生姜汤服药，温肺化痰，兼解半夏、胆星之毒，亦为佐药。整体结构，正合《内经》"君一臣三佐九，制之大也。"

张璐说："此少变麻黄附子细辛汤之法，而合稀涎散以涌泄其痰，开发肺气之刚剂，但气虚少食，及痰中见血，营气受伤者禁用。"

三子养亲汤 《韩氏医通》

【方歌】

> 三子养亲芥苏莱，君臣未定临证裁，
> 温肺化痰降而消，痰壅气逆食积瘥；
> 五子定喘葶苈杏，豁痰下气哮亦乖。

【组成】白芥子主痰　紫苏子主气喘咳嗽　莱菔子主食痞兼痰。

【用法】三味各洗净，微炒，击碎，看何证多，则以所主者为君，余次之。每剂不过三钱，用生绢小袋盛之，煮作汤饮，随甘旨代茶水啜用，不宜煎熬太过。若大便素实者，临服加熟蜜少许，若冬寒，加生姜三片。

【钩沉】韩懋说："三士人救治其亲，年高痰嗽，气逆痰痞，甚切，予不欲以病例，精思一汤，以为甘旨，名三子养亲汤。"《成方切用》："治老人气实痰盛，喘满懒食。"其病机是痰壅气逆食积。法宜温肺化痰，降气消食。方中白芥子温肺豁痰，利气散结；苏子降气化痰，止咳平喘；莱菔子降气化痰，消食除胀。吴昆说："飞霞子此方，为人子事亲者设也，虽然，治痰先理气，此治标之论耳，终不若二陈有健脾去湿治本之妙也。但气实之证，则养亲汤亦径捷之方矣。"

五子定喘汤（《祝谌予经验集》），以三子养亲汤为基础，加杏仁宣肺平喘，葶苈子泻肺行水，共奏豁痰下气平喘之功，用于痰浊水饮伏肺之哮喘，见痰涎涌盛，黏稠不爽，胸膈满闷，纳差便秘，苔腻脉滑者。

第五节　治风化痰

止嗽散《医学心悟》

【方歌】

　　　　止嗽百部菀白前，桔梗荆芥陈草全，

　　　　疏风宣肺姜汤下，咳嗽咽痒难咯痰。

【组成】百部蒸　紫菀蒸　白前蒸　桔梗炒　荆芥各二斤　陈皮去白，一斤　甘草炒，十二两

【用法】共为末，每服三钱，开水调下，食后临卧服。初感风寒，生姜汤调下。

【钩沉】《医学心悟》："治诸般咳嗽。"其病机是风邪犯肺。见咳嗽咽痒，咯痰不畅者。法宜止咳化痰，疏风宣肺。方中紫菀、百部润肺下气，止咳化痰，共为君药。白前降气消痰；桔梗宣肺祛痰，二者宣降相成，共为臣药。荆芥疏风解表；橘红理气化痰；甘草合桔梗止咳利咽，均为佐药。甘草调和诸药，兼为使。姜汤服药，解表散寒，止咳化痰，亦为佐药。

　　肺主皮毛，最易受邪，肺为娇脏，不耐攻伐。本方温润和平，不寒不热，"药极轻微，而取效甚广"，程氏在它的基础上随证加减，用于外感、内伤、五脏等各种咳嗽。

半夏白术天麻汤《医学心悟》

【方歌】

　　　　半夏白术天麻汤，苓术橘红草枣姜，

　　　　风痰上扰土生湿，痰厥头痛蔓荆襄。

【组成】半夏一钱五分　天麻一钱　茯苓一钱　白术三钱　橘红一钱　甘草五分。

【用法】生姜一片，大枣二枚，水煎服。

【钩沉】本方用于风痰上扰证。《医学心悟·眩晕》篇："眩，谓眼黑；晕者，头旋也，古称头旋眼花是也。其中，……有湿痰壅遏者，书云'头旋眼花，非天麻、半夏不除'是也，半夏白术天麻汤主之。"其病机是脾虚生湿，湿聚成痰，风痰上扰，蒙蔽清窍。法宜化痰息风，健脾祛湿。方中半夏燥湿化痰，降逆止呕；天麻平肝阳，息肝风，为治疗头痛、眩晕之要药。二者共为君药。白术、茯苓健脾祛湿，既除已生之痰，又杜生痰之源，共为臣药。橘红理气化痰；生姜、大枣和中，生姜兼解半夏之毒，均为佐药。甘草止咳祛痰，调和诸药，兼为佐使。

《医学心悟·头痛》篇："痰厥头痛者，胸肺多痰，动则眩晕，半夏白术天麻汤主之。"此处之方，白术只一钱，另有蔓荆子一钱。概头晕为主者湿重，多用白术以健脾除湿；头痛为主者风重，少用白术，加蔓荆子以祛风止痛。又一个辨证施治的范例。

方歌中的白术重复出现，以示其非君而是臣药。

定痫丸 《医学心悟》

【方歌】

> 定痫竹沥胆半天，菖远苓陈贝蝎蚕，
> 朱珀茯神麦丹参，姜汁草膏热风痰。

【组成】胆南星九制者，五钱　半夏姜汁炒，一两　明天麻一两　石菖蒲杵碎，取粉，五钱　远志去心，甘草水泡，七钱　茯苓蒸，一两　陈皮洗，去白，七钱　川贝母一两　全蝎去尾，甘草水洗，五钱　僵蚕甘草水洗，去嘴，炒，五钱　辰砂细研，水飞，三钱　真琥珀腐煮，灯草研，五钱　茯神去木，蒸，一两　麦冬去心，二两　丹参酒蒸，二两。

【用法】用竹沥一小碗，姜汁一杯，再用甘草四两熬膏，和药为丸，如弹子大，辰砂为衣，每服一丸。

【钩沉】《医学心悟》："痫者，忽然发作，眩仆倒地，不省高下，甚则瘛疭抽掣，目斜口喎，痰涎直流，叫喊作声。……虽有五脏之殊，而为痰涎则一，定痫丸主之。"其病机是风痰蕴热，蒙蔽清窍。法宜涤痰息风，清热定痫。方中竹沥清热豁痰，镇惊利窍；胆南星清火化痰，息风定惊，共为君药。半夏燥湿化痰止呕；天麻平肝息风止痉；菖蒲豁痰开窍醒神；远志祛痰益智安神，共为臣药。茯苓、陈皮祛湿痰，贝母清热痰；全蝎、僵蚕息风止痉，通络化痰；辰砂、琥珀、茯神安神定惊；麦冬、丹参清心除烦；姜汁和中化痰，均为佐药。甘草调和诸药，用为使。

神仙解语丹《妇人大全良方》

【方歌】
　　　神仙解语白附南，蝎蚕天麻菖蒲远，
　　　羌木朱砂生薄汤，中风不语络风痰。

【组成】白附子炮　南星牛胆酿，如无，只炮　全蝎酒炒　白僵蚕炒　天麻　石菖蒲去毛　远志去心，甘草水煮十沸　羌活各一两　木香半两。

【用法】上为细末，煮面糊为丸，如梧桐子大，量入辰砂为衣。每服二十至三十丸，生薄荷汤吞下，无时候。

【钩沉】本方用于中风不语证。《妇人大全良方》："治心脾经受风，言语謇涩，舌强不转，涎唾溢盛，及疗淫邪搏阴，神内郁塞，心脉闭滞，暴不能言。"其病机是风痰阻络。《病源》："脾脉络胃，夹咽，连舌本，散舌下；心之别脉系舌本。今心脾二脏受风邪，故舌强不得语也。"法宜息风通络，化痰开窍。方中白附子祛风痰，定惊搐；胆南星祛风通络，燥湿化痰，二者均为治疗风痰之要药，相须为用，共为君。天麻、全蝎、白僵蚕息风通络，全蝎、僵蚕兼能化痰；石菖蒲、远志祛痰开窍，醒神益智，共为臣。羌活祛风通络；木香行气和中；朱砂为衣，镇惊安神，均为佐药。生薄荷汤服药，疏风利咽，亦为佐。有的医家认为生薄荷汤是生姜、薄荷汤之误，生姜降逆散饮，和中化痰，兼解南星之毒，用之更合理。

　　本方是以牵正散为基础加味而成，其祛风化痰通络之力更强，兼有醒神开窍的功效。

第十八章　消食剂

第一节　消食化滞

保和丸 《丹溪心法》

【方歌】

保和山楂莱神曲，茯苓连翘半陈皮，

消食和胃食积轻，大安白术更健脾。

【组成】山楂六两　莱菔子一两　神曲二两　茯苓三两　连翘一两　半夏三两　陈皮一两。

【用法】上为末，炊饼丸如梧桐子大，每服七八十丸，食远白汤下。

【钩沉】朱丹溪说："治一切食积。"吴仪洛说："治食积饮停，腹痛泄泻，痞满吐酸，积滞恶食，食疟下痢。"其病机是"饮食自倍，肠胃乃伤"。法宜消食和胃。方中重用山楂为君，消食健胃，行气化滞。神曲消食和胃；莱菔子消食除胀，共为臣药。茯苓健脾渗湿；连翘清热散结；半夏、陈皮行气化滞，降逆止呕，均为佐药。诸药配伍，消食化滞，理气和胃，用于食积轻证。

《丹溪心法》里的**大安丸**，较本方多一味白术，有健脾消食之功，"治饮食不消，气虚邪微"者。

枳实导滞丸 《内外伤辨惑论》

【方歌】

　　　枳实导滞大黄君，实曲苓泽术连芩，

　　　清热祛湿食积甚，痞满泻秘黄腻沉。

【组成】 大黄一两　枳实麸炒，去瓤，五钱　神曲炒，五钱　茯苓去皮，三钱　泽泻二钱　白术三钱　黄连拣净，三钱　黄芩去腐，三钱。

【用法】 上为细末，汤浸蒸饼为丸，如梧桐子大，每服五十丸至七十丸，温水送下，食远，量虚实加减服之。

【钩沉】《内外伤辨惑论》："治伤湿热之物，不得施化，而作痞满，闷乱不安。"病机是饮食积滞，生湿蕴热。见脘腹痞满，或泻或秘，苔黄腻，脉沉实者。法宜消食导滞，清热祛湿。方中大黄苦寒，攻积导滞，清热利湿，重用为君。枳实破气消积除胀；神曲消食化滞和胃，共为臣。茯苓、白术健脾祛湿止泻；泽泻利水渗湿泄热；黄连、黄芩清热燥湿，厚肠止泻，均为佐药。诸药配伍，用于湿热食积较甚者。

木香槟榔丸 《儒门事亲》

【方歌】

　　　木香槟榔大黄牵，青陈香附莪柏连，

　　　行气导滞生姜汤，湿热积滞下痢缠。

【组成】 木香一两　槟榔一两　大黄三两　牵牛四两　青皮一两　陈皮一两　香附子炒，四两　莪术烧，一两　黄柏三两　黄连麸炒，一两。

【用法】 上为细末，水丸，如小豆大，每服三十丸，食后，生姜汤送下。

【钩沉】在《儒门事亲》里，本方用于"一切沉积水气，两胁刺痛，中满不能食，头目眩者""一切冷食不消，宿食不散""膜胀"等。其病机是饮食积滞，生湿蕴热，气机痞塞。法宜行气导滞，攻积泻热。方中木香、槟榔行气消积，治脘腹胀痛，除里急后重，共为君。大黄、牵牛攻积导滞，泻热通便，共为臣。青皮、陈皮行气化滞；香附、莪术行气疏肝；黄连、黄柏清热燥湿，均为佐药。用生姜汤服药，和中降逆，防止苦寒伤胃，亦为佐。诸药配伍，用于湿热积滞重症。

《丹溪心法》引用本方时，有枳壳，治疗痢疾，"后重窘迫"者；《医方集解》更加三棱，并以芒硝水为丸，"治胸腹积滞，痞满结痛，二便不通，或泄泻下痢，里急后重，食疟实积。"

第二节　健脾消食

健脾丸《证治准绳》

【方歌】

　　　健脾丸用参苓术，山楂曲麦陈砂木，

　　　肉蔻山药黄连草，和胃消食止泻舒。

【组成】人参一两五钱　白茯苓去皮，二两　白术炒，二两半　山楂取肉，一两　神曲炒，一两　麦芽炒，一两　陈皮一两　砂仁一两　木香另研，七钱半　肉豆蔻面裹，纸包槌去油，一两　山药一两　黄连酒炒，七钱半　甘草七钱半。

【用法】共为细末，蒸饼为丸，如绿豆大，每服五十丸，空心、下午各一次，陈米汤下。

【钩沉】《类方证治准绳》："治一应脾胃不和，饮食劳倦。"病机是脾虚食积。见食少难消，脘腹痞闷，大便溏薄，苔腻微黄者。法宜健脾和胃，消食止泻。方中人参、白术、茯苓益气健脾，渗湿止泻，共为君药。山楂、神曲、麦芽消食化积，行气和胃，共为臣药。陈皮、砂仁、木香行气和胃，帮助臣药化滞；肉豆蔻温中涩肠，山药健脾益肾，黄连清热燥湿，协助君药止泻，均为佐药。甘草健脾益气，调和诸药，兼为佐使。

葛花解酲汤 《内外伤辨惑论》

【方歌】

葛花解酲用神曲，砂蔻二苓泻青皮，

橘木干姜白术参，分消酒湿酒伤脾。

【组成】葛花五钱　神曲炒黄，二钱　缩砂仁五钱　白豆蔻仁五钱　白茯苓一钱五分　猪苓去皮，一钱五分　泽泻二钱，莲花青皮去瓤，三分　橘皮去白，一钱五分　木香五分，干生姜二钱　白术二钱人参去芦，一钱五分。

【用法】上为极细末，秤和匀，每服三钱匕，白汤调下，但得微汗，酒病去矣。

【钩沉】《脾胃论》："治饮酒太过，呕吐痰逆，心神烦乱，胸膈痞塞，手足战摇，饮食减少，小便不利。"其病机是酒湿伤脾。法宜分消酒湿，理气健脾。方中葛花甘平，解酒毒，醒脾和胃，为君药。神曲消食健脾，善化酒食陈腐之积；砂仁化湿止泻，醒脾和胃；白豆蔻化湿止呕，行气和胃，共为臣药。茯苓、猪苓、泽泻利水渗湿，茯苓兼能健脾，泽泻兼能泄热；青皮行气疏肝而消积；橘皮、木香行气和胃而化滞；干姜、白术、人参温中健脾而祛湿，均为佐药。

葛花、葛根均能解酒毒，醒脾胃。《本草备要》谓葛根"起阴气，散郁火，解酒毒，葛花尤良"。《儒门事亲》中有葛根散，用葛根、葛花、砂仁、贯众、甘草各等分，以解酒毒。

第十九章　驱虫剂

乌梅丸 《伤寒论》

【方歌】

> 乌梅味酸连柏苦，辛椒桂枝干姜附，
> 参归扶正苦酒蜜，温脏安蛔蛔厥除，
> 寒热错杂久泻痢，厥阴头痛呕逆舒。

【组成】 乌梅三百枚　黄连十六两　黄柏六两　细辛六两　蜀椒炒香，四两　桂枝六两　干姜十两　附子炮，去皮，六两　人参六两　当归四两。

【用法】 上十味，异捣筛，合治之。以苦酒渍乌梅一宿，去核，蒸之五斗米下，饭熟，捣成泥，和药令相得，内臼中，与蜜杵两千下，丸如梧桐子大，先食，饮服十丸，日三服，稍加至二十丸。禁生冷、滑物、臭食等。

【钩沉】 本方用于蛔厥证。《伤寒论》第338条"伤寒，脉微而厥，至七八日肤冷，其人躁无暂安时者，此为脏厥，非蛔厥也。蛔厥者，其人当吐蛔，今病者静而复时烦者，此为脏寒，蛔上入其膈，故烦，须臾复止，得食而呕，又烦者，蛔闻食臭出，其人常自吐蛔。蛔厥者，乌梅丸主之。又主久利。"其病机是胃热肠寒，蛔虫上扰。法宜温肠安蛔。方中乌梅酸涩，安蛔止泻，为君药。黄连、黄柏苦寒，清上热；蜀椒、细辛辛温，祛下寒，共为臣药。君臣配伍，正如柯琴在《伤寒论注》中所说："蛔为风化，得酸则静，得辛则伏，得苦则下。"桂枝、干姜、附子温脏散寒；人参益气扶正，当归补血柔肝，均为佐药。苦酒酸涩，渍乌梅以助其安蛔；蜂蜜为丸，和中缓急，皆为佐使。诸药配伍，除了治疗上热下寒之蛔厥证，还可用于寒热错杂之久泻、久痢，以及厥阴头痛、呕逆者，故方歌增加了第五、六句。

化虫丸《太平惠民和剂局方》

【方歌】

化虫鹤虱苦楝根，槟榔枯矾炒胡粉，
肠中诸虫上下窜，腹痛时作用时慎。

【组成】鹤虱去土，五十两　苦楝根去浮皮，五十两　槟榔五十两　白矾枯，十二两半　胡粉炒，五十两。

【用法】为末，以面糊为丸，如麻子大。一岁儿服五丸，温浆水入生麻油一二点，调匀下之，温米饮下亦得，不拘时候。其虫细小者皆化为水，大者自下。

【钩沉】本方用于肠中诸虫。《太平惠民和剂局方》："治小儿疾病多有诸虫，或因腑脏虚弱而动，或因食甘肥而动，其动则腹中疼痛，发作肿聚，往来上下，痛无休止，亦攻心痛，叫哭合眼，仰身扑手，心神闷乱，呕哕涎沫，或吐清水，四肢羸困，面色青黄，饮食虽进，不生肌肤。"其病机是肠虫扰动。法当驱杀肠中诸虫。方中鹤虱有小毒，能杀蛔虫、蛲虫、钩虫、绦虫，是"杀虫方中最要药"，且能消积，用为君。苦楝皮苦寒有毒，杀肠道诸虫；槟榔能驱肠道诸虫，杀绦虫最佳，且能消积导滞，共为臣。胡粉即铅粉，有大毒，杀虫消积；枯矾杀虫解毒，均为佐药。诸药都是驱虫之品，合用效专力雄，但毒性较大，用时应慎重。

肥儿丸 《太平惠民和剂局方》

【方歌】

肥儿使君神曲连，麦槟肉蔻木香胆，

杀虫消积脾胃热，面黄羸瘦小儿疳。

【组成】使君子去皮，五两　神曲炒，十两　黄连去须，十两
麦芽炒，五两　槟榔不见火，细锉，晒，二十个　肉豆蔻面裹，煨，五两
木香二两。

【用法】上为细末，猪胆为丸如粟米大，每服三十丸，量
岁数加减，熟水下，空心服。

【钩沉】《太平惠民和剂局方》："治小儿疳病者，多因缺
乳食吃太早所致；或因久患脏腑胃虚虫动，日渐羸瘦，腹大发
竖，不能行步，面黄口臭，发热，面无精神，此药杀虫进
食。"其病机是虫积成疳，脾虚胃热。法宜杀虫消积，健脾清
热。方中使君子甘温，杀虫消积，健脾除疳；神曲消食化积，
健脾和胃，共为君药。黄连苦寒燥湿，清热除疳，下虫止泻；
麦芽助神曲健脾消食；槟榔助使君子杀虫消积，兼行气除胀，
共为臣药。肉豆蔻涩肠止泻；木香行气化滞；猪胆汁为丸，助
黄连清热，均为佐药。

第二十章 涌吐剂

瓜蒂散《伤寒论》

【方歌】

瓜蒂散中赤小豆，豆豉煎汤病欲呕，

涌吐痰涎或宿食，胸痞心烦气冲喉。

【组成】瓜蒂一分，熬黄　赤小豆一分。

【用法】上二味，各别捣筛，为散已，合治之，取一钱匕。以香豉一合，用热汤七合，煮作稀糜，去滓。取汁合散，温顿服之。不吐者，少少加，得快吐乃止。诸血家、虚家，不可与瓜蒂散。

【钩沉】《伤寒论》第166条："病如桂枝证，头不痛，项不强，寸脉微浮，胸中痞硬，气上冲喉咽，不得息者，此为胸有寒也。当吐之，宜瓜蒂散。"其病机是痰涎、宿食壅滞胸脘。见胸痞心烦，欲吐不出，气上冲咽不得息者。法宜涌吐痰涎宿食。方中瓜蒂苦寒，涌吐痰食，为君药。赤小豆酸平，祛湿除满，为臣药。君臣相伍，正合"酸苦涌泄"之旨。淡豆豉轻清宣泄，和胃除烦，用为佐药。

《医方集解》："吐不止者，葱白汤解之；良久不出者，含砂糖一块，即吐。"

救急稀涎散 《证类本草》引孙尚药方

【方歌】

　　　　救急稀涎用白矾，皂角涌吐能开关，

　　　　中风闭证痰涎盛，辘辘有声喉痹痉。

【组成】白矾一两，光明通莹者　　猪牙皂角四挺，须是肥实不蛀，削去黑皮。

【用法】二味同捣，为细末，再研为散。如有患者，可服半钱，重者三字匕，温水调灌下。不大呕吐，只是微微涎稀冷出，或一升二升。当时惺惺，次缓而调治，不可使大段吐之，恐过伤人命。

【钩沉】本方用于中风闭证。《证类本草》："治卒中风，昏昏若醉，形体昏闷，四肢不收，或倒或不倒，或口角似利，微有涎出，斯须不治，便为大病，故伤人也。此证风涎潮于上，膈痹气不通，宜用救急稀涎散。"其病机是痰壅气闭。法宜开关涌吐。方中白矾味酸，善涌泄，化顽痰，催吐开关，用为君。皂角辛咸，辛走窜，咸软坚，祛痰涎，通窍开关，用为臣。二者相须为用，共收稀涎涌吐，开窍通关之功。

盐汤探吐方 《金匮要略》

【方歌】

　　　　盐汤探吐方极咸，涌吐宿食滞胃脘，

　　　　欲吐不吐泻不泻，腹中绞痛干霍乱。

【组成】盐一升　水三升。

【用法】上二味，煮令盐消，分三服，当吐出食，便瘥。

【钩沉】《金匮要略》用于："贪食，食多不消，心腹坚满痛。"《肘后方》："治霍乱心腹胀痛，烦满短气，未得吐下。"

《重订霍乱论》："干霍乱俗名绞肠痧，其状欲吐不吐，欲泻不泻，撩乱挥霍是也。急宜探吐，得吐方可，不吐则死。"其病机是宿食停滞；或秽浊邪气停滞于胃脘，气机不利，上下不通。法当涌吐宿食。方中极咸的盐水可激起呕吐，《神农本草经》曰"大盐，令人吐"，《名医别录》说"吐胸中痰癖"，虽然其涌吐之力不及瓜蒂散，但是取材方便，药性平和，用时可加探吐法，以助药力。

第二十一章　治痈疡剂

第一节　散结消痈

仙方活命饮《校注妇人良方》

【方歌】

仙方活命金银花，归芍乳没陈皮甲，

防芷贝草刺天花，阳痈初起酒煎下。

【组成】金银花三钱　当归尾　赤芍药　乳香　没药各一钱
陈皮三钱　穿山甲炙　防风　白芷　贝母　皂角刺炒　天花粉
甘草节各一钱。

【用法】用酒一大碗，煎五七沸服。

【钩沉】《校注妇人良方》："治一切疮疡，未成者即散，
已成者即溃。又止痛消毒之良剂也。"其病机是热毒壅聚，气
滞血瘀痰结。法宜清热解毒，活血止痛，消肿溃坚。方中金银
花清热解毒，是治疗痈疽肿毒之要药，重用为君。归尾、赤
芍、乳香、没药活血散瘀，消肿止痛；陈皮行气止痛，使气行
则血行，共为臣。防风、白芷祛风胜湿，发散外邪，白芷兼消
肿排脓；贝母、花粉苦寒清热，化痰散结；山甲、皂刺透脓溃
坚，均为佐。生甘草清热解毒，调和诸药；用酒煎药，活血通

络，使药力直达病所，皆为佐使。诸药配伍，适用于阳性痈疡肿毒初起，见局部红肿热痛者。

五味消毒饮 《医宗金鉴》

【方歌】

　　　　五味消毒双英丁，野菊天葵酒半盅，

　　　　清热解毒散疔疮，似粟如钉红肿痛。

【组成】金银花三钱　蒲公英　紫花地丁　野菊花　紫背天葵子各一钱二分。

【用法】水二盅，煎八分，加无灰酒半盅，再滚二、三沸时热服。渣，如法再煎服，被盖出汗为度。

【钩沉】《医宗金鉴》："盖疔者，如丁钉之状，其形小，其根深，随处可生。""初起俱宜服蟾酥丸汗之；毒势不尽，憎寒壮热仍作者，宜服五味消毒饮汗之。"其病机是火毒结聚。法宜清热解毒，消散疔疮。方中金银花清热解毒，疏散风热，为疮疡要药，重用为君。公英清热解毒，散结消肿；地丁清热解毒，凉血消肿，共为臣药。野菊花、紫背天葵各俱清热解毒之力，均为佐药。加酒煎药，行血通脉以助药势。

四妙勇安汤 《验方新编》

【方歌】

　　　　四妙勇安三双玄，二归一草十剂连，

　　　　清热解毒活血痛，暗红微肿脱疽痊。

【组成】金银花三两　玄参三两　当归二两　甘草一两。

【用法】水煎服，一连十剂，永无后患。药味不可减少，减则不效，并忌抓擦为要。

【钩沉】本方用于脱疽，在原著里有方而无名。《验方新编》卷二脱骨疽："此症生手足各指，或生指头，或生指节指缝，初生或白色痛极，或如粟米起一黄泡，其皮或如煮熟红枣，黑色不退，久则溃烂，节节脱落，延至手足背腐烂黑陷，痛不可忍。"其病机是热毒炽盛，血脉瘀阻。法宜清热解毒，活血止痛。方中重用金银花为君，以清热解毒为主。玄参清热凉血，解毒散结；当归活血散瘀，通络止痛，共为臣药。生甘草清热解毒，调和诸药，兼为佐使。

290

犀黄丸 《外科证治全生集》

【方歌】

犀黄丸里牛黄麝，乳没黄米陈酒热，

解毒消痈化痰结，活血祛瘀岩瘰核。

【组成】 犀牛黄三分　麝香一钱五分　乳香一两　没药一两。

【用法】 共研和，取黄米饭一两捣烂，入末再捣为丸，如萝卜子大，晒干，忌烘。每服三钱，热陈酒送下。

【钩沉】 《外科证治全生集》："凡患乳岩、瘰疬、痰核、横痃、流注、肺痈、小肠痈等毒，每服三钱，热陈酒送下。患生上部临卧服；下部空心服。"其病机是火郁痰凝，气滞血瘀。法宜解毒消痈，化痰散结，活血祛瘀。方中犀牛黄是牛黄的别名，也叫西黄、丑黄，味苦性凉，长于清热解毒，化痰散结，为君药。麝香又叫当门子，辛香走窜，行血中之瘀，开经络之闭，能消肿止痛，为臣药。乳香、没药活血祛瘀，消肿止痛，均为佐药。黄米饭为丸，调胃和中；热陈酒送服，活血通络以助药势，均为佐使。

牛蒡解肌汤《疡科心得集》

【方歌】

> 牛蒡解肌荆荷翘，玄斛丹栀夏枯草，
> 疏风清热凉血消，痈肿痰毒风热表。

【组成】 牛蒡子　荆芥　薄荷　连翘　玄参　石斛　丹皮　山栀　夏枯草。(本方原著无用量)

【用法】 水煎服。

【钩沉】《疡科心得集》："治头面风热，或颈项痰毒，风热牙痛等证。"其病机是风热火毒循经上攻，壅于头面，结为疮痈。法宜疏风清热，凉血消肿。方中牛蒡子辛苦性寒，辛寒疏散风热，苦寒解毒消肿，有表里双解之效，用为君药。荆芥、薄荷疏风透表；连翘疏散风热，清热解毒，消肿散结，共为臣药。玄参配石斛滋阴清热，伍丹皮清热凉血，合夏枯草消肿散结；栀子伍夏枯草清热泻火，均为佐药。诸药配伍，适用于有风热表证的痈肿痰毒。

阳和汤《外科证治全生集》

【方歌】

> 阳和熟地鹿炮姜，肉桂白芥草麻黄，
> 温阳补血散寒滞，三无三难阴疽康。

【组成】 熟地黄一两　鹿角胶三钱　炮姜炭五分　肉桂一钱　白芥子二钱，炒研　麻黄五分　生甘草一钱。

【用法】 原著无用法，现代用法：水煎服。

【钩沉】《外科证治全生集》："此方主治骨槽风、流注、阴疽、脱骨疽、鹤膝风、乳岩、结核、石疽、贴骨疽及漫肿无头，平塌白陷，一切阴凝等证。"阴疽的共同特点是皮色不变、漫肿无头、酸痛无热，未成难消、已成难溃、溃后难于收口。其病机是素体阳虚，营血不足，寒凝痰滞。法宜温阳补血，散寒通滞。方中熟地填精髓，养营血；鹿角胶壮肾阳，益精血，共为君药。肉桂、炮姜温阳散寒，通利血脉，共为臣药。白芥子辛散温通，"消皮里膜外阴寒之痰"；麻黄辛散温痛，"开腠理凝滞闭塞"之窍，均为佐药。生甘草清热解毒，调和诸药，兼为佐使。王洪绪说："麻黄得熟地不发表，熟地得麻黄不凝滞，神用在此。"

中和汤 《证治准绳》

【方歌】

中和参术芪没乳，芎归陈草金银茯，

白芷皂刺酒透托，半阴半阳和血除。

【组成】 人参二钱　白术一钱半　黄芪一钱半　没药一钱　乳香一钱　川芎一钱　当归一钱半　陈皮二钱　金银花一钱　茯苓一钱　白芷一钱半　皂角刺炒，一钱　甘草一钱。

【用法】 水酒各半煎服。

【钩沉】 《疡医证治准绳》："治疮属半阴半阳，似溃非溃，似肿非肿，此因元气虚弱，失于补托所致。"法当补气透托，和血消散。方中人参、白术、黄芪益气托毒，共为君药。乳香、没药、当归、川芎活血化瘀，消肿止痛；陈皮行气化滞，使气行则血行，共为臣药。金银花清热解毒；茯苓渗湿健脾；白芷、皂角刺消肿排脓，共为佐药。生甘草清热解毒，调和诸药，兼为佐使。用酒煎药，活血通络，以助药势。

小金丹 《外科证治全生集》

【方歌】

　　　　小金木鳖草乌麝，五灵胶香归乳没，

　　　　地龙墨炭糯米酒，寒湿痰瘀阴疽络。

【组成】 木鳖一两五钱　草乌一两五钱　麝香三钱　五灵脂一两五钱　白胶香一两五钱　归身七钱五分　乳香七钱五分　没药七钱五分　地龙一两五钱　墨炭一钱二分。

【用法】 上药各制末，以糯米粉一两二钱，为厚糊，和入诸末，捣千捶为丸，如芡实大。此一料，约为二百五十丸，晒干忌烘。固藏，临用取一丸，布包放平石上，隔布敲细入杯内，取好酒几匙浸药，用小杯合盖，约一二时，以银物加研。热陈酒送服，醉盖取汗。

【钩沉】 《外科证治全生集》："如流注初起，及一应痰核、瘰疬、乳岩、横痃初起，服消乃止。"其病机是寒湿痰瘀，凝滞经络。法宜温经散寒除湿，化痰祛瘀通络。方中木鳖散结消肿，攻毒疗疮，缪希雍说它"为散血热，消痈毒之要药"，用为君。草乌温经通络，散寒除湿，用为臣。麝香、五灵脂、白胶香、乳香、没药活血祛瘀，散结止痛；当归养血和血；地龙通经活络；墨炭消肿化瘀，均为佐药。糯米粉糊丸，和中养胃；酒研、热酒送服，温经通络，以助药势。诸药配伍，共奏化痰除湿，祛瘀通络之功，用于寒湿痰瘀所致之阴疽。

海藻玉壶汤 《外科正宗》

【方歌】

　　　　海藻玉壶带昆布，青陈归芎半贝母，

　　　　连翘独活草相反，化痰软坚散瘿初。

【组成】海藻一钱　海带五分　昆布一钱　青皮　陈皮　当归　川芎　半夏　贝母　连翘　独活　甘草节各一钱。

【用法】水二盅，煎八分，量病上下，食前后服之。

【钩沉】《外科正宗》："治瘿瘤初起，或肿或硬，或赤不赤，但未破者。"其病机是气滞痰凝。法宜化痰软坚，散结消瘿。方中海藻、海带、昆布化痰软坚，散结消瘿，共为君药。青皮、陈皮疏肝理气；当归、川芎活血通经；四者合用，行气活血，协助君药消痰散结，共为臣药。半夏、贝母化痰散结；连翘清热散结；独活通络止痛，均为佐药。生甘草解毒散结，与海藻相反相成，以激发药力，并调和诸药，兼为佐使。

消瘰丸 《医学心悟》

【方歌】

消瘰贝母牡蛎玄，清热化痰软坚散，
瘰疬痰核瘿瘤初，溃后逍遥帖万全。

【组成】贝母去心，蒸　牡蛎煅，醋研　元参蒸，各四两。

【用法】共为末，炼蜜为丸。每服三钱，开水下，日二服。

【钩沉】本方用于瘰疬，痰核，瘿瘤初起。《医学心悟》："瘰疬者，肝病也。肝主筋，肝经血燥有火，则筋急而生瘰。瘰多生于耳前后者，肝之部位也。其初起即宜消瘰丸清散之。"其病机是肝火灼津，痰火结聚。法宜清热化痰，软坚散结。方中贝母苦寒，清热化痰，消肿散结，为君药。牡蛎益阴清热，软坚散结；玄参滋阴降火，软坚散结，共为臣药。

汪昂说："若病久已经溃烂者，外帖普救万全膏，内服消瘰丸并逍遥散，自无不愈。"逍遥散疏肝解郁，和营健脾，恰合病发于肝，溃后正虚的病机。

苇茎汤《备急千金要方》

【方歌】

苇茎瓜瓣薏苡桃，清肺化痰逐瘀好，

肺痈咳嗽吐腥脓，咽痛失音桔梗草。

【组成】 苇茎切，二升，以水二斗，煮取五升，去滓　瓜瓣半升
薏苡仁半升　桃仁三十枚。

【用法】 上四味㕮咀，纳苇汁中，煮取二升，服一升，当
有所见，吐脓血。

【钩沉】《备急千金要方》："治咳有微热，烦闷，胸中甲
错，是为肺痈。"《金匮要略·肺痿肺痈咳嗽上气病脉证并治
第七》："若口中辟辟燥，咳即胸中隐隐痛，脉反滑数，此为
肺痈，咳唾脓血。"其病机是热毒蕴肺，痰瘀互结。法宜清肺
化痰，逐瘀排脓。方中苇茎甘寒，能清肺泻热；质轻中空，能
祛痰排脓，用为君药。可以用芦根代，也可以用苇叶代，《外
台秘要》苇茎汤，方后注："仲景《伤寒论》云：苇叶切，二
升"；《三因极一病证方论》治疗肺痈之苇叶汤，即苇叶一握
煎水，煮以上三味。瓜瓣（冬瓜子、或甜瓜子）清热化痰，
利湿排脓；薏苡仁清热消肿，利湿排脓，共为臣药。桃仁活血
化瘀，消痈散结，为佐药。

《金匮要略·肺痿肺痈咳嗽上气病脉证并治第七》："咳而
胸满，振寒脉数，咽干不渴，时出浊唾腥臭，久久吐脓如米粥
者，为肺痈，**桔梗汤**主之。"其病机是风热郁肺，热毒蕴久成
脓。方由桔梗一两、甘草二两组成，有清热解毒，消肿排脓之
效，在《伤寒论》中治疗少阴客热之咽痛，后世还用于风热
犯肺之失音。

大黄牡丹汤 《金匮要略》

【方歌】

大黄牡丹硝桃冬，泻热破瘀散结肿，

湿热瘀滞肠痈起，少腹疼痛右足弓。

【组成】 大黄四两　牡丹一两　芒硝三合　桃仁五十个　瓜子半升。

【用法】 上五味，以水六升，煮取一升，去滓，内芒硝，再煎沸，顿服之，有脓当下，如无脓，当下血。

【钩沉】 本方用于肠痈初起。《金匮要略·疮痈肠痈浸淫病脉证并治第十八》："肠痈者，少腹肿痞，按之即痛如淋，小便自调，时时发热，自汗出，复恶寒。其脉迟紧者，脓未成，可下之，当有血。脉洪数者，脓已成，不可下也。大黄牡丹汤主之。"其病机是湿热瘀滞。见右下腹疼痛拒按，或右足屈而不伸，伸则痛剧者。法宜泻热破瘀，散结消肿。方中大黄为君药，苦寒泻热，活血破瘀，通腑行滞；丹皮清热凉血，化瘀消肿，亦为君，《神农本草经》说它："主寒热，……除癥坚，瘀血留舍肠胃，安五脏，疗痈疮。"芒硝清热泻火，软坚消肿；桃仁活血逐瘀，润肠通便，共为臣药。冬瓜子清热利湿，排脓消痈，用为佐药。

方歌中的"起"字，当起始、开始讲；"足"，下肢的统称。

清肠饮 《辨证录》

【方歌】

清肠银花归地榆，玄参麦芩草薏米，

活血解毒滋阴火，热甚津伤肠痈屡。

【组成】 金银花三两　当归二两　地榆一两　元参一两　麦冬一两　黄芩二钱　薏仁五钱　生甘草三钱。

【用法】 水煎服。

【钩沉】《辨证录》："人有腹中痛甚，手不可按，而右足屈而不伸，人以为腹中火盛而存食也，谁知是大肠生痈耳。"其病机是肠痈屡发，火毒郁结，热甚津伤。法当活血解毒，滋阴泻火。方中金银花清热解毒，陈氏说"金银花虽治毒而仍滋阴之药"，重用为君。当归活血止痛，地榆凉血解毒；玄参清热解毒，滋阴降火；麦冬养阴生津，清心除烦，共为臣药。黄芩清热解毒，薏苡渗湿排脓；生甘草清热解毒，缓急止痛，均为佐药。诸药配伍，"壮水以治火，则毒气自消"。

薏苡附子败酱散 《金匮要略》

【方歌】

> 薏苡附子败酱散，败酱为臣附子反，
> 排脓消肿肠痈成，温阳散结按之软。

【组成】 薏苡仁十分　败酱草五分　附子二分。

【用法】 上三味，杵为末，取方寸匕，以水二升，煎减半，顿服。小便当下。

【钩沉】 本方用于肠痈，内已成脓者。《金匮要略·疮痈肠痈浸淫病脉证并治第十八》："肠痈之为病，其身甲错，腹皮急，按之濡，如肿状，腹无积聚，身无热，脉数，此为肠内有痈脓，薏苡附子败酱散主之。"其病机是寒湿瘀血结聚，腐败成脓。血瘀于里，不荣于外，故肌肤甲错；内有痈脓，故腹皮急；腹无燥屎，故按之濡；营血内郁，郁久化热，故脉数；郁热结于里，故身无热。法宜排脓消肿，温阳散结。方中薏苡仁甘淡性凉，解毒散结，利湿排脓，《名医别录》说它"利肠胃，消水肿"，重用为君。败酱草清热解毒，消痈排脓，是治疗肠痈要药，少用为臣。附子辛热，温阳气，散寒湿，破结聚，兼能制约君、臣寒凉之弊，为佐药。

方歌中的"反"字，意为反佐；"成"字当成熟讲，指内已成脓。

第二节　托里透脓

透脓散《外科正宗》

【方歌】
　　　　透脓散里芪归芎，山甲皂刺酒正宗，
　　　　益气养血又托毒，脓成难溃破疮痈；
　　　　白芷牛蒡双心悟，透散解毒更有功。

【组成】黄芪四钱　当归二钱　川芎三钱　山甲炒末，一钱　皂角针一钱五分。

【用法】水二盅，煎一半，随病前后服，临服入酒一杯亦好。

【钩沉】《外科正宗》："治痈疽、诸毒，内脓已成，不穿破者。"其病机是气血两虚，无力托毒，以致脓成难溃。法当益气养血，托毒溃脓。方中生黄芪益气养血，托毒排脓，敛疮生肌，重用为君。当归、川芎养血活血，行气通经，共为臣。君臣配伍，扶正托毒。穿山甲消肿排脓，活血通络；皂角刺消肿排脓，托毒外出；入酒服药，活血通络，均为佐。

《医学心悟》里的透脓散，由本方加白芷、牛蒡子、金银花而成，酒水各半煎服。在益气养血、托毒溃脓的基础上，增加了透散解毒之功。

托里透脓汤 《医宗金鉴》

【方歌】

托里透脓用黄芪，参术归草升青皮，

山甲皂刺白芷酒，痈疽将溃扶正气。

【组成】 生黄芪三钱 人参一钱 白术土炒，一钱 当归二钱 升麻五分 青皮炒，五分 穿山甲炒，研，一钱 皂角刺一钱五分 白芷一钱 甘草节五分。

【用法】 水三盅，煎一盅。病在上部，先饮煮酒一盅，后热服此药；病在下部，先服药后饮酒；疮在中部，药内兑酒半盅，热服。

【钩沉】 本方用于脓成将溃之痈疽。《医宗金鉴》："托里透脓治痈疽，已成未溃服之宜。"其病机是气虚血弱，无力溃脓。法宜益气扶正，托里透脓。方中黄芪甘温，益气养血，托毒排脓，重用为君。人参、白术助黄芪益气；当归补血养血，化瘀生新，共为臣。升麻清热解毒；青皮破气化滞；穿山甲、皂角刺、白芷消肿排脓；甘草节清热解毒，均为佐药。用酒服药，活血通络，以助药势，亦为佐。

第三节 补虚敛疮

内补黄芪汤 《外科发挥》

【方歌】

内补黄芪人与地，桂芍归芎气血虚，

麦冬远苓草姜枣，溃后作痛久不愈。

【组成】 黄芪盐水拌炒，一钱 人参一钱 熟地黄酒拌，一钱

官桂五分　白芍药炒，五分　当归酒拌，五分　川芎五分　麦门冬去心，一钱　远志去心，炒，五分　茯苓一钱　甘草炙炒，三分。

【用法】作一剂，水二盅，姜三片，枣一枚，煎八分，食远服。

【钩沉】《外科发挥》："治溃疡作痛，倦怠少食，无睡自汗，口干或发热，久不愈。"其病机是痈疽溃后，气血两虚。法当补益气血，敛疮生肌。方中黄芪益气养血，敛疮生肌，《神农本草经》说它"主痈疽久败疮，排脓止痛"，被誉为补中益气之要药，也是"疮家圣药"，故为君。人参大补元气，生津止渴；熟地滋阴养血，填精益髓，共为臣药。官桂温阳散寒，鼓舞气血生长；白芍、当归、川芎养血和血；麦冬养阴生津，止渴除烦；远志宁心安神，兼能生肌；茯苓健脾渗湿，宁心安神；生姜、大枣调和营卫，均为佐药。甘草益气，调和诸药，兼为佐使。

本方由十全大补汤去白术，加麦冬、远志而成。《医宗金鉴》："内补黄芪汤治溃疡口干。去白术者，避其燥能亡津也；加远志麦冬者，以生血生津也。如痛者，加乳香、没药以定痛；硬者，加穿山甲、皂角刺以消硬也。"

方名索引

三　画

四　画

五　画

六　画

八　画

十 画

十二画

十三画及以上

方名索引

主要参考书

1. 黄帝内经素问. 人民卫生出版社，2012.

2. 灵枢经. 人民卫生出版社，2012.

3. 〔唐〕孙思邈. 备急千金要方校释. 人民卫生出版社，2014.

4. 〔唐〕王焘. 外台秘要方. 华龄出版社，2021.

5. 〔宋〕太平惠民和剂局方. 人民卫生出版社，2007.

6. 〔宋〕严用和原著. 重订严氏济生方. 人民卫生出版社，1980.

7. 〔元〕朱震亨. 丹溪心法. 人民卫生出版社，2005.

8. 〔明〕吴昆. 医方考. 人民卫生出版社，2007.

9. 〔明〕李时珍. 本草纲目. 人民卫生出版社，1982.

10. 〔明〕王肯堂. 证治准绳. 人民卫生出版社，2014.

11. 〔清〕汪昂. 医方集结. 人民卫生出版社，2006.

12. 〔清〕程国彭. 医学心悟. 人民卫生出版社，2006.

13. 〔清〕吴瑭. 温病条辨. 人民卫生出版社，2005.

14. 〔清〕王清任. 医林改错. 人民卫生出版社，2005.

15. 〔民国〕张锡纯. 医学衷中参西录. 中医古籍出版社，2016.

16. 李培生. 伤寒论讲义. 上海科学技术出版社，1985.

17. 李克光. 金匮要略讲义. 上海科学技术出版社，1985.

18. 广州中医学院. 方剂学. 上海科学技术出版社，1979.

19. 许济群. 方剂学. 上海科学技术出版社, 1985.

20. 李冀. 方剂学. 中国中医药出版社, 2019.

21. 谢鸣. 方剂学. 人民卫生出版社, 2002.

22. 王绵之. 方剂学讲稿. 人民卫生出版社, 2005.

23. 邓中甲. 邓中甲方剂学讲稿. 人民卫生出版社, 2011.

24. 张树生. 神农本草经理论与实践. 人民卫生出版社, 2009.

25. 周祯祥. 中药学. 中国中医药出版社, 2016.

26. 唐德才. 中药学. 人民卫生出版社, 2021.

27. 李经伟. 中医大辞典. 人民卫生出版社, 1995.